张胜兵————— 著 —————张胜兵中医公开课

湖南科学技术出版社

张胜兵解读
温病条辨

Zhangshengbing　　Jiedu
Wenbingtiaobian

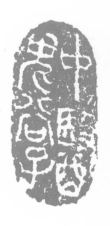

民族的，才是世界的

中医文化源远流长。从《黄帝内经》《神农本草经》《难经》《伤寒杂病论》到《瘟疫论》《温病条辨》，中医在数千年的历史长河中，为人类的健康做出了不可磨灭的贡献。中医是中华文明的一大瑰宝，凝聚着中华民族的伟大智慧。

在认识张胜兵医师之前，我对中医怀着一颗崇敬之心。之所以这样说，是因为我的专业学的是中国民族音乐，民族音乐和中医一样属于中华文化的重要组成部分，话说人吃五谷杂粮没有不生病的，由于我工作的性质，经常演出，生活不规律，导致身体出现了亚健康状态，这期间也看过很多知名中医，但效果并不理想。直到认识张医师，通过他的针灸和中药调理，让我见证了他的实力，我的亲人朋友很多疑难杂症在他这里屡见奇效，包括我的声乐恩师也见证了张胜兵医师的实力，这让我对国粹中医更加敬仰！作为一名有自己众多粉丝的民歌歌唱演员，我竟毫无反抗地成了张胜兵医师的铁粉！

每次找张医师看病，在问诊之时，他对医疗典籍了若指掌，对病症了然于胸，对用药胸有成竹，单单这一份自信和从容就让我得到不少的慰藉。在几副药之后症状的明显改善更让我欣喜万分！张医师看病不仅初诊就辨证精准，处方效果显著，而且他会根据我健康状况的变化不断调整药方和剂量，真正做到了因人制宜，对症下药。

在求医的过程中，我陆陆续续见证了好些张医师彻底治愈的神奇病症，不乏癌症重症患者，其中有一个病人失明暴盲，通过张医师两次针灸就重见光明，真可谓妙手回春，华佗再世。

在中华民族源远流长的历史长卷中，中医药的发展饱含了无数先辈们的实践成果和呕心沥血，为无数人的健康和生命提供了积极有效的保障。然而近些年来，受到西方医学的巨大冲击，中医学的各种理论和诊疗方式在国内受到了诸多质疑之声。两种不同逻辑基础的医学体系在诊疗的各方面都存在着巨大差异，原本是东西方人长久的文化和思维方式差异导致的必然结果，却成了一些无知之人唱衰中医的借口，我深深地为此感到叹息和遗憾，中医药在国内的处境与民族音乐竟然是如此惊人的相似。从小对于民歌的由衷热爱，让我走上了职业歌唱演员的道路，我在民族音乐领域也算是深耕多年，并有幸拜师著名歌唱家李谷一和著名声乐大家金铁霖。民歌原本是中华文化中一颗璀璨的明珠，或款款或激昂地述说着不同民族不同历史时期的各种动人传说，或行云流水或天马行空地描绘着人们面对时事的小小心绪。但令人遗憾的是，现在能够静下心来欣赏这涓涓音符的年轻群体越来越少，愿意投身于民族音乐事业为其添砖加瓦的年轻人更是寥若晨星。我和一大批有着同样梦想的音乐人，都在为民族音乐更加绚烂的明天努力着。同样地，像张医师以及无数和张医师一样怀揣对前人尊重，对生命敬畏，广施厚德仁术的中医们，传承着国医精华，弘扬着中医国粹，为人民造福。中西医从来不是对立的两极，而是可以结合起来取长补短互相成就的，共同为人类健康事业的发展不断做出贡献。在全球一体化的今天，中医药不仅仅服务于中国人民，也同时被世界各国人民逐渐地接受，中医药的疗效不断地被证实。音乐不分国界，医学也不分国界。兼具文化底蕴和实践价值的中医学，既是民族的，也是世界的瑰宝。

我是湖北荆州人，2020年将会是被载入人类历史史册的一年，也是所有经历过这场疫情的人刻骨铭心的一年，这场以我的家乡，以武汉，以惟楚有才的荆楚大地为主战场的"战疫"，在党和国家英明领导下，取得了举世闻名的阶段性胜利！身在武汉的张胜兵医师不顾生死，不计报酬，用纯中医无偿救治了数千位在死亡线上的老百姓，为配合国家的"战疫"做出了伟大的贡献！

今欣闻张医师在疫情期间讲解的《温病条辨》三焦病证内容即将整理出版，我非常高兴，班门弄斧信手写了这么段文字，一来表达我对中医的崇敬之情，二来帮助本书聊作宣传，以期能有更多有缘人读到此书。

——中医铁杆粉丝、民歌爱好者
冉娅蓉

民族的，才是世界的

自序

在过去的五年里，我写了《医门推敲》五部，前三部是中国科学技术出版社出版，后两部是中国中医药出版社出版，写了一部《攻癌救命录》，在喜马拉雅上传了"张胜兵讲中医基础理论"、"张胜兵讲中医诊断学"、"张胜兵讲针灸处方学"、"张胜兵讲中医肿瘤学"。所写的书和讲课录音涉及中医内、外、妇、儿、男、皮肤、五官、肿瘤等各科，本打算将中医药大学教材全部讲完后，再讲《伤寒论》《金匮要略》《黄帝内经》等，从未想过讲《温病条辨》，也没有想过写一本关于温病的书，然而世事难料，庚子年这场突如其来的新冠肺炎疫情席卷神州大地，武汉尤为严重，作为家在武汉的我，最早参与了这场世纪瘟疫，于是我白天忘食地义诊，晚上废寝地总结，除了总结了第一手中医抗疫笔记，我以摧枯拉朽、迅雷不及掩耳之势火速讲完了《温病条辨》三焦病证的所有内容，并由我的弟子们将讲课录音整理成书，以向世人普及温病的治疗方法，向全世界展示我中华民族传统医学对人类的贡献。

诚然，这次疫情中我所用的方剂不尽是温病方，也用了大量的《伤寒论》经方，这一点我在"张胜兵抗疫笔记"中早已经说明，伤寒、温病本是一家，温病是对伤寒的延续、发展以及补充，二者是一脉相承的，都是为救死扶伤，为人类健康服务的。

然而，很多人对伤寒比较了解，对温病却知之甚少或者重视不够，因此我火速讲解了《温病条辨》三焦病证，为疫情尽绵薄之力。然，本人水平有限，时间仓促，书中纰漏在此难免，望各位读者海涵为感！

此次抗疫，对我一生来说是刻骨铭心的，而这次疫情也将会载入世界医学史册和人类发展史册，本书既是对吴鞠通《温病条辨》之三焦病证的解读，也是对中医治疗各种瘟疫类疾病方法的至简诠释。希望此书能给世人提醒：中医药治疗瘟疫类疾病疗效显著！万望医界能够引起高度重视！

张胜兵于武汉

目 录

从今天开始，我们讲《温病条辨》。

《温病条辨》是中医经典的名著之一。中医四大经典有两种说法：一种是《伤寒杂病论》《黄帝内经》《难经》和《神农本草经》，另一种说法是《黄帝内经》《伤寒论》《金匮要略》《温病条辨》。当然这只是一种说法，但也说明了《温病条辨》这本书的重要性。《温病条辨》是温病四大家之吴瑭所著。吴瑭，字鞠通，所以又叫吴鞠通，他是四大温病学家之一。四大温病学家分别是叶天士、吴鞠通、薛生白、王孟英。

《温病条辨》自公元 1812 年刊行到现在，有多种多样的版本，但原书是用文言文写成的，所以阅读的时候有一点困难。我们今天讲《温病条辨》的话，会把它翻译过来。《温病条辨》在总结了清代以前温病学成就的基础之上，提出了三焦辨证的理论和清热养阴的治则，形成了比较系统、比较完整的温病辨证体系，书中不仅转载了不少前贤的有效方，还创了很多传世的名方。比方说，银翘散、桑菊饮、清营汤、三仁汤、安宫牛黄丸，等等，皆被后世医家广泛采用。当然这些方子也是我临床常用的方子。《温病条辨》的问世，不仅对温病学的传播起到了重要作用，而且使温病的证治内容更加充实，使后学者有规矩可循，是一部理论水平和实用价值都很高的温病专著，是中医研究外感病的重要著作，对防治急性传染性疾病，起到了非常重要的指导意义。

◎一、是书仿仲景《伤寒论》作法，文尚简要，便于记诵。又恐简则不明，一切议论，悉于分注注明，俾纲举目张，一见了然，并免后人妄注，致失本文奥义。

这本书呢，是效仿张仲景《伤寒论》的格式，以条文的方式分篇分条论述，但又恐怕文字过于简短、意义不易明了，所以在各条之后又加了注释说明。

◎二、是书虽为温病而设，实可羽翼伤寒。若真能识得伤寒，断不致疑麻桂之法不可用；若真能识得温病，断不致以辛温治伤寒之法治温病。伤寒自以仲景为祖，参考诸家注述可也；温病当于是书中之辨似处究心焉。

《温病条辨》虽然是为防治温病而写，但实际上可补充伤寒的内容。如果能全面地掌握《伤寒论》的观点，就不会怀疑用于治疗伤寒的麻黄桂枝之法（麻黄汤、桂枝汤）不可用于治温病；如果真能全面掌握温病的理论，就绝对不会用辛温发散治疗伤寒的方法来治疗温病。伤寒病的治疗自然是以张仲景的理论为主，但温病的治疗应从《温病条辨》进行研究。

◎三、晋唐以来诸名家，其识见、学问、工夫，未易窥测，瑭岂敢轻率毁谤乎？奈温病一证，诸贤悉未能透过此关，多所弥缝补救，皆未得其本真，心虽疑虑，未敢直断明确，其故皆由不能脱却《伤寒论》蓝本，其心以为推戴仲景，不知反晦仲景之法。至王安道始能脱却伤寒，辨证温病，惜其论之未详，立法未备。吴又可力为卸却伤寒，单论温病，惜其立论不精，立法不纯，又不可从。惟叶天士持论平和，立法精细，然叶氏吴人，所治多南方证，又立论甚简，但有医案散见于杂证之中，人多忽之而不深究。瑭故历取诸贤精妙，考之《内经》，参以心得，为是编之作。诸贤如木工钻眼，已至九分，瑭特透此一分，作圆满会耳，非敢谓高过前贤也。至于驳证处，不得不下直言，恐误来学。《礼云》"事师无犯无隐"，瑭谨遵之。

晋、唐以来很多医家的学术成就和见解，吴鞠通自以为没有全面掌握，所以他也没有诽谤，只是温病这类疾病，可能很多医家都没有了解透彻，大多只能在局部地方进行些补充，可能没有掌握到其病变的实质。有一些医生对于用伤寒之法治温病，内心虽然有怀疑和顾虑，但一直不敢果断地提出来，其原因在于不能离开《伤寒论》的约束。他们内心认为这是推崇、爱戴张仲景，殊不知这样做反而使张仲景的治法不清楚。一直到明末王安道时，温病才开始脱离伤寒的治法而按温病进行辨证论治，只是他论述的不够详尽，温病的治法也不够完备。吴又可想摆脱伤寒体系，专门论述温病，但是他的立论没有特别精确，立法还不够纯正。只有叶天士提出来的观点正确，立法精细。但叶天士是江苏吴县人，所治的都是南方病证，再加上叶天士本人比较繁忙，他的书籍都是徒弟所写，比较简短，所以他有关温病的医案散见于他的内科杂证当中，往往被人们忽视，没有进行深入的研究。于是吴鞠通广泛地采用了历代各位医家的这个论述，在考证《黄帝内经》之旨义之后，结合自己的体会，写成了《温病条辨》。就好比木匠钻孔，各代名家都已经钻到了九分程度，吴鞠通他认为他只用了一分的力气就圆满成功。因此，他认为他自己是站在巨人的肩膀上，所以成就比较高。至于前辈们书中需要纠正的地方，吴鞠通也认为他不得不直言相告，以免误人子弟，误后学者。《礼记》这本书中说："事师无犯无隐"，吴鞠通他认为，他自己就是按照这些教导在行事。

◎ 四、是书分为五卷：首卷历引经文为纲，分注为目，原温病之始；二卷为上焦篇，凡一切温病之属上焦者系之；三卷为中焦篇，凡温病之属中焦者系之；四卷为下焦篇，凡温病之属下焦者系之；五卷杂说、救逆、病后调治。俾阅者心目了然，胸有成局，不致临证混淆，有治上犯中，治中犯下之弊。末附一卷，专论产后调治与产后惊风，小儿急慢惊风、痘证，缘世医每于此证，惑于邪说，随手杀人，毫无依据故也。

　　《温病条辨》这本书一共分五卷。首卷是以《黄帝内经》原文为纲，分注为目，主要是追溯《黄帝内经》中对于温病的论述；第二卷为上焦篇，凡温病属上焦心肺病变，都在第二卷中论述；第三卷为中焦篇，凡温病是中焦脾胃病变的，都在这一篇；第四卷为下焦篇，凡温病中属于下焦肝肾病变的，都在这一篇当中；第五卷为杂说，是专门讨论有关问题救逆方法和病后的调理。附卷一是"解产难"，专门讨论产后的调整和产后惊风的治疗；附卷二系"解儿难"，专门论述小儿急、慢惊风和痘疮类的疾病。（在这里，我要特别说明一下，本书主要讲的是《温病条辨》之三焦病症内容，原书其他内容我另寻时机再跟大家讲解。）

◎五、经谓先夏至为病温，后夏至为病暑，可见暑亦温之类，暑自温而来，故将暑温、湿温，并收入温病论内。然治法不能尽与温病相同，故上焦篇内第四条，谓温毒、暑温、湿温不在此例。

《黄帝内经》说：先夏至日为病温，后夏至日为病暑。可见暑包括在温之中，且暑是由温发展而来，因此将暑温和湿温一起置于温病中讨论。但暑温和湿温的治疗法则与温病不完全相同，所以上焦篇第四条后面说：湿毒、暑温、湿温不在此列。

◎六、是书之出，实出于不得已。因世之医温病者，毫无尺度，人之死于温病者，不可胜纪。无论先达后学，有能择其弊窦，补其未备，瑭将感之如师资之恩。

吴鞠通认为，《温病条辨》的出版，是不得已而为之。因为社会上医治温病的人毫无法度，患温病之后因治疗不当而死者不计其数。无论是先贤还是后来者，只要能指出书中之错误，补充本书之不足，我将如同感谢老师一样感激他。吴鞠通写的，也就是说如果我们今天去看《温病条辨》，如果发现了其中有不妥之处，他在九泉之下也会像感谢老师一样感激我们。

◎七、是书原为济病者之苦，医医士之病，非为获利而然，有能翻版传播者听之，务望校对正确。

《温病条辨》只为医治患者之痛苦，纠正这个医生不会治温病的毛病而写的，并非为牟取暴利。如有人翻版，广为传播是允许的，只是请校对清楚，不要害人。

◎八、《伤寒论》六经由表入里，由浅及深，须横看。本论论三焦由上及下，亦由浅入深，须竖看，与《伤寒论》为对待文字，有一纵一横之妙。学者诚能合二书而细心体察，自无难识之证，虽不及内伤，而万病诊法，实不出此一纵一横之外。

《伤寒论》中六经的传变是由表入里，由浅入深，须从横向来看。而《温病条辨》论述的是三焦，是由上到下，也是由浅入深，可以竖着看。《温病条辨》与《伤寒论》比较，有一横一竖的不同。如果能将两书之特点仔细推敲，自然没有难辨的病症。《温病条辨》中的内容虽然没有论及内伤杂病，但是各种病症的治法，实在是不会超出一横一纵之外。说白了，吴鞠通认为，《伤寒论》和《温病条辨》这两本书掌握之后，基本的病都能看。

◎九、方中所定分量，宜多宜少，不过大概而已，尚须临证者自行斟酌。盖药必中病而后可，病重药轻，见病不愈，反生疑惑；若病轻药重，伤及无辜，又系医者之大戒。古人治病，胸有定见，目有全牛，故于攻伐之剂，每月多备少服法；于调补之剂，病轻者日再服，重者日三服，甚则日三夜一服。后人治病，多系捉风捕影，往往病东药西，败事甚多；因拘于药方之说，每用药多者二三钱，少则三五分为率，遂成痼疾。吾见大江南北，用甘草必三五分。夫甘草之性最为和平，有国老之称。坐镇有余，施为不足，设不假之以重权，乌能为功，即此一端，殊属可笑！医并甘草而不能用，尚望其用他药哉！不能用甘草之医，尚足以言医哉！又见北方儿科于小儿痘证，自一二朝用大黄，日加一二钱，甚至三五钱，加至十三四朝，成数两之多，其势必咬牙寒战，灰白塌陷，犹曰此毒未净也，仍须下之，有是理乎？经曰："大毒治病，十衰其六；中毒治病，十衰其七；小毒治病，十衰其八；无毒治病，十衰其九，食养尽之，勿使过剂。"医者全在善测病情，宜多宜少，胸有确见，然后依经训约之，庶无过差也。

《温病条辨》中的方剂所列举药物的剂量，不过是大概而已，必须在临证时根据病情的轻重，随证加减。药物的用量如能切中病情为适量，如病情重而药量过轻，那么病就治不好，反而还会产生疑感。如果病情轻，而用药过量，那么就使无病之脏腑受伤，这也是医者需要注意的。古代的医家治病胸有成竹，目无全牛，所以在应用攻伐药的时候，往往采用多备少服的方法；应用补益剂时，病情轻的令其一日两次，病情重的令其服三次，病情特别重的，令白天服三次，晚上还服一次。而现在的医生治病，大多是捕风捉影，往往药不对证，病东药西，病西药东，造成失误的时候很多。这都是受到陈方的约束，每次用药多少钱呐，多少分呀，致使病情延误，而成不治之症。吴鞠通认为在长江流域一带的医生，甘草只用三五分。甘草的药性最为平和，有"国老"之美誉，其补益的作用亦较强，而祛邪的作用不足，如不用重剂怎能获效呢？仅此一点来看，已是可笑之至。一个医生假如连甘草都不能正确使用，还谈得上会用其他的药吗？不能正确使用甘草的医生，怎么能称得上是一名好的医生呢？又比方说北方小儿科医生治疗小儿痘疮，从发病第一两天就开始使用大黄，每天增加一二钱，甚至三五钱，加到十三四五天，大黄的用量已经达到数两之多，病儿出现牙关紧闭、寒战、痘疮色灰而塌陷，医生还说这是痘余毒未尽，仍然还要用下去，这是什么道理？《黄帝内经》说：用峻猛的药物治病，十衰其六应停止使用；用稍峻的药物治病，十衰其七就应停止使用；用药性比较平和的药物治病，十衰其八就应停止使用；即使是用无毒的药物治疗，也只能十衰其九，然后用食物来调养，以祛尽其余邪，不要使药量太大。医生重要的是善于诊察病情，药的剂量的多少、轻重要有把握，然后要遵循《黄帝内经》的教诲，才不会出现过失。吴鞠通这段话啥意思呢？意思就是说，我在《温病条辨》里的方子，说了多少钱，多少分，大家不要去咬文嚼字，是多少就用多少，要根据实际情况变化。说白了，说的就是个灵活变化的问题，他的意思是不要把他书中写的药物的剂量当为经典，是可以根据实际情况来调整改动的。剂量可以调整改动，那方药一样的可以辨证加减。

◎十、此书须前后互参，往往义详于前，而略于后，详于后，而略于前。再，法有定而病无定。如温病之不兼湿者，忌刚喜柔；愈后胃阳不复，或因前医过用苦寒，致伤胃阳，亦间有少用刚者；温病之兼湿者，忌柔喜刚；湿退热存之际，乌得不用柔哉！全在临证者善察病情，毫无差忒也。

《温病条辨》这本书前后互相参照，前面论述详尽的，后面就写得稍微简单一点，后面写得详尽的，那前面就写得简单一些。另外，治法虽有规律，但病情却在不断地变化。如不兼湿的温病，治疗时忌用温燥而喜用柔润的药物。温病愈后胃阳没有恢复，或前面的医生治疗时，过多运用苦寒之品，导致胃阳受伤，也可少用温燥之药。温病中如兼湿，则忌用柔润之品，喜用温燥之药，如湿邪已退，热邪尚存，又怎不可用柔润的药物呢？这些问题在临证时如果能够掌握，才能够不会出现差错。

◎十一、是书原为温病而设，如疟、痢、疸、痹，多因暑温、湿温而成，不得不附见数条，以粗立规模，其详不及备载，以有前人之法可据，故不详论，是书所详论者，论前人之未备者也。

《温病条辨》本来是为温病的防治而写的，但疟疾、痢疾、黄疸、痹证，这些很多由于暑温、湿温等因素引起的。因此，不得不在有关条文之后，附带写几条，提供治则和大法。详细之内容，前人已经有论述，所以就没写那么详细。书中论述较多的是前人没有讨论过的问题。

◎十二、是书着眼处全在认证无差（四字为通部提纲——朱评），用药先后缓急得宜，不求识证之真，而妄议药之可否，不可与言医也。

《温病条辨》着眼点在辨识病证时没有差错，用药的先后缓急是否适当，不求辨证的正确与否，只谈用药是否得当，这样的人是不能跟他讨论医术的。

◎十三、古人有方即有法，故取携自如，无投不利。后世之失，一失于测证无方，识证不真，再失于有方无法。本论于各方条下，必注明系用内经何法，俾学者知先识证，而后有治病之法，先知有治病之法，而后择用何方，有法同而方异者，有方似同而法异者，稍有不真，即不见效，不可不详察之。

古人的治病方法中包含有治法，所以应用自如，不必考虑无效。后人治病不足之处是一方面表现的诊断不够全面，辨证不够准确，另一方面是有了治方而无治法。那么《温病条辨》这本书，在各方之后，注明是采用《黄帝内经》的什么法，使学医者掌握辨证，然后才确立治病的方法、选择适当的方药。有的治法相同而方药有异，有的方药相似而治法不同，如掌握稍有不彻，则不见效。这些，学医者不可不详尽地进行辨察。

◎ 十四、大匠诲人，必以规矩，学者亦必以规矩。是书有鉴于唐宋以来，人自为规，而不合乎大中至正之规，以至后学宗张者非刘，宗朱者非李，未识医道之全体，故远追《玉函经》，补前人之未备，尤必详立规矩，使学者有阶可升，至神明变化出乎规矩之外，而仍不离乎规矩之中，所谓从心所欲不逾矩。是所望于后之达士贤人，补其不逮，诚不敢自谓尽善又尽美也。

高明的医师和巨匠（说白了也就是大师）教诲别人，必以规矩和法则示人，学习的人也必须遵循一定的规律和法则。《温病条辨》是针对唐宋以来，人们自立规矩，却不合乎真理和规范，导致后人推崇张子和而排斥刘河间，推崇朱丹溪而非议李东垣，这都是未能全面掌握医学理论之结果。所以我远溯《玉函经》，补充前人未曾论述之内容，尤其详细地制定了规矩、法则，使学医的人有规矩可遵循。待医术达到炉火纯青之时，某些治法表面上已脱离规矩之外，而实际仍在规矩之中，这就是所谓的左右逢源，随心所欲，但不会逾越规矩。所以我希望在后世医家的贤人达士之中，能补充本书之不足，也是我吴鞠通不敢说自己的著作能达到尽善尽美地步的原因。

这一段话写了十四条，是吴鞠通在《温病条辨》前面，书的前面，关于他自己的某些观点。文言文，我现在是把它用现代语言翻译过来，用比较绘声绘色的语言和口气表述给大家听。

　　夫立德立功立言，圣贤事也，瑭何人斯，敢以自任？缘瑭十九岁时，父病年余，至于不起，瑭愧恨难名，哀痛欲绝，以为父病不知医，尚复何颜立天地间，遂购方书，伏读于苦块之余，至张长沙"外逐荣势，内忘身命"之论，因慨然弃举子业专事方术。越四载，犹子巧官病温。初起喉痹，外科吹以冰硼散，喉遂闭，又遍延诸时医治之，大抵不越双解散、人参败毒散之外，其于温病治法，茫乎未之闻也，后至发黄而死。瑭以初学，未敢妄赞一词，然于是证，亦未得其要领。盖张长沙悲宗族之死，作《玉函经》，为后世医学之祖，奈《玉函》中之《卒病论》，亡于兵火，后世学人，无从仿效，遂至各起异说，得不偿失。又越三载，来游京师，检校《四库全书》，得明季吴又可《温疫论》，观其议论宏阔，实有发前人所未发，遂专心学步焉。细察其法，亦不免支离驳杂，大抵功过两不相掩，盖用心良苦，而学术未精也。又遍考晋唐以来诸贤议论，非不珠璧琳琅，求一美备者，盖不可得，其何以传信于来兹！瑭进与病谋，退与心谋，十阅春秋，然后有得，然未敢轻治一人。癸丑岁，都下温疫大行，诸友强起瑭治之，大抵已成坏病，幸存活数十人，其死于世俗之手者，不可胜数。呜呼！生民何辜，不死于病而死于医，是有医不若无医也，学医不精，不若不学医也。因有志采辑历代名贤著述，去其驳杂，取其精微，间附己意，以及考验，合成一书，名曰《温病条辨》，然未敢轻易落笔。又历六年，至于戊午，吾乡汪瑟庵先生促瑭曰：来岁己未湿土正化，二气中温厉大行，子盍速成是书，或者有益于民生乎！瑭愧不敏，未敢自信，恐以救人之心，获欺人之罪，转相仿效，至于无穷，罪何自赎哉！然是书不出，其得失终未可见，因不揣固陋，黾勉成章，就正海内名贤，指其疵谬，历为驳正，将万世赖之无穷期也。

淮阴吴瑭自序。

　　好，接下来，我们看一下吴鞠通《温病条辨》的自序。因为每一本书，都要自己给自己这本书写个序，包括我这个《医门推敲》也写了自序，自序改了好多次，下一本《攻癌救命录》自序我还没写完，但是自序还是要慎重地写，因为这本书流传下去之后，很有可能人们看书之前先看你写的序，看你这个人的观点呀想法呀，以及你的性格特征也可以从自序当中表现出来。我们现在看一看吴鞠通是一个什么样的性格特征。当然，我们通过刚才所讲的 14 条，基本知道吴鞠通的这一个性格特点。这个吴鞠通啊，它这个自序是文言文，我们不全部念完，我们主要还是把它翻译成现代汉语。

　　比方说自序的第一句话"夫立德立功立言，圣贤事也，瑭何人斯，敢以自任？缘瑭十九岁时，父病年余，至于不起，瑭愧恨难名，哀痛欲绝，以为父病不知医，尚复何颜立天地间，遂购方书，伏读于苦块之余。至张长沙'外逐荣势，内忘身命'之论，因慨然弃举子业专事方术"。意思就是说，作为一个正常的人应该施以仁德仁政，建立功勋，著书立说，这是具有超凡智慧的人所做的事。那我吴瑭是个什么人呢，吴鞠通也可以说，我吴鞠通是个什么人呢，怎敢担当起这一重任呢？因为我在 19 岁的时候，我的老头生病了一年多，就是父亲生病了一年多，没有能治好，我感到非常痛苦和惭愧。那么作为儿子呢，我又不懂医术，那么还有什么颜面存活在世界上呢？所以就买了很多医书，在守孝期间用心地攻读。当我读到张仲景在《伤寒杂病论》中的序文中说，他的志向不是追逐名利而要让广大的百姓解除病痛的时候，我毅然放弃了追求功名的想法，一心一意地钻研起医术来。

　　"越四载，犹子巧官病温。初起喉痹，外科吹以冰硼散，喉遂闭，又遍延诸时医治之，大抵不越双解散、人参败毒散之外，其于温病治法，茫乎未之闻也，后至发黄而死。"意思就是说，过了四年，也就是说他 23 岁时，19 岁的时候过了四年，我侄子巧官得了一种温热病，发病的时候喉咙肿痛，一个外科医生用冰硼散来进行治疗，后来喉咙反而闭塞不通，又请了许多医生治疗，都无外乎是双解散、人参败毒散之类的东西。而他们对这种温热病的治疗都不知道，最后我的侄子巧官全身发黄而死。

"瑭以初学，未敢妄赞一词，然于是证，亦未得其要领。盖张长沙悲宗族之死，作《玉函经》，为后世医学之祖。奈《玉函经》中之《卒病论》，亡于兵火，后世学者，无从仿效，遂至各起异说，得不偿失。"意思就是说，我刚开始学医，所以不敢妄加评论，对于侄儿巧官的病也不太明白。当年张仲景因感叹家族中许多人患病而死，所以写了《玉函经》，这个《玉函经》也就是《伤寒杂病论》，被尊称为医学之祖。怎奈这部《玉函经》里面的《卒病论》哪，在后世的兵火当中失传了，所以没有人知道他的方法。以致后世产生了各种各样的学说，能用的却不多。

"又越三载，来游京师，检校《四库全书》，得明季吴又可《温疫论》，观其议论宏阔，实有发前人所未发，遂专心学步焉。细察其法，亦不免支离驳杂，大抵功过两不相掩。盖用心良苦，而学术未精也。"意思就是说，又过了三年，我游学到京城，终于看到了《四库全书》，而今又看到了明朝末年吴又可写的《温疫论》，其发表的议论宏大广阔，其中有许多是前人没有阐发过的，于是就很专心地学习。通过进一步的学习之后，发现其中所论及的治法难免有些错杂、不系统。所以这本书既有所长，又有不足。这是因为他虽有良好的出发点，但是在学术上还不够精深。这是吴鞠通对吴又可的观点，所以他那么年轻，就比较霸气，敢于挑战权威，是条汉子。

"又遍考晋唐以来诸贤议论，非不珠璧琳琅，求一美备者，盖不可得，其何以传信于来兹！瑭进与病谋，退与心谋，十阅春秋，然后有得，然未敢轻治一人。"意思就是说，我又广泛阅读自晋唐以来历代医家之著作，他们的论点不能不说都非常的宝贵，如同珠宝一样琳琅满目，但要求得一个较为完满的却很难，这些论点又怎能令人信服而传于后世呢？我一方面诊治疾病，另一方面我又在心中揣摩，揣摩了 10 年之后，才有了一些心得，但仍然不敢轻易地给人治病。

"癸丑岁，都下温疫大行，诸友强起瑭治之，大抵已成坏病，幸存活数十人，其死于世俗之手者，不可胜数。呜呼！生民何辜，不死于病而死于医。是有医不若无医也，学医不精，不若不学医也。"意思就是说，到癸丑年（1793 年）时，京城出现了温疫大流行，很多朋友都动员我去治病。而这时所治的患者大多都是危重病症，所幸经我治疗救活了几十个人。但是被社会上医生治死的却不知其数。啊！广大民众太不幸了，不是病不能治，而是治死，死在庸医之手，所以有这些医生不如没这些医生，学医而不精通，那还不如不学医。

"因有志采辑历代名贤著述，去其驳杂，取其精微，间附己意，以及考验，合成一书，名曰《温病条辨》。然未敢轻易落笔，又历六年，至于戊午，吾乡汪瑟庵先生促瑭曰：来岁己未湿土正化，二气中温厉大行，子盍速成是书，或者有益于民生乎！"意思就是说，因而我立志采集历代名医的著作，删除了其中一些杂乱无用的东西，吸取了其中的精华，说白了就是鲁迅先生的拿来主义，取其精华，去其糟粕。同时又附上了我的见解及治病的经验，编成一本书，名字叫《温病条辨》。但当初一直未敢轻易着手开始写。又过了六年呢，到了公元1798年，我的同乡汪瑟庵先生来催我说："明年是己未年，属湿土之年，二气之中有温疫大流行，你为何不快点把这个书写好？相信这本书一定会为广大民众带来莫大的益处啊！"

"瑭愧不敏，未敢自信，恐以救人之心，获欺人之罪，转相仿效，至于无穷，罪何自赎哉？然是书不出，其得失终未可见，因不揣固陋，黾勉成章，就正海内名贤，指其疵谬，历为驳正，将万世赖之无穷期也。"意思就是说，我仍然觉得自愧才学浅薄，我缺少自信心，担心自己虽然怀有救人目的，但反而获得害民之罪名，如果我写的这本书有错误流传下去，那么就贻害万年，这样我的罪过是无法弥补的。但是如果这本书不写，不问世，其功过得失自己也无法知道，所以我还是不顾自己才学不足，尽力把这本书写完了。这样就可以向海内有识之士请教，指出不足，纠正错误，将对后世发挥无穷无尽之作用。

"淮阴吴瑭自序。"想当年，韩信被封为淮阴侯，江苏人，吴瑭（吴鞠通）跟韩信是老乡。

好，关于《温病条辨》的凡例和自序部分，就讲到这里。

今天我们讲《温病条辨·卷一·上焦篇》。

《温病条辨》分上焦篇、中焦篇、下焦篇。我们主要按上、中、下这个顺序来讲啊。这个原文太多，我就不在这里念了，浪费时间，大家直接参考原文，我这里直接是讲译文和译文里面翻译出来的，文章里面需要讲解和补充的，以及我自己的心得体会，我就在译文里面直接讲出来。原文呢，大家直接在网上找，或者是拿《温病条辨》的原文对照看。

卷一，上焦篇之风温、温热、温疫、温毒、冬温。

那么吴鞠通认为温病的病理可以用三焦的阶段变化来概括，所以他把一切温病都分别按照三焦来论述，我们这一篇，介绍的是上焦温病的病理变化和临床特征。凡温病的病变部位在上焦属心肺的内容均在我们上焦篇中讨论。今天这节课讲上焦篇的第一节课，讲的内容呢，一节课肯定不可能把上焦篇全部讲完。这节课我是打算讲到暑温，截止到暑温，暑温下一节课讲，把到暑温之前的全部讲完，虽然内容有点多，但是我想这节课应该能讲完。

◎一、温病者：有风温、有温热、有温疫、有温毒、有暑温、有湿温、有秋燥、有冬温、有温疟。

此九条，见于王叔和《伤寒例》中居多，叔和又牵引《难经》之文以神其说。按时推病，实有是证，叔和治病时，亦实遇是证。但叔和不能别立治法，而叙于《伤寒例》中，实属蒙混，以《伤寒论》为治外感之妙法，遂将一切外感悉收入伤寒例中，而悉以治伤寒之法治之。后人亦不能打破此关，因仍苟简，千余年来，贻患无穷，皆叔和之作俑无怪见驳于方有执、喻嘉言诸公也。然诸公虽驳叔和，亦未曾另立方法，喻氏虽立治法，仍不能脱却伤寒圈子，弊与叔和无二，以致后人无所遵根据。本论详加考核，准古酌今，细立治法，除伤寒宗仲景法外，俾四时杂感，朗若列眉；未始非叔和有以肇其端，东垣、河间、安道、又可、嘉言、天士宏其议，而瑭得以善其后也。

风温者，初春阳气始开，厥阴行令，风夹温也。温热者，春末夏初，阳气弛张，温盛为热也。温疫者，厉气流行，多兼秽浊，家家如是，若役使然也。温毒者，诸温夹毒，秽浊太甚也。暑温者，正夏之时，暑病之偏于热者也。湿温者，长夏初秋，湿中生热，即暑病之偏于湿者也。秋燥者，秋金燥烈之气也。冬温者，冬应寒而反温，阳不潜藏，民病温也。温疟者，阴气先伤，又因于暑，阳气独发也。

按：诸家论温，有顾此失彼之病，故是编首揭诸温之大纲，而名其书曰《温病条辨》。

温病包括：风温、温热、温疫、温毒、暑温、湿温、秋燥、冬温、温疟，这九种温病的名称。在王叔和的《伤寒例》绝大多数都有记载，他还引用了《难经》的原文来证实自己理论的神圣和正确。如果按时令季节推测，确实有这些病种，王叔和在临床实践当中也的确遇到过这些病症，但在《伤寒例》中关于这些病的治疗他没有离开伤寒的观点、治则和治法，也就造成了混乱。王叔和认为《伤寒论》的治法是治一切外感病最好的办法，于是将所有的外感病通通都收集到《伤寒例》这本书中，全都按照治疗伤寒的方法进行治疗。后世的医家因循守旧，也没有改变这种观点。一千多年以来，留下了无穷的祸患，这都是王叔和的错误所导致的结果。难怪王氏的学说被方有执、喻嘉言等医家进行批驳。然而他们自己对温病的治疗也没有提出新的办法。喻嘉言虽然设立了治法，但仍然不能摆脱伤寒的影响。这样他们的不足与王叔和相比，并没有什么本质的区别。以致后世医家治疗温病无法可依，无章可循。而本书对其存在的问题，进行了详细考核，并对古今治疗外感病的方法进行了全面的探索，除风寒之邪引起的外感病仍采用张仲景的方法进行治疗外，其他四时外感病也分别列出，并确立了完备的治法，这样温病的治则就眉目清晰了。本文的提议是首先用王叔和的观点作为开端，然后选用李东垣、刘河间、王安道、吴又可、喻嘉言、叶天士等医家评述进行充实和发挥，最后用我吴鞠通的观点和体会加以概括和总结。

在初春的时候，自然界中阳气开始生发，厥阴风木之气当令，这时，气候温暖多风，容易产生风热病邪，感受了这种病邪发生的疾病，它就是风温病。在春末夏初时节，自然界里的阳气旺盛，气候由温转热，若感受了这种温热之气，引起了热象偏盛的病症，它就是温热病。温疫病是由自然界中的温热疫疠之邪气引起，这种病邪具有强烈的传染性，往往夹杂有秽浊之气。这种病邪一旦流行，就好像服劳役一样，常常可致家家受感染，男女老少人人患病，而且症状基本相同。温毒病是由温热毒邪引起，多表现为秽浊太重。在夏季天气炎热时容易产生暑热，发生暑温病。如果在长夏或初秋时节，湿邪中夹杂有热邪就好像暑病中湿邪偏盛的病症一样，这就是湿温病。在初秋的时候气候干燥炎热，感染了这种燥热之气引发的疾病，称之为秋燥。在严冬之时，气候应寒而反温，这时体内的阳气不能潜藏，感受这种非时之气，引发的这种疾病就是冬温。温疟病是阴虚内热的人，又感暑热之气，阳热亢盛，而无阴津制约的病症。以前有很多医家论述温病时，都有顾此失彼的弊端，所以本文开始就提出各种温病的总纲，并将本书命名为《温病条辨》。

◎二、凡病温者，始于上焦，在手太阴。

伤寒由毛窍而入，自下而上。始足太阳。足太阳膀胱属水，寒即水之气，同类相从，故病始于此。古来但言膀胱主表，殆未尽其义。肺者，皮毛之合也，独不主表乎？（按人身一脏一腑主表之理，人皆习焉不察。以三才大道言之：天为万物之大表，天属金，人之肺亦属金，肺主皮毛，经曰皮应天，天一生水；地支始于子，而亥为天门，乃贞元之会，人之膀胱为寒水之腑；故俱同天气，而俱主表也）治法必以仲景六经次传为祖法。温病由口鼻而入，自上而下，鼻通于肺，始手太阴。太阴金也，温者火之气，风者火之母，火未有不克金者，故病始于此，必从河间三焦定论。再寒为阴邪，虽《伤寒论》中亦言中风，此风从西北方来，乃发之寒风也，最善收引，阴盛必伤阳，故首郁遏太阳经中之阳气，而为头痛身热等证。太阳阳腑也，伤寒阴邪也，阴盛伤人之阳也。温为阳邪，此论中亦言伤风，此风从东方来，乃解冻之温风也，最善发泄，阳盛必伤阴，故首郁遏太阴经中之阴气，而为咳嗽自汗口渴头痛身热尺热等证。太阴阴脏也，温热阳邪也，阳盛伤人之阴也。阴阳两大法门之辨，可了然于心目间矣。

夫大明生于东，月生于西，举凡万物，莫不由此少阳、少阴之气以为生成，故万物皆可名之曰东西。人乃万物之统领也，得东西之气最全，乃与天地东西之气相应。其病也，亦不能不与天地东西之气相应。东西者，阴阳之道路也。由东而往，为木、为风、为湿、为火、为热，湿土居中，与火交而成暑，火也者，南也。由西而往，为金、为燥、为水、为寒，水也者，北也。水火者，阴阳之征兆也；南北者，阴阳之极致也。天地营运此阴阳以化生万物，故曰天之无恩而大恩生。天地营运之阴阳和平，人生之阴阳亦和平，安有所谓病也矣！天地与人之阴阳，一有所偏，即为病也。偏之浅者病浅，偏之深者病深；偏于火者病温、病热，偏于水者病清、病寒，此水火两大法门之辨，医者不可不知。烛其为水之病也，而温之热之；烛其为火之病也，而凉之寒之，各救其偏，以抵于平和而已。非如鉴之空，一尘不染，如衡之平，毫无倚着，不能暗合道妙，岂可各立门户，专主于寒热温凉一家之论而已哉！瑭因辨寒病之原于水，温病之原于火也，而并及之。

凡是温病一般都从上焦开始，病位在手太阴肺经。伤寒病是寒邪经皮毛肌肤腠理进入机体，病理变化多由下向上传变，病变从足太阳膀胱经开始。

足太阳膀胱经在五行归类中属水，寒邪就是水寒之气。寒和水同属一类，所以寒邪侵袭机体，病变从足太阳膀胱经开始。从古至今医家都说膀胱主表，但从来就没有人全面地阐述过膀胱为什么主表。肺外合皮毛，难道肺不主表吗？肺与膀胱都主表，只是人们对这方面的道理还不理解而已。从天地人三方之间的关系来看，天是自然界万物之大表，天属金，人的肺也属金，肺主皮毛，《黄帝内经》说皮毛与天相应。天能生地中水，地支从子时开始，亥时天门，天门是真元交汇的地方。人的膀胱是水腑，所以与天气相同，因此膀胱与肺都主表。伤寒的治疗，必定要按照张仲景的《伤寒论》六经的传变顺序为准绳。温病的病邪由口鼻进入机体，从上到下进行传变。鼻与肺相通，所以温病发病多从手太阴肺经开始。手太阴肺在五行中属金，温邪为火热之气，风又是火之母，火邪没有不克伐肺经的，所以温病开始多见手太阴肺经的病变。这种发病的规律只有用刘河间的三焦理论才能解释清楚。再说寒属阴邪，虽然《伤寒论》中也论述过中风，但此风是从西北方向吹来的寒风，这种风如同寒邪一样，性善收引。若阴盛也会损伤阳气，寒凉之气侵袭机体后，首先是闭郁足太阳膀胱经的阳气，产生头痛发热的临床症状。足太阳膀胱经属阳腑，风寒之邪为阴邪，阴寒太甚必定要损伤人体的阳腑。温热属阳邪，本文中也介绍伤风，不过这种风是从东方而来，是驱散寒冷，解除冰冻的温风。此风性善发泄，阳气太过就会损伤阴津，首先是损伤手太阴肺经中的阴液，从而出现咳嗽、自汗、口渴、头痛、身热等症状。手太阴肺为阴脏，温热是阳邪，阳邪亢盛则易伤人体之阴脏，只有掌握了阴阳寒热两大类分辨的规律，才能做到心中有数。太阳从东方升起，月亮从西方出来，自然界中万物没有不是由东方的少阳和西方的少阴之气产生的，所以万物统称为东西。人是万物中最聪明的灵长类动物，禀受的灵气最为全面，能与天地东西之气相呼应，是万物中的最高统帅。当人体患病的时候，也必然影响天地东西之气，东西方是阴阳之气运行的道路。从东往西依次是木、风、湿、火、热。湿土居中，湿与火相应，湿与火相交，就是暑。火属南方，由西往东，依次为金、燥、水、寒。水为北方，水与火是阴阳二气的聚集征象，南与北是阴阳的两个极点。自然界中阴阳的运行能促进万物的变化生长。所以说自然界对万物的生化表面看无影响，实际上是影响巨大。自然界中的阴阳之气运行正常，人体内的阴阳之气就会和谐，那么这样怎么会产生疾病呢？只有自然界与人体内的阴阳之气一旦出现偏盛或者偏衰才会产生疾病。如偏盛偏衰的情况不重，病情就比较轻，如果偏盛偏衰明显，病情就比较重。偏于火盛就会患温热病，偏于水盛就会得伤寒，这是辨别阴阳水火两大门类的要点，作为医生不能不知道。确诊为伤寒病就用温热药治疗，确诊为温病就要寒凉的药治疗，以分别纠正偏盛偏衰的情况，以达到阴阳调和。如果做不到像镜子那样明亮一尘不染，不能像秤那样平，毫无偏移，就不能掌握阴阳平衡规律之奥妙。作为医生怎么能够各立门户，偏执寒凉或者温热一家之观点呢？因此，我吴鞠通在明辨伤寒起源于寒水之同时，一并提出温病源于火热之理论。

◎三、太阴之为病，脉不缓不紧而动数，或两寸独大，尺肤热，头痛，微恶风寒，身热自汗，口渴，或不渴，而咳，午后热甚者，名曰温病。

　　不缓，则非太阳中风矣；不紧，则非太阳伤寒矣；动数者，风火相煽之象，经谓之燥；两寸独大，火克金也。尺肤热，尺部肌肤热甚，火反克水也。头痛、恶风寒、身热自汗、与太阳中风无异，此处最足以相混，于何辨之？于脉动数，不缓不紧，证有或渴、或咳、尺热、午后热甚辨之。太阳头痛，风寒之邪，循太阳经上至头与项，而项强头痛也。太阴之头痛，肺生天气，天气郁，则头亦痛也，且春气在头，又火炎上也。吴又可谓浮泛太阳经者，臆说也。伤寒之恶寒，太阳属寒水而主表，故恶风寒、温病之恶寒，肺合皮毛而亦主表，故亦恶风寒也。太阳病则周身之阳气郁，故身热；肺主化气，肺病不能化气，气郁则身亦热也。太阳自汗，风疏卫也；太阴自汗，皮毛开也，肺亦主卫。渴，火克金也。咳，肺气郁也。午后热甚，浊邪归下，又火旺时也，又阴受火克之象也。

温邪初犯手太阴肺，脉象既不浮缓，又不浮紧，而且脉象数而有力，或者两寸脉体盛大，身热尺部皮肤尤为明显，微恶风寒，头痛，自汗出，咳嗽，口微渴，或不渴，有时午后发热更甚，这种病称为温病。如脉不缓就不是太阳中风证，脉不紧就不是太阳伤寒证，脉浮数有力是风火相煽的脉象，《黄帝内经》称这种脉叫燥脉。双手寸部的脉象比其他部位盛大，这是火邪克伐肺金的脉象，尺肤热是指腕至肘部肌肤的灼热，这是火反克水，热甚伤阴的现象。头痛、恶风寒、身热、自汗，这几个症状与太阳中风极其相似，因此容易产生混淆。临床应该怎样去鉴别呢？主要是查脉审证，温病的脉是浮数有力，既不缓，也不紧，温病的症候是有口渴、咳嗽、尺肤热、午后热甚。伤寒太阳头痛是风寒之邪阻滞太阳经气不通，太阳经脉上行到头项，所以引起头痛，同时颈项有强直感。而温病的头痛是由温邪犯手太阴肺经，肺居人体上部，肺经郁闭，经气不畅，引起头痛。另外，春季阳气主生发，温邪属火火性炎上，扰乱头部气血，也是引起头痛的另一个原因。吴又可说，温病头痛是由于病邪浮泛于外，太阳经气受阻所致，这是一种没有根据的说法。伤寒太阳病之所以恶寒，是因为太阳属寒水而且主表，风寒之邪郁闭肌表之故。温病初起恶寒，是因肺和皮毛也能主表，故肺感受温邪之后，也有恶寒症状出现。伤寒太阳病是发热，是风寒之邪闭阻，卫外的阳气被郁，阳有余而发热。而温病初起发热，是温邪袭肺，肺气郁闭，肺主化气，肺闭不能化气则发热。伤寒太阳病的自汗，是风邪侵袭肌表，卫表不固而自汗。温病初起的自汗是温邪犯肺，皮毛舒开不合之故。口渴为热盛伤阴，咳嗽为温邪郁肺，肃降失常，午后热甚，多与午后时火旺，热灼阴液相关。

◎ 四、太阴风温、温热、温疫、冬温，初起恶风寒者，桂枝汤主之；但热不恶寒而渴者，辛凉平剂银翘散主之。温毒、暑温、湿温、温疟，不在此例。

　　按：仲景《伤寒论》原文，太阳病（谓如太阳证，即上文"头痛身热，恶风自汗"也），但恶热不恶寒而渴者，名曰温病，桂枝汤主之。盖温病忌汗，最喜解肌，桂枝本为解肌，且桂枝芳香化浊，芍药收阴敛液，甘草败毒和中，姜、枣调和营卫，温病初起，原可用之。此处却变易前法，恶风寒者主以桂枝，不恶风寒主以辛凉者，非敢擅违古训也。仲景所云不恶风寒者，非全不恶风寒也，其先亦恶风寒，迨既热之后，乃不恶风寒耳，古文简、质，且对太阳中风热时亦恶风寒言之，故不暇详耳。盖寒水之病，冬气也，非辛温春夏之气，不足以解之，虽曰温病，既恶风寒，明是温自内发，风寒从外搏，成内热外寒之证，故仍旧用桂枝辛温解肌法，俾得微汗，而寒热之邪皆解矣。温热之邪，春夏气也，不恶风寒，则不兼寒风可知，此非辛凉秋金之气，不足以解之。桂枝辛温，以之治温，是以火济火也，故改从内经"风淫于内、治以辛凉、佐以苦甘"法。

桂枝汤方

桂枝（六钱）　芍药（炒，三钱）　炙甘草（二钱）　生姜（三片）　大枣（去核，二枚）

煎法服法，必如伤寒论原文而后可，不然，不惟失桂枝汤之妙，反生他变，病必不除。

银翘散方
（辛凉平剂）

连翘（一两）　银花（一两）　苦桔梗（六钱）　薄荷（六钱）
竹叶（四钱）　生甘草（五钱）　芥穗（四钱）　淡豆豉（五钱）
牛蒡子（六钱）

上杵为散，每服六钱，鲜苇根汤煎，香气大出，即取服，勿过煎。肺药取轻清，过煎则味浓而入中焦矣。病重者，约二时一服，日三服，夜一服；轻者三时一服，日二服；夜一服；病不解者，作再服。盖肺位最高，药过重，则过病所，少用又有病重药轻之患，故从普济消毒饮时时清扬法。今人亦间有用辛凉法者，多不见效，盖病大药轻之故，一不见效，随改弦易辙，转去转远，即不更张，缓缓延至数日后，必成中下焦证矣。胸膈闷者，加藿香三钱、郁金三钱：护膻中；渴甚者，加花粉；项肿咽痛者，加马勃、元参，衄者，去芥穗、豆豉，加白茅根三钱、侧柏炭三钱、栀子炭三钱；咳者，加杏仁利肺气；二三日病犹在肺，热渐入里，加细生地、麦冬保津液；再不解或小便短者，加知母、黄芩、栀子之苦寒，与麦、地之甘寒，合化阴气，而治热淫所胜。

〔方论〕按：温病忌汗，汗之不惟不解，反生他患。盖病在手经，徒伤足太阳无益；病自口鼻吸受而生，徒发其表亦无益也。且汗为心液，心阳受伤，必有神明内乱，谵语癫狂、内闭外脱之变。再，误汗虽曰伤阳，汗乃五液之一，未始不伤阴也。

《伤寒论》曰："尺脉微者为里虚，禁汗"，其义可见。

其曰伤阳者，特举其伤之重者而言之耳。温病最善伤阴，用药又复伤阴，岂非为贼立帜乎？此古来用伤寒法治温病之大错也。至若吴又可开首立一达原饮，其意以为直透膜原，使邪速溃，其方施于藜藿壮实人之温疫病，容有愈者，芳香辟秽之功也；若施于膏粱纨及不甚壮实人，未有不败者。盖其方中首用槟榔、草果、浓朴为君：夫槟榔，子之坚者也，诸子皆降，槟榔苦辛而温，体重而坚，由中走下，直达肛门，中下焦药也。草果亦子也，其气臭烈大热，其味苦，太阴脾经之劫药也；浓朴苦温，亦中焦药也，岂有上焦温病，首用中下焦苦温雄烈劫夺之品，先劫少阴津液之理！知母、黄芩，亦皆中焦苦燥里药，岂可用乎？况又有温邪游溢三阳之说，而有三阳经之羌活、葛根、柴胡加法，是仍以伤寒之法杂之，全不知温病治法，后人止谓其不分三焦，犹浅说也。其三消饮加入大黄、芒硝，惟邪入阳明，气体稍壮者，幸得以下而解，或战汗而解，然往往成弱证，虚甚者则死矣。况邪有在卫者，在胸中者，在营者，入血者，妄用下法，其害可胜言耶？岂视人与铁石一般，并非气血生成者哉？究其始意，原以矫世医以伤寒法治病温之弊，颇能正陶氏之失，奈学未精纯，未足为法。至喻氏、张氏多以伤寒三阴经法治温病，其说亦非，以世医从之者少。而宗又可者多，故不深辨耳。

本方谨遵内经"风淫于内，治以辛凉，佐以苦甘；热淫于内，治以咸寒，佐以甘苦"之训（王安道《溯洄集》，亦有"温暑当用辛凉不当用辛温"之论，谓仲景之书，为即病之伤寒而设，并未尝为不即病之温暑而设。张凤逵集治暑方，亦有"暑病首用辛凉，继用甘寒，再用酸泄酸敛，不必用下"之论。皆先得我心者）。又宗喻嘉言芳香逐秽之说，用东垣清心凉膈散，辛凉苦甘。病初起，且去入里之黄芩，勿犯中焦；加银花辛凉，芥穗芳香，散热解毒；牛蒡子辛平润肺，解热散结，除风利咽；皆手太阴药也。合而论之，经谓"冬不藏精，春必温病"，又谓"藏于精者，春不病温"，又谓"病温虚甚死"，可见病温者，精气先虚。此方之妙，预护其虚，纯然清肃上焦，不犯中下，无开门揖盗之弊，有轻以去实之能，用之得法，自然奏效，此叶氏立法，所以迥出诸家也。

　　风温、温热、温疫、冬温，初起邪在手太阴肺，如果恶寒明显就用桂枝汤来治疗。如果只发热不恶寒而口渴，宜用辛凉平剂银翘散为主治疗。而湿温，温毒，温疟的治法不包括此列。这句话非常重要啊，为什么呢？因为这句话说明了：温病如果说初起邪在手太阴肺，恶寒是很明显的这种情况，仍然采用张仲景《伤寒论》的方子桂枝汤来治疗，不管他是风温、温热、温疫还是冬温。所以包括这一次的疫情（新冠肺炎）只要是刚开始恶寒明显的我们仍然用伤寒论桂枝汤方。所以我们在治疗疾病的过程当中，不要拘泥于哪一个门派，一定要对证治疗，治病才是目的，不是门派之争。而且通过我在这次疾病过程当中的总结，这一次的疫情是属于寒疫夹湿，也就是寒湿疫，有一部分人就有恶寒明显，就可以用《伤寒论》的方子。而吴鞠通作为《温病条辨》的作者，作为温病大家，他也肯定了这一点，而这一句话在整个治疗温病的开始是非常重要的。而有些人根本就没有看过《温病条辨》，以为《温病条辨》全部都是清热解毒啊，都是凉性的药，其实不是，其实《温病条辨》里面，我们以后还会讲啊，讲到这个寒湿疫，这个《温病条辨》里面也有寒湿疫，上焦、中焦、下焦都有，一样用到了温补的药。他在这个寒湿疫里面，多次也提到过这个四逆汤，附子、干姜、桂枝他都有用。甚至在这个下焦的寒湿疫的病症里面，鹿茸、菟丝子、附子都有用过。所以说很多人没有读过《温病条辨》，对《温病条辨》有误会，《温病条辨》不是不用温热的药，而是辨证论治对具体的情况具体地分析，他在寒湿疫里面一样用到了很多的姜、附、桂这些温热类的药，甚至连鹿茸都用到了，所以这种情况不得不明察，正所谓没有调查就没有发言权。所以这里吴鞠通说，风温、温热、温疫、冬温，初起邪在手太阴肺，如果恶寒明显就用桂枝汤来治疗，就可以用《伤寒论》的方子。如果只发热不恶寒而口渴者，对不起，这个时候就不能用《伤寒论》的方子了，就应该用辛凉平剂银翘散来进行治疗。但是他也补充说明了一句，温毒、湿温、温疟的治法不在此列。根据张仲景《伤寒论》原文之记载，太阳病，它包括头痛、身热、恶风、自汗这些症候，太阳病只恶热，不恶寒，而且口渴的，我们称之为温病，用桂枝汤治疗，这是他原文的记载。也就是说《伤寒论》也记载了用桂枝汤治疗某些温病的条文。温病忌用辛温发汗，适宜用解肌的方法，而桂枝汤就是解肌的方剂。桂枝气味芳香且有化浊的作用，芍药味酸，具有敛阴的作用，与甘草合又能化阴，甘草还能解诸药之毒，又可和中，生姜、大枣合在一起能够调和营卫，温病初起本来是可以用桂枝汤的，这里改变了原来的治法，恶风寒的患者我们用桂枝汤，如果不恶风寒的就用清凉平剂银翘散为主来进行治疗。这样做并不是有意违背前人之教导，张仲景认为不恶风寒，不一定完全不恶风寒，初起也恶风寒，是在寒邪化热后恶风寒才会消失。古人的文章简洁朴实，而且是针对太阳中风发热时兼恶风寒所说的，所以没有详尽地进行论述。伤寒太阳病是感受了冬天风寒之邪引起的，不用辛温之品不能祛除病邪。这里虽然讲的是温病，既然有恶风寒的症状，那就证明温是从体内外发的，风寒之邪是从外而感受的，形成了内热外寒之病症。在治疗时仍然要用桂枝汤这种辛温解肌的方剂，促成其微汗出，使外寒内热之邪都能解散。温热病邪是感受春夏温热之气产生的，侵犯肌表时不恶风寒，则可证实这种病不兼风寒，这种病邪致病如果不用寒凉的药物就不可能清除，桂枝汤属辛温解肌的方剂，用它治疗不恶寒的温病如同以火救火，所以改用《黄帝内经》中的治法。《黄帝内经》说："风邪所致的温病，应用辛凉的药物治疗，并佐以苦味和甘味之品。"

好，我们看一下这个桂枝汤和银翘散的组成。

桂枝汤：桂枝六钱、芍药三钱、炙甘草二钱、生姜三片、大枣（去核）二枚。煎服此方的方法一定按照《伤寒论》中的介绍来，如果不是那样不仅会失去桂枝汤原有的治疗作用，还会产生其他病变，病邪必然不能清除。好，这个可以参考《伤寒论》。

我们再看一下辛凉平剂银翘散方。

银翘散：连翘一两、金银花一两、桔梗六钱、薄荷六钱、竹叶四钱、生甘草五钱、荆芥穗四钱、淡豆豉五钱、牛蒡子六钱。

将上药捣为粗末，每次取药末六钱，加入到鲜芦根汤内煎煮，当闻到药物香气大出，即取出药汁服用。

请大家注意，银翘散是散剂，但并不是直接吞服散剂，而是加入到芦苇汤里面煎煮，闻到了香味之后喝药汁，不是吃散剂啊，这个必须要说明一下。而且现在的市面上将银翘散中西医结合后变成了 VC 银翘片，加了维生素 C 在里面，西医认为维生素 C 可以提高免疫力和抵抗力，将维生素 C 加入到了银翘散里面变成了 VC 银翘片，成了一个中西医结合的产物。所以说我们平时老百姓，哪怕你不是医生，你都知道 VC 银翘片。VC 银翘片就能够治疗普通的风热感冒，甚至温病初起。所以就被广泛地制成中成药。

治肺经的疾病，宜选用质地轻的，气味淡的药物。煎煮的时间也不能太久，否则香味外泄，药味变得浓厚之后，它就不入上焦，而直入中焦，这样就会影响疗效。如果病情比较重的，四小时左右服用一次，白天服三次，晚上服一次，如果病情比较轻的，六小时左右服一次，白天服两次，晚上服用一次，如果病情没有缓解，可以继续重复给药。

肺居上焦，位置最高，称之为华盖，如果选用药物质地分量太重，就会药过病所，难以起到宣肺透邪之功效，用药过少又有病重药轻之弊病，达不到治疗的效果。所以应遵循普济消毒饮的煎煮方法，选用质地清扬的药物治疗，现在的医生有时也选用清凉解表法，但往往效果不佳，究其原因大概就是病重药轻之故。医生一旦见不到效果，就随意改变原来的治法，越改疗效越差，即使病情没有向更重的方向发展，但用药不当延误时机。疾病迁延数日后，上焦病也会变成中焦、下焦，甚至更严重。如果兼有湿浊气机被阻，胸膈胀闷的加藿香三钱、郁金三钱保护膻中；如果因温热灼津口渴较甚可加天花粉清热生津；如果温毒之邪攻窜，颈项肿大，咽喉肿痛，可加马勃、玄参；如果热伤血络而出现衄血的，应减去辛温的荆芥穗和淡豆豉，加白茅根三钱、侧柏叶炭三钱、栀子炭三钱，清热凉血、止血；如果因肺气失降，咳嗽加剧可加杏仁宣降肺气；太阴温病经过两三天后病邪仍然在肺，但邪热已逐渐入里，可加生地、麦冬，清热生津；如热邪仍然不解或者热伤津液导致小便短少，宜加苦寒的知母、黄芩、栀子和甘寒的麦冬、生地，苦寒配甘寒清热化阴，能够治疗热邪太甚引起的疾病。温病忌用辛温发汗，用后不仅外邪不能解除，而且会变生许多坏症。辛温发汗能祛肌表之邪，适用于足太阳膀胱经的病症。温邪从口鼻而入，首先犯肺，故此法对手太阴肺经病变毫无作用。另外，汗为心液，汗多导致心阳受损，定会出现神志错乱，比方说神昏谵语，内闭外脱之变化。再说，误用辛温发汗后，虽说会损伤阳气，但汗是人体五液之一，过汗也没有不伤阴的。《伤寒论》说双手尺部脉象微弱是里虚的表现，在治疗时禁用发汗，里虚绝对不只是阳虚，说误汗能损伤阳气，只是特列举出损伤严重的一面而已。温病最容易损伤阴液，用辛温发汗药会进一步伤阴，这难道不是助纣为虐吗？自古以来最大的错误就是用伤寒辛温解表法治温病。到明朝末年的时候，吴又可首先提出用达原饮来治疗温病。他的本意是用此方直达膜原，使病邪迅速溃退。这个方子用于治疗体质壮实者或许能治愈，其中芳香辟秽的药物起了作用，假如是用于体质虚弱的患者，没有不失败的。达原饮中以槟榔、草果、厚朴为君，槟榔质重而且籽实类药物最为坚硬，味苦辛，性温，沉降走下，作用在中焦和下焦，直达肛门，属中下焦的药物。而草果也是籽实类的药物，其药性臭烈，味苦，大热，属于足太阴脾经祛湿之药。厚朴味苦，性温，也是中焦之药。上焦手太阴肺经的病变怎么能开始就用走中下两焦，味苦性温，其气熊烈的药物来劫夺少阴阴液呢？达原饮中的知母、黄芩也属于中焦苦寒的里药，怎么能随便使用呢？何况吴又可还认为温邪能传变三阳经，而用走太阳的羌活，走阳明的葛根，走少阳的柴胡等药物进行加减，这仍然是采用了治疗伤寒的方法，这说明了他完全不懂得温病的治法。后世医家只说他治温病不分辨三焦，我看这是一种比较轻的批评。吴又可的三消饮，在达原饮的基础上，加入了大黄、芒硝等药，它只适用于温邪深入阳明胃肠，形体壮实的患者，这类人服完药后也许会侥幸得以通下或者产生战汗，使病邪清解。然而他们往往又因损伤了正气而形成了虚损的病症，虚弱到极点就可以导致死亡。况且病邪有在卫分、在胸中、在营分、入血分的不同情况，胡乱地使用下法，它的危害是不言而喻的。人体是气血生成的，怎么能看成铁石一样的，可以任意伤害呢？考究吴又可的原意，他是想用达原饮来纠正当时的医生盛行用治伤寒的方法来治疗瘟疫的弊端，他的确也纠正了陶节庵的过失，怎奈本人学术没有达到精深的程度，因此这种治法不足以效仿。到喻嘉言，张石顽时治温病多采用伤寒三阴经的方法，这种观点也是不正确的，故赞同并用这种治法的医生很少，在此我们不深入探讨。而本方遵循《黄帝内经》：体内风邪盛，宜用辛凉药物，配合苦味和甘味的药物；体内热邪盛，宜用咸寒的药物治疗，配合甘味和苦味的药物治疗的原则，其实王安道在《医经溯洄集》中已指出温病、暑病宜用辛凉而不宜用辛温，并说张仲景的书是为感受外邪立即发为伤寒而设立的，而并不适合感受外邪之后，过了一段时间后而演变成温病和暑病。张凤逵也收集了许多治疗暑病的方剂，归纳总结出了暑病的治疗大法为：暑温初起，宜用辛凉清气，病情发展后，可用甘寒之品养阴清气，病变的后期，再用酸泻和酸敛，以泄热敛阴，不必使用下法。以上医家对温病治疗的认识都在我之先，根据喻嘉言芳香逐秽的理论，选用了李东垣辛凉苦甘的清心凉膈散加减变化组成了本方。因病在初起阶段，所以减去属里药的黄芩，为的是不影响中焦，加入辛凉的金银花和芳香的荆芥穗起散热解毒之作用，牛蒡子味辛性平，能入肺亦可散热结、祛风利咽，这些药物都是手太阴肺经的药。《黄帝内经》说：冬季阴精不能封藏的人，到春天就会得温病，善于保存阴精的人，春天就不会患温病。又说正气极虚的人，患温病就可能死亡，综合以上观点可以看出，发生温病一定是阴气先虚。此方的优点是预先保护人体的正气，使它完全使用清肃上焦的药物，不影响中下两焦。没有开门引盗的毛病，有清咳祛湿的功能，使用得当一定会取得满意的效果。这种治法是叶天士所创立的，远胜于其他所有医家之治法。

在这里我们说一下题外话啊，吴鞠通严重批评了吴又可，极大地歌颂了叶天士，所以说从某种程度上讲，他是叶天士的一个超级粉丝。而吴又可被他说成这样，其实吴又可的功劳是很大的。吴又可，我们可以在电影《大明劫》中看到，他在明末的时候救的瘟疫病人是不少的。但是呢，吴鞠通对他的批评，我觉得是不是有点严重了，为什么呢？达原饮的的确确是有效的，我也用过。但是吴又可当时救的病人，大多数是普通的老百姓，普通的老百姓说白了就是农民，而那些农民平时本来就是干活的，所以他们的体质可能就强壮些，他这个达原饮是在这种情况下创的，也确确实实救了很多人，再加上吴又可他又是个游医，说白了，又不是御医，所以他治疗的劳动人民用达原饮很好，所以应该这样去评价吴又可，那么如果达原饮运用到了富贵人家，平时身体没那么强壮的那些人，可能需要在达原饮的基础上进行调节，这样说话多好呢。非要把吴又可说得一文不值。叶天士呢，他不一样，叶天士的确是个成就比较高的，而且他给皇帝看过病，皇帝送他一块匾，"一代神医"。而且叶天士是个全才，精通内外妇儿、伤寒、温病。无所不通，无所不晓，针灸、接骨、推拿，的确是个全才。吴鞠通作为一个比较高傲的人，在他心目当中，这些医家，他最欣赏的是叶天士。说白了，偶像崇拜。不过说实话，叶天士太厉害了，他也值得被崇拜。他被一个名垂青史的医家崇拜，他自己也名垂青史了。

◎五、太阴温病，恶风寒，服桂枝汤已，恶寒解，余病不解者，银翘散主之。余证悉减者，减其制。

　　太阴温病，总上条所举而言也。恶寒已解，是全无风寒，止余温病，即禁辛温法，改从辛凉。减其制者，减银翘散之制也。

手太阴温病，初起时恶风寒，服用桂枝汤后恶风寒的症候解除，但发热、口渴、咳嗽等症候依然存在，可以用银翘散进行治疗，如果这些症状较轻就减少银翘散的剂量。这里所说的手太阴温病必具备上诉各条中列举的症候。恶寒已解指的是完全没有恶风寒的表现，只有温病的症状。治疗时禁用辛温发汗，改为辛凉透表。减其质就是减轻银翘散用量的意思。

◎六、太阴风温，但咳，身不甚热，微渴者，辛凉轻剂桑菊饮主之。

　　咳，热伤肺络也。身不甚热，病不重也。渴而微，热不甚也。恐病轻药重，故另立轻剂方。

桑菊饮方
（辛凉平剂）

杏仁（二钱）　连翘（一钱五分）　薄荷（八分）　桑叶（二钱五分）　菊花（一钱）　苦梗（二钱）　甘草（八分）　苇根（二钱）

水二杯，煮取一杯，日二服。二、三日不解，气粗似喘，燥在气分者，加石膏、知母；舌绛暮热，甚燥，邪初入营，加元参（二钱）、犀角（一钱）；在血分者，去薄荷、苇根，加麦冬、细生地、玉竹、丹皮各二钱；肺热甚加黄芩；渴者加花粉。

〔方论〕此辛甘化风、辛凉微苦之方也。盖肺为清虚之脏，微苦则降，辛凉则平，立此方所以避辛温也。今世佥用杏苏散通治四时咳嗽，不知杏苏散辛温，只宜风寒，不宜风温，且有不分表里之弊。此方独取桑叶、菊花者：桑得箕星之精，箕好风，风气通于肝，故桑叶善平肝风；春乃肝令而主风，木旺金衰之候，故抑其有余，桑叶芳香有细毛，横纹最多，故亦走肺络而宣肺气。菊花晚成，芳香味甘，能补金水二脏，故用之以补其不足。风温咳嗽，虽系小病，常见误用辛温重剂销铄肺液，致久嗽成劳者不一而足。圣人不忽于细，必谨于微，医者于此等处，尤当加意也。

风温邪在手太阴肺卫，以咳嗽为主，身热不甚，口微渴，宜用辛凉轻剂桑菊饮治疗。咳嗽是热伤肺络所致，发热不甚表明病情较轻，口渴轻微表明内热不甚，阴伤不重，就是伤阴不重。这时病情较为轻浅，唯恐使用治疗作用较强的方剂，所以另外立了一种治疗作用比较轻的方剂，辛凉轻剂桑菊饮。上过大学，考过研究生，或者考过中医医师资格证的人，绝对考过这两个方剂，一定会考。辛凉轻剂和辛凉平剂分别是什么方？辛凉轻剂桑菊饮，辛凉平剂银翘散。

好，我们看一下辛凉轻剂桑菊饮的方药。

杏仁二钱、连翘一钱五分、薄荷八分、桑叶二钱五分、菊花一钱、桔梗二钱、甘草八分、苇根二钱。

上药加水两杯，煎煮后取药汁一杯，每日服两次，服药两三天后，病情依然不缓解，呼吸气粗似喘，这是燥热在气分的表现，治疗上应该在上方中加入石膏、知母；如果身热夜甚、舌质红绛、舌面干燥，这是热邪出入营分，宜在上方中加入玄参二钱、犀角一钱。当然犀角现在是没有了，那只能换成水牛角；如果邪已深入血分，应去掉上方中的薄荷、芦根，加麦冬、生地、玉竹、牡丹皮各两钱；肺热炽热的宜加黄芩；口渴明显的宜加天花粉。

说两句题外话，我们刚才说了，吴鞠通是叶天士的一个超级粉丝，你看他在说这个桑菊饮的时候，基本上就是在运用卫气营血的这个思路来进行解释说明，他创的三焦辨证，但是他还用卫气营血来解释他的方药，充分说明了他是多么的热爱叶天士。本方用清凉药物配合甘味药物以祛风邪，是味辛微苦性凉的方剂，肺是清虚的脏器，用味苦的药物就能降肺气，得清凉的药物就可以祛病邪，设立这个方剂是为了避免使用辛温之剂。现在社会上都用杏苏散来治疗四季的咳嗽，却不知道杏苏散属辛温之剂，只适合感受风寒后导致的咳嗽，而不宜用于风温病的咳嗽。另外，杏苏散还有不分表里的弊病。桑菊饮以桑叶、菊花为主，桑叶吸收了箕星的精华，箕主风，肝又主风，春季又是风木当令，木旺则金衰，故桑叶能平肝风，制约肝木有余，又桑叶横纹最多，故善走肺络，能清宣肺金。菊花晚秋开放，气味芳香而味甘，能滋补肝肾，风温咳嗽虽然属于小病，但也可因误用发汗作用强的辛温药物，耗劫肺阴，造成久咳不愈，引发肺痨。智慧超群的人，对于细小的环节都是不能忽视的，对微小的变化也能谨慎地对待，医生对这些紧要的地方尤其要加以重视。说一句题外话，桑叶能平肝风，这是《温病条辨》里的原文，考研究生，考中医医师资格证一样要考。就是桑叶能平肝风，制约肝木之有余。所以在民间流传了用大剂量的桑叶来治疗失眠，那这个失眠是由什么引起的呢？是肝木有余扰神而引起的失眠，用桑叶就有作用。如果不是这种，桑叶就没有作用，这也是我在民间收集的一些偏方，但是民间的这些人都不知道这些原理，我在这里解释说明一下。

◎七、太阴温病，脉浮洪，舌黄，渴甚，大汗，面赤，恶热者，辛凉重剂白虎汤主之。

脉浮洪，邪在肺经气分也。舌黄，热已深。渴甚，津已伤也。大汗，热逼津液也。面赤，火炎上也。恶热，邪欲出而未遂也。辛凉平剂焉能胜任，非虎啸风生，金飚退热，而又能保津液不可，前贤多用之。

白虎汤方

（辛凉平剂）

生石膏（研，一两）　知母（五钱）　生甘草（三钱）　白粳米
（一合）

水八杯，煮取三杯，分温三服，病退，减后服，不知，再作服。

〔方论〕义见法下，不再立论，下仿此。

手太阴温病，脉浮洪有力，舌苔黄，口大渴，大汗出，颜面红赤，感觉怕热，宜用辛凉重剂白虎汤来治疗。好，这里又出现了一个辛凉的重剂，我们讲了辛凉的轻剂，辛凉的平剂，轻剂桑菊饮，平剂银翘散，重剂就是白虎汤。脉象浮洪，表明邪在手太阴肺经气分，舌苔黄是邪热已从表入里，由于里热炽盛阴津已伤，故口渴明显；里热蒸腾，迫津外泄，故大汗出。颜面红赤，是火性炎上之结果，怕热是内热欲出而未出之表现。这样的病症辛凉平剂显然不能胜任，只有虎啸风声，金飚退热才能治疗，此方才能保护津液，所以高明的医生长期使用白虎汤。

好，我们看一下辛凉重剂的白虎汤的方。

生石膏一两、知母五钱、生甘草三钱、粳米一合。

上药加水八杯，煎煮后取药汁三杯，分三次趁热喝下，如服药后病愈剩下的药汁就不再喝。如果服了之后病情不减，可按原量继续服用。

说个题外话，白虎汤、玉女煎等相关方药，常用来治疗肺胃有热，特别是对于消渴，类似于西医所说之糖尿病，属于肺胃有热者白虎汤很快见效。

◎八、太阴温病，脉浮大而芤，汗大出，微喘，甚至鼻孔扇者，白虎加人参汤主之；脉若散大者，急用之；倍人参。

　　浮大而芤，几于散矣，阴虚而阳不固也。补阴药有鞭长莫及之虞，惟白虎退邪阳，人参固正阳。使阳能生阴，乃救化源欲绝之妙法也。

　　汗涌，鼻扇，脉散，皆化源欲绝之征兆也。

白虎加人参汤方

即于前方内加人参（三钱）。

手太阴温病，双手脉浮大兼有芤象，大量汗出伴有轻微气喘，或气喘明显出现鼻翼翕动，应当用白虎加人参汤治疗，假如脉象散大急用此方，人参的用量应该加倍使用。脉浮大而芤，近似于散脉，这是阴虚阳气不固的表现。此时单纯用补阴的药治疗，恐怕是鞭长莫及，只有用白虎汤退邪热，人参固阳气，使阳长阴生，这是挽救化源欲绝的病人的最佳方法。说白了化源欲绝就是生化无源，人已经不行了。化源欲绝时，临床常见大汗淋漓，鼻翼翕动，脉象散大，白虎加人参汤方就是在白虎汤里加人参三钱。

◎九、白虎本为达热出表，若其人脉浮弦而细者，不可与也；脉沉者，不可与也；不渴者，不可与也，汗不出者，不可与也；常须识此，勿令误也。

此白虎之禁也；按：白虎剽悍，邪重非其力不举，用之得当，原有立竿见影之妙，若用之不当，祸不旋踵。懦者多不敢用，未免坐误事机；孟浪者，不问其脉证之若何，一概用之，甚至石膏用至斤余之多，应手而效者固多，应手而毙者亦复不少。皆未真知确见其所以然之故，故手下无准的也。

白虎汤本来是透达邪热外出的方剂，假如病人脉浮中带弦且细，或者脉沉，或者口不渴，或者无汗出都不能用白虎汤，作为医生必须牢牢记住这些禁忌证，不然就会出现失误。以上讲的是运用白虎汤的禁忌证。白虎汤的药力强悍猛烈，里热盛的病人不用它则病邪不能清除，使用得当可起到立竿见影的效果，如果使用不当祸害立即发生。胆子小的医生在用的时候不敢放心用，往往错失良机，而胆子大的医生不论什么脉证都用白虎汤，甚至石膏用到一斤多，这样用药取效的也会很多，但当场死亡的也不在少数，这是因为他们没有真正掌握白虎汤的适应证和禁忌证的缘故。

◎十、太阴温病，气血两燔者，玉女煎去牛膝加元参主之。

气血两燔，不可专治一边，故选用张景岳气血两治之玉女煎。去牛膝者，牛膝趋下，不合太阴证之用。改熟地为细生地者，亦取其轻而不重，凉而不温之义，且细生地能发血中之表也。加元参者。

取其壮水制火，预防咽痛失血等证也。

玉女煎去牛膝熟地加细生地元参方

（辛凉合甘寒法）

生石膏（一两）　知母（四钱）　元参（四钱）　细生地（六钱）　麦冬（六钱）

水八杯，煮取三杯，分二次服，渣再煮一盅服。

手太阴肺温病，出现气血两燔的病症，宜用玉女煎去牛膝加玄参治疗。气血两燔就是气分和血分的热邪都比较盛，治疗时不应该只顾一面，而应该两者兼顾。所以选用张景岳气血两清的玉女煎来治疗。方中减去牛膝和熟地，是因为牛膝走下，熟地比较滋腻，二者都是下焦药。生地性凉不浊，又能发散血中之表邪，玄参可壮水制火，防治咽痛失血等症。

好，我们看一下玉女煎去牛膝、熟地加生地、玄参方。

此为辛凉合甘寒法，就是辛凉甘寒一起用，所以叫辛凉合甘寒法。

生石膏一两、知母四钱、玄参四钱、生地六钱、麦冬六钱。

上药加水八杯，煎煮后取药汁三杯，分两次服用，药渣加水煎煮再取药汁一杯，一次喝完。

◎十一、太阴温病，血从上溢者，犀角地黄汤合银翘散主之。其中焦病者，以中焦法治之。若吐粉红血水者，死不治；血从上溢，脉七、八至以上，面反黑者，死不治，可用清络育阴法。

血从上溢，温邪逼迫血液上走清道，循清窍而出，故以银翘散败温毒，以犀角地黄清血分之伏热，而救水即所以救金也。至粉红水非血非液，实血与液交迫而出，有燎原之势，化源速绝。血从上溢，而脉至七、八至，面反黑，火极而似水，反兼胜己之化也，亦燎原之势莫制，下焦津液亏极，不能上济君火，君火反与温热之邪合德，肺金其何以堪，故皆主死。化源绝，乃温病第一死法也。

仲子曰：敢问死？孔子曰：未知生，焉知死。瑭以为医者不知死，焉能救生。细按温病死状百端，大纲不越五条。在上焦有二：一曰肺之化源绝者死；二曰心神内闭，内闭外脱者死。在中焦亦有二：一曰阳明太实，土克水者死；二曰脾郁发黄，黄极则诸窍为闭，秽浊塞窍者死。在下焦则无非热邪深入，消铄津液，涸尽而死也。

犀角地黄汤方

（见下焦篇）

银翘散

（方见前）

已用过表药者，去豆豉、芥穗、薄荷。

手太阴温病，出现吐血或者衄血等上窍出血症状，宜用犀角地黄汤和银翘散治疗，如属中焦病变就按中焦的方法治疗。假若吐粉红色的血水，这显示预后不良，难治。血液从上窍溢出，一呼一吸脉搏跳动超过七八次，而且颜面不红反而灰暗，这也是预后不好的表现，治疗比较困难。以上病症可用清络育阴法也许尚可挽救。血液从上窍溢出的原因是温邪深入血分迫使血液上冲，沿着头部口鼻等清窍溢出，因这种病症属于手太阴温病所以用银翘散清热败毒，病邪已进入血分，又要用犀角地黄汤清血分之伏热，兼以滋阴。滋阴救水就能保肺生津。粉红色的血水，既不是单纯的水，也不是单纯的血，而是水和血的混合物，吐粉红色的血水表明火热之邪有燎原之势，化源将很快枯竭。血从上窍外溢，而且脉搏在呼吸之间达七八次，面部反而出现灰暗色，这是火热极盛时，反现寒水之征象，也表明燎原的火热不能控制，下焦肾水虚极，不能上济心火，心火得不到抑制，反与温热之邪相合，这样肺经又如何承受得了呢？出现这两种情况预后都不好。化源枯竭是导致温病死亡的最常见的原因之一。

好，下面还举了一个仲子和孔子的问答。仲子问："冒昧地请教一下有关生死的问题。"孔子回答说:"不知道有关生的情况怎么知道死呢?"我认为行医的人不知道死的情况怎么能拯救人的生命呢?仔细地推测、揣摩和观察,温病致死的原因有很多,但不外乎五种情况,在上焦有两种,一种是肺的化源枯竭;二是心神内闭,阳气外脱。在中焦也有两种,一种是阳明燥湿太盛,土盛克水;二是脾虚郁而发黄,黄到极点,诸窍被秽浊堵闭。在下焦只有一种,即热邪深入,消耗了阴液,肝肾阴液干竭而亡。犀角地黄汤这个方子,我们在下焦篇再详细地论述,银翘散在之前我们已经论述,已用过解表药的病人再用银翘散时,应该去豆豉、荆芥穗、薄荷的。

◎十二、太阴温病,口渴甚者,雪梨浆沃之;吐白沫粘滞不快者,五汁饮沃之。此皆甘寒救液法也。

雪梨浆方

（甘冷法）

以甜水梨大者一枚薄切,新汲凉水内浸半日,时时频饮。

五汁饮方

（甘寒法）

梨汁　荸荠汁　鲜苇根汁　麦冬汁　藕汁（或用蔗浆）

临时斟酌多少,和匀凉服,不甚喜凉者,重汤炖温服。

手太阴温病,出现口渴明显,宜用雪梨浆;如果吐白沫、口中黏滞不爽者,宜用五汁饮治疗。这两种方剂呢,都是甘寒救阴的方法。好,我们看雪梨浆方,说白了就是将一枚大的雪梨切成薄片,放入刚取出的井水中浸泡半天。他说的井水呀,是古井,就是挖个洞挖很深,然后用桶在里面装,一桶水满了之后用绳子拉上来的那种。放入刚取出的井水中浸泡半天,然后频频饮用此水。说白了雪梨浆方就是用大的雪梨用井水泡一泡,然后再喝,煮都不用煮。按照我们现在的说法,其实是一种食疗,药食同源的食疗。

好,我们再看一下五汁饮,五汁饮属于甘寒法。

五汁饮方是这样的,梨汁、荸荠汁、鲜芦根汁、麦冬汁、藕汁,这个藕汁可以用甘蔗汁来替代，根据病情取上汁适当的量和匀后凉服。如不喜欢冷饮，可以加温后服。说白了，这相当于现在流行的这个果汁，也是一种药食同源。只是它的成分，是用不同的东西磨成的汁儿。

◎十三、太阴病得之二、三日，舌微黄，寸脉盛，心烦懊，起卧不安，
　　欲呕不得呕，无中焦证，栀子豉汤主之。

　　　　温病二、三日，或已汗，或未汗，舌微黄，邪已不全在肺中矣。
寸脉盛，心烦懊，起卧不安，欲呕不得，邪在上焦膈中也。在上者因
而越之，故涌之以栀子，开之以香豉。

栀子豉汤方

（酸苦法）

　　栀子（捣碎，五枚）　香豆豉（六钱）

　　水四杯，先煮栀子数沸，后纳香豉，煮取二杯，先温服一杯，
得吐止后服。

　　手太阴温病，过了两三天，出现舌苔薄黄，寸口脉有力，心中烦闷难受，
起卧不安，想呕又呕不出来，但没有中焦阳明经证和阳明腑证，可用栀子豉汤
治疗。手太阴温病，经过了两三天的时间，有的已经出汗，有的还没有出汗，
舌苔微黄，这表明温邪已不完全在手太阴肺经，双手寸脉盛大有力，心中烦闷
难受，起卧不安，想吐又吐不出来，这是病邪已深入到胸膈，但病位仍在上焦，
可以用因势利导的方法祛除病邪，方中的栀子苦降邪热，淡豆豉辛开透邪。

　　好，我们看这个栀子豉汤，属于酸苦法。

　　栀子（捣碎五枚）、淡豆豉六钱。

　　用水四杯加入栀子煮沸，再加入淡豆豉，煎煮后取药汁两杯，先趁热服
一杯，若出现呕吐，停止服用剩下的药汁。

◎十四、太阴病得之二、三日，心烦不安；痰涎壅盛，胸中痞塞欲呕者，
　　无中焦证，瓜蒂散主之，虚者加参芦。

此与上条有轻重之分，有有痰无痰之别。重剂不可轻用，病重药轻，又不能了事，故上条止用栀子豉汤快涌膈中之热，此以痰涎壅盛，必用瓜蒂散急吐之，恐邪入包宫而成痉厥也。瓜蒂，栀子之苦寒，合赤小豆之甘酸，所谓酸苦涌泄为阴，善吐热痰，亦在上者因而越之方也。

瓜蒂散方

（酸苦法）

甜瓜蒂（一钱）　赤小豆（研，二钱）　山栀子（二钱）

水二杯，煮取一杯，先服半杯，得吐止后服，不吐再服。虚者加人参芦一钱五分。

手太阴温病，经过两三天，出现胸中烦躁不安，痰涎多、胸膈痞塞、恶心欲吐，但是没有中焦阳明经证和阳明腑证，宜用瓜蒂散治疗，体虚的病人加人参芦。

本条与上条比较有轻重的不同，即有痰和无痰之区别。药力峻猛的方剂不能治疗病情较轻的疾病，反之病情太重，药力太轻，则起不到治疗的作用。上条用栀子豉汤涌吐膈中之邪热，而本条痰涎壅盛，一定要用瓜蒂散。瓜蒂散急吐膈中之痰涎，以防痰热蒙蔽心包，出现惊厥。方中瓜蒂、栀子都是苦寒药，配合酸的赤小豆，这就是《内经》所说的酸、苦味的药具有涌吐泻下的作用，属于阴性药相配合，这类药物善吐热痰。

瓜蒂散是一首用涌吐治疗邪在上焦的方剂。瓜蒂散方属于酸苦法。

瓜蒂一钱、赤小豆两钱、栀子两钱。

上药加水两杯，煎煮后取药汁一杯，先服半杯，出现呕吐停止服用剩下的药，如果不吐继续服用。体质虚的人加人参芦一钱五分。

◎十五、太阴温病，寸脉大，舌绛而干，法当渴，今反不渴者，热在营中也，清营汤去黄连主之。

渴乃温之本病，今反不渴，滋人疑惑；而舌绛且干，两寸脉大，的系温病。盖邪热入营蒸腾，营气上升，故不渴，不可疑不渴非温病也，故以清营汤清营分之热，去黄连者，不欲其深入也。

清营汤

（见暑温门中）

手太阴温病，出现双手寸口脉大，舌质绛，舌面干燥，应当口渴，现反而不渴，这是热在营分的病证，应用清营汤去黄连治疗。口渴是温病的本症，现在反而不渴，会使人感到疑惑；然而舌质红绛，舌面干燥，两寸脉大，确属温病。这是因为热邪深入营分，蒸腾营阴，上朝于口，所以口渴反而不明显，不要认为口渴不明显就不是温病，用清营汤清泻营分之邪热，去掉苦燥的黄连以防引邪入里更深。

好，我们看一下清营汤，但是这个清营汤呢，在暑温病中将会有详细的记载，我们在这里不做探讨。

◎十六、太阴温病，不可发汗，发汗而汗不出者，必发斑疹，汗出过多者，必神昏谵语。发斑者，化斑汤主之；发疹者，银翘散去豆豉，加细生地、丹皮、大青叶，倍元参主之。禁升麻、柴胡、当归、防风、羌活、白芷、葛根、三春柳。神昏谵语者，清宫汤主之，牛黄丸、紫雪丹、局方至宝丹亦主之。

温病忌汗者，病由口鼻而入，邪不在足太阳之表，故不得伤太阳经也。时医不知而误发之，若其人热甚血燥，不能蒸汗，温邪郁于肌表血分，故必发斑疹也。若其表疏，一发而汗出不止，汗为心液，误汗亡阳，心阳伤而神明乱，中无所主，故神昏。心液伤而心血虚，心以阴为体，心阴不能济阳，则心阳独亢，心主言，故谵语不休也。且手经逆传，世罕知之，手太阴病不解，本有必传手厥阴心包之理，况又伤其气血乎！

化斑汤方

石膏（一两） 知母（四钱） 生甘草（三钱） 元参（三钱）

犀角（二钱） 白粳米（一合）

水八杯，煮取三杯，日三服，渣再煮一钟，夜一服。

〔方论〕此热淫于内，治以咸寒，佐以苦甘法也。前人悉用白虎汤作化斑汤者，以其为阳明证也。阳明主肌肉，斑家遍体皆赤，自内而外，故以石膏清肺胃之热，知母清金保肺而治阳明独胜之热，甘草清热解毒和中，粳米清胃热而保胃液，白粳米阳明燥金之岁谷也。本论独加元参、犀角者，以斑色正赤，木火太过，其变最速，但用白虎燥金之品，清肃上焦，恐不胜任，故加元参启肾经之气，上交于肺，庶水天一气，上下循环，不致泉源暴绝也，犀角咸寒，禀水木火相生之气，为灵异之兽，具阳刚之体，主治百毒蛊疰，邪鬼瘴气，取其咸寒，救肾水，以济心火，托斑外出，而又败毒辟瘟也；再病至发斑，不独在气分矣，故加二味凉血之品。

银翘散去豆豉加细生地丹皮大青叶倍元参方

即于前银翘散内去豆豉，加：细生地（四钱） 大青叶（三钱）
丹皮（三钱） 元参（加至一两）

〔方论〕银翘散义见前。加四物，取其清血热；去豆豉，畏其温也。

按：吴又可有托里举斑汤，不言疹者，混斑疹为一气也。考温病中发疹者，十之七、八。发斑者十之二、三。盖斑乃纯赤，或大片，为肌肉之病，故主以化斑汤，专治肌肉；疹系红点高起，麻、痧皆一类，系血络中病，故主以芳香透络，辛凉解肌，甘寒清血也。其托里举斑汤方中用归、升、柴、芷、穿山甲，皆温燥之品，岂不畏其灼津液乎？且前人有痘宜温、疹宜凉之论，实属确见。况温疹更甚于小儿之风热疹乎！其用升、柴，取其升发之义，不知温病多见于春夏发生之候，天地之气，有升无降，岂用再以升药升之乎？且经谓"冬藏精者，春不病温"，是温病之人，下焦精气久已不固，安庸再升其少阳之气，使下竭上厥乎！经谓"无实实，无虚虚，必先岁气，无伐天和"，可不知耶？后人皆尤而效之，实不读经文之过也。

再按：时人发温热之表，二、三日汗不出者，即云斑疹蔽伏，不惟用升、柴、羌、葛，且重以山川柳发之。不知山川柳一岁三花，故得三春之名，俗转音三春为山川，此柳古称柽木，诗所谓"其柽其椐"者是也。其性大辛大温，生发最速，横枝极细，善能入络，专发虚寒白疹，若温热气血沸腾之赤疹，岂非见之如仇乎？夫善治温病者，原可不必出疹，即有邪郁二、三日，或三、五日，既不得汗，有不得不疹之势，亦可重者化轻，轻者化无，若一派辛温刚燥，气受其灾而移于血，岂非自造斑疹乎？再时医每于疹已发出，便称放心，不知邪热炽甚之时，正当谨慎，一有疏忽，为害不浅。再疹不忌泻，若里结须微通之，不可令大泄，致内虚下陷，法在中焦篇。

清宫汤方

元参心（三钱）　莲子心（五分）　竹叶卷心（二钱）　连翘心（二钱）　犀角尖（磨冲，二钱）　连心麦冬（三钱）〔加减法〕热痰盛加竹沥、梨汁各五匙；咯痰不清，加栝蒌皮（一钱五分）；热毒盛加金汁、人中黄；渐欲神昏，加银花（三钱）、荷叶（二钱）、石菖蒲（一钱）。

〔方论〕此咸寒甘苦法，清膻中之方也。谓之清宫者，以膻中为心之宫城也。俱用心者，凡心有生生不已之意，心能入心，即以清秽浊之品，便补心中生生不已之生气，救性命于微芒也。火能令人昏，水能令人清，神昏谵语，水不足而火有余，又有秽浊也。且离以坎为体，元参味苦属水，补离中之虚；犀角灵异味咸，辟秽解毒，所谓灵犀一点通。善通心气，色黑补水，亦能补离中之虚，故以二物为君。莲心甘苦咸，倒生根，由心走肾，能使心火下通于肾，又回环上升，能使肾水上潮于心，故以为使。连翘象心，心能退心热。竹叶心锐而中空，能通窍清心，故以为佐。麦冬之所以用心者，本经称其主心腹结气，伤中伤饱，胃脉络绝，试问去心，焉能散结气，补伤中，通伤饱，续胃脉络绝哉？盖麦冬禀少阴癸水之气，一本横生，根颗联系，有十二枚者，有十四、五枚者，所以然之故，手足三阳三阴之络，共有十二，加任之尾翳，督之长强，共十四，又加脾之大络，共十五，此物性合人身自然之妙也，惟圣人能体物象，察物情，用麦冬以通续络脉。命名与天冬并称门冬者，冬主闭藏，门主开转，谓其有开合之功能也。其妙处全在一心之用，从古并未有去心之明文，张隐庵谓不知始自何人，相沿已久而不可改，瑭遍考始知自陶弘景始也，盖陶氏惑于诸心入心，能令人烦之一语，不知麦冬无毒，载在上品，久服身轻，安能令人烦哉！如参、术、、草，以及诸仁诸子，莫不有心，亦皆能令人烦而悉去之哉？陶氏之去麦冬心，智者千虑之失也。此方独取其心，散心中秽浊之结气，故以之为臣。

安宫牛黄丸方

牛黄（一两）　郁金（一两）　犀角（一两）　黄连（一两）
朱砂（一两）　梅片（二钱五分）　麝香（二钱五分）　真珠（五钱）　山栀（一两）　雄黄（一两）　金箔衣黄芩（一两）

上为极细末，炼老蜜为丸，每丸一钱，金箔为衣，蜡护。脉虚者人参汤下，脉实者银花、薄荷汤下，每服一九。兼治飞尸卒厥，五痫中恶，大人小儿痉厥之因于热者。大人病重体实者，日再服，甚至日三服；小儿服半丸，不知再服半丸。

〔方论〕此芳香化秽浊而利诸窍，咸寒保肾水而安心体，苦寒通火腑而泻心用之方也。牛黄得日月之精，通心主之神。犀角主治百毒，邪鬼瘴气。真珠得太阴之精，而通神明，合犀角补水救火。郁金草之香，梅片木之香（按冰片，洋外老杉木浸成，近世以樟脑打成伪之，樟脑发水中之火，为害甚大，断不可用），雄黄石之香，麝香乃精血之香，合四香以为用，使闭固之邪热温毒深在厥阴之分者，一齐从内透出，而邪秽自消，神明可复也。黄连泻心火，栀子泻心与三焦之火，黄芩泻胆，肺之火，使邪火随诸香一齐俱散也。朱砂补心体，泻心用，合金箔坠痰而镇固，再合真珠，犀角为督战之主帅也。

紫雪丹方

（从本事方去黄金）滑石（一斤）　石膏（一斤）　寒水石（一斤）　磁石（水煮二斤，捣煎去渣入后药）

羚羊角（五两）　木香（五两）　犀角（五两）　沉香（五两）丁香（一两）　升麻（一斤）　元参（一斤）　炙甘草（半斤）

以上八味，共捣锉，入前药汁中煎，去渣入后药。

朴硝、硝石各二斤，提净，入前药汁中，微火煎，不住手将柳木搅，候汁欲凝，再加入后二味。辰砂（研细，三两）　麝香（研细，一两二钱）　入煎药拌匀。合成退火气，冷水调服一、二钱。

〔方论〕诸石利水火而通下窍。磁石、元参补肝肾之阴，而上济君火。犀角、羚羊泻心、胆之火。

甘草和诸药而败毒，且缓肝急。诸药皆降，独用一味升麻，盖欲降先升也。诸香化秽浊，或开上窍，或开下窍，使神明不致坐困于浊邪而终不克复其明也。丹砂色赤，补心而通心火，内含汞而补心体，为坐镇之用。诸药用气，硝独用质者，以其水卤结成，性峻而易消，泻火而散结也。

局方至宝丹方

犀角（镑，一两）　朱砂（飞，一两）　琥珀（研，一两）　玳瑁（镑，一两）　牛黄（五钱）　麝香（五钱）

以安息重汤炖化，和诸药为丸一百丸，蜡护。

〔方论〕此方荟萃各种灵异，皆能补心体，通心用，除邪秽，解热结，共成拨乱反正之功。大抵安宫牛黄丸最凉，紫雪次之，至宝又次之，主治略同，而各有所长，临用对证斟酌可也。

手太阴温病，不可用辛温药发汗，若用辛温发汗药但没有汗出多，会出现斑疹，如果汗出过多又会发生神昏谵语。如果出现红斑的病人，应当用化斑汤治疗；如果出现红疹的病人，用银翘散去淡豆豉，加生地、丹皮、大青叶，加倍玄参的用量来治疗。这时应禁用，就是不能用升麻、柴胡、当归、防风、羌活、白芷、葛根、三春柳这些药物。如果出现了神昏谵语，用清宫汤或者安宫牛黄丸、紫雪丹、局方至宝丹等进行治疗。

温病禁用辛温发汗是因为温邪是从口鼻而入，病邪在手太阴肺经，而不在足太阳膀胱经。辛温发汗药只会损伤足太阳的经气，对祛除手太阴肺经的邪气毫无作用。一般的医生不懂得这个道理误用了辛温药发汗。如果病人内热炽盛，且血分有燥热，就不能蒸化汗液，温邪闭郁在肌表血分，一定会出现斑疹。如病人表虚，一经发汗，就汗出不止，汗为心液，汗出过多，心阳受伤，就会出现神昏错乱。心主言语，心中阴血是基础，心阴伤，心血虚，不能抑制心阳，心阳独亢，则病人谵语不止。另外，手太阴肺经的病邪不解，本来就可以逆传手厥阴心包经，何况又伤了气血呢？因此这种传变就更容易啦。

我们看一下化斑汤方。

石膏一两、知母四钱、生甘草三钱、玄参三钱、犀角两钱、粳米一合。

上药加水八杯，煎煮后取药汁三杯，白天分三次服用，药渣再加水煮一次，取药汁一盏，晚间一次服完。这是根据《黄帝内经》确立的治则。《黄帝内经》说"体内热邪过盛，用咸寒的药物，配合苦味和甘味的药物治疗"，前人都把白虎汤当作化斑汤用，认为发斑属于阳明证，阳明主肌肉，发斑的人从内到外遍身红赤，所以用石膏清肺胃的邪热，知母清金润肺亦能治阳明独胜的邪热，甘草清热解毒又能和中，粳米清胃热兼保胃液，但考虑到斑的颜色红赤，显示火势太旺，传变会很迅速，只用白虎汤清上焦邪热恐怕不能完全胜任，故本论（这条方论）又加上了玄参、犀角等药，玄参滋肾，使肾水上升交于肺，这样天水一气，上下循环，就不会出现上下津液枯竭。犀角味咸性寒，能滋肾水，济心火，托斑外出，且能败毒，辟瘟气。再说了，病情已到发斑的程度。病邪绝不仅仅在气分，的确已进入血分，所以要加玄参、犀角二味凉血药。

银翘散去豆豉加细生地丹皮大青叶倍玄参方，这个名字太长了。但是这个吴鞠通完全是为了模仿张仲景，所以把那个方子搞得这么复杂，这名字取得。

情况是这样的，在银翘散里去豆豉，加生地四钱、丹皮三钱、大青叶三钱、玄参加至一两，这就是银翘散去豆豉加细生地丹皮大青叶倍玄参方。银翘散的方义前面已做介绍，所加之四味药都能清血热，淡豆豉辛温，所以减去。

吴又可的《温疫论》中有托里举斑汤，他虽然没有提到疹，其实是把斑和疹混到了一起论述。我观察到温病中发疹的人占十之七八，而发斑的仅占十之二三。斑的颜色纯红，点大成片，不高出皮肤属于肌肉的病变，用化斑汤治疗。疹是红点高出皮肤，与麻疹、丹痧同属一类，是血络中的病变，用芳香透络，辛凉解肌，甘寒清热的方法治疗。吴又可的托里举斑汤方中用当归、升麻、柴胡、白芷、穿山甲等这些都是温燥的药，难道不怕这些药物灼伤津液吗？何况前人有治痘宜用温，治疹宜用凉的原则，这才是正确的见解。"治痘宜用温，治疹宜用凉。"这几个字考试的时候长期考到。再说温疹比小儿的风热疹的邪毒更甚！吴又可用升麻、柴胡是想取它们的升发作用，但是他不懂得温病多发生在春夏阳气升发的时候，自然界的阳气有升无降，不必再用升药发散。《黄帝内经》说："冬天里善于保养精气的人，春天就不会得温病。"患温病的人下焦精气早已不固，怎允许你再升发少阳之气使阴津衰竭于下，阳气厥脱于上呢？《黄帝内经》说不要用补法治实证，不要用泻法治虚证。治病前首先要了解当年的主气，以免损伤平和之气，这些教诲难道你忘记了吗？后世的医论还效仿吴又可的治法，这是不认真阅读《黄帝内经》经论的过错呀！

现在有些医生治疗温邪在表时，如经过两三日还没有汗出，就认为是斑疹的热毒郁在里面，他们不仅用升麻、柴胡、羌活、葛根，而且还重用山川柳发散腑热。这些人不知道山川柳一年开三次花，所以有三春柳的名称，又把三春改名为山川，这种柳树古代又称之为柽木，《诗经》中说"其柽其椐"，其中的柽木就是这种柳，三春柳大辛大热，升发最快，它的横枝极细，善于入络，专门用于发散虚寒性的白疹，对于这个温热病，气血热盛出现的红疹绝对不能使用。善于治疗温病的医生本来可使病人不出疹，即使有温邪郁闭两三天或者三五天仍然没有出汗的，又不得不出疹的情况，医生也可使重病转轻，轻病转无。如果一概使用辛温刚燥之药，气分的邪热加重就会深入到血分，这难道不是自己的失误而引发的斑疹吗？另外，一般的医生遇到疹已发出就觉得高枕无忧，不知道邪热炽盛的时候更应谨慎，一有疏忽，危害不浅。还有人说疹不忌用泻法，如有里结仍可用轻微通下的药物，但一定不能造成大泄，以免导致内虚，中气下陷，假如出现这种情况，治疗的方法中焦篇也有记载。

清宫汤，我们看一下。

玄参心三钱、莲子心五分、竹叶卷心三钱、连翘心两钱、犀角尖两钱、连心麦冬两钱。

热痰盛者加竹沥、梨汁各五勺。这个勺可能是以前古代的小勺子，不是我们现在的这种勺子啊。痰不易咯出，加瓜蒌皮一钱五分；热毒重者，加金汁、人中黄；欲出现神昏，加金银花三钱、荷叶三钱、石菖蒲一钱。

这属于咸寒甘苦法，是清膻中的方剂。膻中是心脏的外围。犹如宫的城墙一样，就是相当于紫禁城，犹如宫城一样。清膻中就是清宫，顾名清宫汤。方中诸药都用"心"，大概心有生生不息的功能，药物的心能入人之心，不仅能除心中之秽浊，还能够补心中生生不已之生气，拯救危亡之生命，这个是以形补形的。玄参心、莲子心、竹叶卷心、连翘心、犀角尖、连心麦冬这都是有心的，以心通心，所以它叫清宫汤。火热之邪能使人神昏，寒水之气则能使人清醒，神昏谵语是水不足火有余，同时有秽浊阻闭清窍。另外，离火以坎水为基础，玄参味苦属水能泻心火补心阴；犀牛是有灵性的奇兽，犀角味咸，能辟浊解毒。俗话说，"心有灵犀一点通"，可见它通心气的作用最强，它的颜色是黑色，黑色既补肾水也能补心阴之不足，所以本方用这两味药为君药。"身无彩凤双飞翼，心有灵犀一点通。"吴鞠通也算是一奇才呀，把这样的诗歌都运用到了中药的方剂里面。心有灵犀一点通，所以他把各种"心"用到清宫汤里面去。可惜呀，这个犀角我们现在没有用的，只能用水牛角。还有这个武侠小说啊，古龙的，陆小凤还有灵犀一指。这都是由心而发，所以说这个犀呀，确可通心哪，无论从武侠小说，从古代诗词，还是从

《温病条辨》。莲子心味甘苦咸，莲子的根是倒着长的，由心走肾，心火下交于肾水，又回环上升，使肾水上济于心。记得有个方子叫"萆薢分清饮"吧，它里面加这个莲子心来治疗调节，我们常用来治疗尿浊、肾炎。还有用了莲子的方子"参苓白术散"。

"参苓白术散"本来是止泻的方子，但是它里面有两味药我们要提一提，一个是莲子，一个是桔梗，桔梗又不能止泻，莲子它也不是完全止泻的，它在这里干吗呢？我解释说明一下，桔梗本来可以载药上行，其实际上在参苓白术散中，桔梗是脾虚之后脾不能升清气，清气是指精微物质，这个精微物质靠桔梗运送到上焦心肺，运送到上焦心肺，肺化气，心化血，所以就用到桔梗和莲子。所以（在治疗脾虚泄泻上）我们不仅能止泻，还要将脾虚（不能升）的（清气）转化为气血。我们再看一下连翘，连翘看起来长得就像心的形状，连翘（临床上）证明它的心能退心热。我们再看一下竹叶，竹叶的心呐，中间是空的，所以它能通心窍，清心火。所以这个连翘心、竹叶心这两味药是佐药，君臣佐使的佐。那么麦冬呢，麦冬为何用"心"呢？《神农本草经》早有记载：麦冬心，主治心腹结气，中焦虚损，食积停滞，胃络不通。试问去心的麦冬怎么能起到疏散气结，补益脾胃，消食化滞，通导胃络的作用呢？麦冬禀受了少阴癸水之精气，一条主干上横生许多根络，麦冬颗颗与根络相连，有的长十二枚，有的长十四五枚，之所以这样长着，是因为手足三阴三阳经，共有十二条经脉，加上任脉的尾翳，督脉之长强，总共十四条，又加上脾之大络，共有十五条。这种药物的长势与人体之结构之吻合，只有博学多才的人才能够体察到药物的形象和作用。用麦冬来疏导脉络，麦冬和天冬都称为门冬。冬主闭藏，门主开转，门冬有开合之功能。麦冬的作用主要在心，古代没有用麦冬去心的记载。所以，麦冬、天冬，它的全称叫麦门冬、天门冬。张隐庵说不知道从什么时候开始，用麦冬要去心，这种情况相传已经很久了，而且无法更改。吴鞠通广泛地考证，发现用麦冬要去心是从陶弘景开始的，陶弘景认为心能入心脏，会使人心烦，他不知道麦冬是无毒的，在《神农本草经》中被称为上品，久服能使人轻健，怎么会使人心烦呢。人参、白术、黄芪、甘草以及各种果仁和籽实，它们都有心，难道都会使人心烦而要去心吗？陶弘景去麦冬心，是智者千虑，必有一失啊。本方用麦冬心，是用心来散心中之秽浊和气结，所以用它作为臣药。

好，接下来我们看一下安宫牛黄丸。

安宫牛黄丸，牛黄一两、郁金一两、犀角一两、黄连一两、朱砂一两、梅片二钱五分、麝香二钱五分、珍珠五钱、栀子一两、雄黄一两、金箔衣黄芩一两。

以上药物除金箔外，碾为极细的末，炼老蜜制成丸，每丸一钱重，用金箔包裹，外用蜡封护。脉虚的病人用人参汤送下，脉实的病人用金银花、薄荷汤送下，每次服一丸。它还可以兼治飞尸证，飞尸证是突然昏厥、各种痫证及大人、小孩因热而引起的惊厥。大人病重体壮实者一天可服两三次，小儿每次服半丸，病不好再服半丸。

本方是芳香化浊、通利诸窍的方剂，方中咸寒的药物能滋肾水安心阴，苦寒的药物可通火腑而泻心火，牛黄吸取日月精气，开窍醒神。犀角主治百毒，祛邪恶之气，解三难瘴气之毒。珍珠获得水中之精华，能振心通神明，与犀角一起滋阴泻火，郁金属于香草，梅片是香木制成，雄黄是香实，麝香是经血化生之香物，四种芳香的药物一起用，能使闭郁在手厥阴心包深处之邪热温毒一起从内透出，邪气秽浊自然会被清除，神明就可以得到恢复。黄连能泻心火，栀子泻心与三焦之火，黄芩泻胆肺之火，这三种药合在一起，能使邪火随同诸多香药一起消散。朱砂能补心阴泻心火，金箔坠痰而且具有镇心安神之作用，再配合珍珠和犀角成为本方的主药。

好，我们再看一下紫雪丹。

滑石一斤、石膏一斤、寒水石一斤、磁石水煮二斤，捣细煎煮后去渣取药汁加入后药中。

后药是哪些药呢？羚羊角五两、木香五两、犀角五两、沉香五两、丁香一两、升麻一斤、玄参一斤、炙甘草半斤，以上八味药捣为粗末，加到前面的药汁中煎煮，去渣取药汁加入后药中。

朴硝、硝石各二斤提尽，加入前药汁中用温火煎，不停地用柳木棒搅拌，当药汁将要凝结时再加入后两味药，辰砂三两、麝香一两二钱，加入到前面煎药中拌匀。制成后去火气，用冷水送服一两钱。送服一两钱进去。这个太麻烦了。

说实话，这个紫雪丹，本方用矿石类的药物清热泻火利水兼通下窍。磁石、玄参补肝肾的阴津又能上济心火。犀角、羚羊角清泻心经和胆经的火邪。甘草调和诸药又能解毒，且有甘缓的作用。方中的药物都主降下，只有一味升麻有升散的作用，用它大概是欲降先升之意。芳香类的药物能够辟秽化浊，有的开上窍，有的开下窍，这样心窍就不会被秽浊阻闭，神明就会得到恢复，辰砂是红色的，能镇心神而祛心火，其中的汞补心阴，起坐镇安神的作用，连汞都搞出来了。方中有各种药都是取药中之气，只有朴硝和硝石是用药汁，这是因为此药物是水卤结成，药力峻猛，又易于融化，能泻火散结。

好，我们再看《局方》至宝丹。

犀角一两、朱砂一两、琥珀一两、玳瑁一两、牛黄五钱、麝香五钱，将上药碾为细末，用安息香融化后和药末制成一百丸，用蜡作外壳封护。

本方汇集了多种灵性之物，都能补心安神，祛邪逐秽，解热散结，共同起到扶正祛邪之作用。以上三方安宫牛黄丸最凉，其次紫雪丹，最次至宝丹，但它们的主治大体相同，只是各有所长，临床根据情况酌情选用。现在我们市面上用得多的是安宫牛黄丸。

◎十七、邪入心包，舌蹇肢厥，牛黄丸主之，紫雪丹亦主之。

> 厥者，尽也，阴阳极造其偏，皆能致厥。伤寒之厥，足厥阴病也。温热之厥，手厥阴病也。舌卷囊缩，虽同系厥阴现证，要之舌属手，囊属足也。盖舌为心窍，包络代心用事，肾囊前后，皆肝经所过，断不可以阴阳二厥混而为一，若陶节庵所云："冷过肘膝，便为阴寒"，恣用大热。再热厥之中亦有三等：有邪在络居多，而阳明证少者，则从芬香，本条所云是也；有邪搏阳明，阳明太实，上冲心包，神迷肢厥，甚至通体皆厥，当从下法，本论加载中焦篇；有日久邪杀阴亏而厥者，则从育阴潜阳法，本论加载下焦篇。

牛黄丸、紫雪丹方

（并见前）

邪热内陷心包，症见舌蹇肢厥，宜用安宫牛黄丸治疗，也可选用紫雪丹。

肢厥，厥就是尽的意思。阴阳偏到极点都能产生厥。伤寒的厥证是足厥阴肝经病变，温病是手厥阴心包的病变。都是厥，伤寒的厥走足厥阴肝，温病的厥走手厥阴心包。舌体向上向内卷曲、阴囊上缩，虽同是厥阴的病变，但舌为心之外窍，心包是心脏外的包络。在正常时能代心行令，在病变时又能替心受邪，所以舌与手厥阴心包经有关。而阴囊的前后都是足厥阴肝经过的地方，故阴囊属于足厥阴病变。绝对不可把手足混为一谈。而像陶节庵所说的肢冷过肘膝都是阴寒证，放肆地用热药治疗。再说热厥也有三种情况，有邪热内陷心包络为主而阳明证为次，正如本条所讲的，用芳香开窍的方法治疗；有热邪深入阳明，阳明腑实太甚，邪热上冲心包，出现神志昏迷，四肢厥冷，甚至全身发冷，当用攻下腑实的方法治疗，这方面的内容在中焦篇中讨论；有患温病的时间太久，温邪灼伤肝肾之阴，导致惊厥，这就用育阴潜阳法去治疗，有关这方面我们在下焦篇中去讨论。

◎十八、温毒咽痛喉肿，耳前耳后肿，颊肿，面正赤，或喉不痛，但外肿，甚则耳聋，俗名大头温、虾蟆温者，普济消毒饮去柴胡、升麻主之，初起一、二日，再去芩、连，三四日加之佳。

瘟毒者，秽浊也。凡地气之秽，未有不因少阳之气而自能上升者，春夏地气发泄，故多有是证；秋冬地气，间有不藏之时，亦或有是证；人身之少阴素虚，不能上济少阳，少阳升腾莫制，亦多成是证；小儿纯阳火多，阴未充长，亦多有是证。咽痛者，经谓"一阴一阳结，谓之喉痹"。盖少阴少阳之脉，皆循喉咙，少阴主君火，少阳主相火，相济为灾也。耳前耳后颊前肿者，皆少阳经脉所过之地，颊车不独为阳明经穴也。面赤者，火色也。甚则耳聋者，两少阳之脉，皆入耳中，火有余则清窍闭也。治法总不能出李东垣普济消毒饮之外。其方之妙，妙在以凉膈散为主，而加化清气之马勃、僵蚕、银花，得轻可去实之妙；再加元参、牛蒡、板蓝根，败毒而利肺气，补肾水以上济邪火；去柴胡、升麻者，以升腾飞越太过之病，不当再用升也，说者谓其引经，亦甚愚矣！凡药不能直至本经者，方用引经药作引，此方皆系轻药，总走上焦，开天气，肃肺气，岂须用升、柴直升经气耶？去黄芩、黄连者，芩连里药也，病初起未至中焦，不得先用里药，故犯中焦也。

普济消毒饮去升麻柴胡黄芩黄连方

连翘（一两）　薄荷（三钱）　马勃（四钱）　牛蒡子（六钱）
芥穗（三钱）　僵蚕（五钱）　元参（一两）　银花（一两）　板蓝根（五钱）　苦梗（一两）　甘草（五钱）

上共为粗末，每服六钱，重者八钱。鲜苇根汤煎，去渣服，约二时一服，重者一时许一服。

温毒，出现咽喉肿痛，耳前、耳后肿，面颊肿颜面红赤或者咽喉不肿，只见外面肿，严重时还出现耳聋，这种病民间称之为大头瘟，用普济消毒饮去掉柴胡、升麻治疗，起病初期一两天内，再减去黄芩、黄连，三四天以后再加入黄芩、黄连为好。

温毒是由秽浊毒邪引起。地气中的秽浊毒邪，没有不借助少阳升发之气而致病的，春季和夏季地气上升，所以多发生这种病证；秋冬之时，地气也有不潜藏的时候，也会发生这种病证；人体内的肾经常有不足，不能上济少阳，少阳的相火升腾太过也往往导致这种病；小儿为纯阳之体，内热重且阴液不足，所以小孩也容易患这种病。《黄帝内经》说"邪劫少阴和少阳为喉痹"。少阴和少阳的经脉都经过喉咙，少阴藏君火，少阳藏相火，二火相助就会出现病变。耳前、耳后和脸颊都是少阳经过的地方，颊车穴不只是足阳明经的穴位，少阳经也从这里经过。颜面红赤是大热的表现。之所以出现耳聋是因为两少阳经的经脉都入耳中，少阳邪热亢盛，会闭塞清窍，使听力减弱。温毒的治法总不会超出李东垣普济消毒饮的范围。此方妙就妙在用凉膈散为主，又加上化清气的马勃、僵蚕、金银花，起轻可祛湿的作用；再加玄参、牛蒡子、板蓝根清热解毒，通利肺气，滋养肾水以制约亢逆的心火；去柴胡、升麻的原因是本病多由火热升腾太过引起，不应再应用升药的缘故。有人说这两种药是引经药不应该减去，这种观点是相当愚蠢的！如果药物不能直接到达病所，采用引经药，普济消毒饮都是一些轻而上浮的药能走上焦，宣开肺气，没有必要再用柴胡、升麻等引经药。为什么初起又要去掉黄连、黄芩呢？因为黄连、黄芩是里药，温毒病初起病在表，病邪不在中焦，不应提前使用里药，以免引邪深入。

好，我们看一下普济消毒饮去升麻柴胡黄芩黄连方。

连翘一两、薄荷三钱、马勃四钱、牛蒡子六钱、荆芥穗三钱、僵蚕五钱、玄参一两、金银花一两、板蓝根五钱、桔梗一两、甘草五钱。

上药共碾为粗末，每次服用六钱，病重的服八钱，用鲜芦根煎汁，再加药渣煎煮，去渣取药汁服用。轻病的两个时辰服一次，重病的一个时辰左右服一次。

◎十九、温毒外肿，水仙膏主之，并主一切痈疮。

　　按：水仙花得金水之精，隆冬开花，味苦微辛，寒滑无毒，苦能升火败毒，辛能散邪热之结，寒能胜热，滑能利痰，其妙用全在汁之胶粘，能拔毒外出，使毒邪不致深入脏腑伤人也。

水仙膏方

　　水仙花根，不拘多少，剥去老赤皮与根须，入石臼捣如膏，敷肿处，中留一孔出热气，干则易之，以肌肤上生黍米大小黄疮为度。

温毒，出现耳前、耳后、面颊等处肿大，用水仙膏外敷，此膏可敷治一切痈疮肿痛。水仙花吸收秋冬之时之精气，它在隆冬时节开花，味苦微辛，性寒滑无毒，苦能泻火败毒，辛能散热结，寒能清热，滑能利窍祛痰。

水仙膏方是取水仙花的根，随便取一点不管多少，剥去老红皮及根须捣烂如膏状，用此膏敷肿大的地方，中间留一些能出热气的小孔，药膏干后，换药再敷直到局部出现黍米大小的水疱为止。

◎二十、温毒敷水仙膏后，皮间有小黄疮如黍米者，不可再敷水仙膏，过敷则痛甚而烂，三黄二香散主之。三黄取其峻泻诸火，而不烂皮肤，二香透络中余热而定痛。

张胜兵中医公开课——张胜兵解读温病条辨

三黄二香散方

（苦辛芳香法）

黄连（一两）　黄柏（一两）　生大黄（一两）　乳香（五钱）

没药（五钱）

上为极细末，初用细茶汁调敷，干则易之，继则用香油调敷。

温毒，敷过水仙膏后，皮肤上出现如黍米粒大小的小黄疮，就不能再敷水仙膏了。如果继续敷，局部的疼痛会加剧，甚至使皮肤溃烂，宜改用三黄二香散来调敷。

三黄能泻火解毒，不会导致皮肤发生溃烂，乳香、没药能通络止痛。

好，我们看一下三黄二香散方，是苦辛芳香法。

黄连一两、黄柏一两、大黄一两、乳香五钱、没药五钱。

上药碾成极细的末，温毒初起时用茶叶煎煮取汁调药外敷，药干后再换药再敷。以后呢，就用香油调敷。

◎二十一、温毒神昏谵语者，先与安宫牛黄丸、紫雪丹之属，继以清
　　宫汤。

安宫牛黄丸、紫雪丹、清宫汤

（方法并见前）

温毒，症见神昏谵语，先给病人服安宫牛黄丸、紫雪丹等清心开窍的药，接着再服清宫汤。至于安宫牛黄丸、紫雪丹、清宫汤，我们刚才也做了详细的介绍。

好，我们这个《温病条辨》的这节课就讲到这里，下一节课我们将会讲暑温。

这节课我们讲《温病条辨·上焦篇》的暑温，还是按照之前说的，我们原文就不要浪费时间了，我们直接讲翻译和注解以及心得体会，这节课我们从"二二、形似伤寒，但右脉洪大而数，左脉反小于右……"，一直讲到"三四、大人暑痫，亦同上法，热初入营，肝风内动……"，讲到这个地方。

◎二十二、形似伤寒，但右脉洪大而数，左脉反小于右，口渴甚，面赤，汗大出者，名曰暑温，在手太阴，白虎汤主之；脉芤甚者，白虎加人参汤主之。

此标暑温之大纲也。按温者热之渐，热者温之极也。温盛为热，木生火也。热极湿动，火生土也。上热下湿，人居其中而暑成矣。若纯热不兼湿者，仍归前条温热例，不得混入暑也。形似伤寒者，谓头痛、身痛、发热恶寒也。水火极不同性，各造其偏之极，反相同也。故经谓水极而似火也，火极而似水也。伤寒，伤于水气之寒，故先恶寒而后发热，寒郁人身卫阳之气而为热也，故仲景《伤寒论》中，有已发热或未发热之文。若伤暑则先发热，热极而后恶寒，盖火盛必克金，肺性本寒，而复恶寒也。然则伤暑之发热恶寒虽与伤寒相似，其所以然之故实不同也，学人诚能究心于此，思过半矣。脉洪大而数，甚则芤，对伤寒之脉浮紧而言也。独见于右手者，对伤寒之左脉大而言也，右手主上焦气分，且火克金也，暑从上而下，不比伤寒从下而上，左手主下焦血分也，故伤暑之左脉反小于右。口渴甚面赤者，对伤寒太阳证面不赤，口不渴而言也；火烁津液，故口渴，火甚未有不烦者，面赤者，烦也，烦字从火后页，谓火现于面也。汗大出者，对伤寒汗不出而言也。首白虎例者，盖白虎乃秋金之气，所以退烦暑，白虎为暑温之正例也。其源出自《金匮》，守先圣之成法也。

白虎汤、白虎加人参汤方

（并见前）

病初的症状与伤寒太阳证相似，但右手的脉象洪大且数，左手的脉象反而小于右手，口渴明显，颜面红赤，大汗出，这种病称之为暑温。暑温病，邪在手太阴，应用白虎汤治疗。如脉象浮大中空的，用白虎加人参汤治疗。这一条是暑温病的大纲。

较轻的热我们称之为温，较重的呢称之为热，温盛就是温比较厉害的话，温盛转为热，这是木生火的征象，热到极点能生湿，这是火生土的结果。天气炎热，地湿上蒸，人在天地之间就会得暑病。如果只有热不兼湿，仍归前条温热病，不可称着暑病。也就是说暑病要加湿。形似伤寒，指的是暑温初起出现发热恶寒，头痛身热等症状，与伤寒太阳证的症状相似。水与火二者性质完全不同，但各自走向极端反而会出现相似的表现，所以《黄帝内经》说"水极似火，火极似水"。患伤寒病的人是被寒水之气所伤，所以先恶寒后发热，寒邪闭郁了卫阳，才产生发热。张仲景的《伤寒论》中有已发热和未发热的记载，而伤暑则是先发热，热到极点才恶寒。火盛必然会克伐肺金，肺本属寒，所以暑病在发热以后才恶寒。虽然伤暑的发热恶寒与伤寒相似，但它们的病因病机不相同。学医的人如果能对这些问题做深入的研究，那么对伤寒和暑温的认识就会很清楚。暑温病脉洪大而数，甚至出现浮大中空的芤脉。这是相对于伤寒脉浮紧而言的。暑温的脉象只见于右手，左手脉反比右手小。这是因为右手主上焦气分。暑热伤肺，热在上焦，又暑病从上而下传变，与伤寒从下而上传变不同。这个左寸为心，右寸为肺。它伤肺，所以出现在右手上，在右手脉象上。这个暑热伤肺，热在上焦。伤寒脉象，左脉大。左手主下焦血分，伤寒的传变是从下而上。伤暑口渴明显，颜面红赤，这是相对伤寒初起，邪在太阳时，颜面不红，口不渴而言的。暑为火邪，消灼津液，故口渴。火邪炽盛，是没有不烦躁的。面赤就是烦的一种表达。烦字是怎么写的呢？是一个火，一个页。这是火热表现在面部。而大汗出是相对于伤寒，汗不出而说的。暑温病为何首先用白虎汤治疗呢？白虎是秋金之气，可以清暑泄热。白虎汤是治疗暑温本证的主方。这种治法起源于《金匮要略》，这是遵循张仲景固有的治法。这个白虎汤和白虎加人参汤方，我们之前也有讲解，我们这里就不重复了。

◎二十三、《金匮》谓太阳中，发热恶寒，身重而疼痛，其脉弦细芤迟，小便已，洒然毛耸，手足逆冷，小有劳，身即热，口开前板齿燥，若发其汗，则恶寒甚，加温针，则发热甚，数下，则淋甚，可与东垣清暑益气汤。

张石顽注：谓太阳中，发热恶寒身重而疼痛，此因暑而伤风露之邪，手太阳标证也。手太阳小肠属火，上应心包，二经皆能制金烁肺，肺受火刑，所以发热恶寒似足太阳证。其脉或见弦细，或见芤迟，小便已，洒然毛耸，此热伤肺胃之气，阳明本证也（愚按：小便已，洒然毛耸，似乎非阳明证，乃足太阳膀胱证也。盖膀胱主水，火邪太甚而制金，则寒水来为金母复仇也。所谓五行之极，反兼胜已之化）。发汗则恶寒甚者，气虚重夺（当作伤）其津（当作阳）也。温针则发热甚者，重伤经中之液，转助时火。肆虐于外也。数下之则淋甚者，劫其在里之阴，热势乘机内陷也。此段经文，本无方治，东垣特立清暑益气汤，足补仲景之未逮，愚按：此言太过。仲景当日，必有不可立方之故，或曾立方而后世脱简，皆未可知，岂东垣能立而仲景反不能立乎？但细按此证，恰可与清暑益气汤，曰可者，仅可而有所未尽之词，尚望遇是证者，临时斟酌尽善。至沈目南《金匮要略注》，谓当用辛凉甘寒，实与此证不合。盖身重疼痛，证兼寒湿也。即目南自注，谓发热恶寒身重疼痛，其脉弦细芤迟，内暑而兼阴湿之变也。岂有阴湿而用甘寒柔以济柔之理？既曰阴湿，岂辛凉所能胜任！不待辩而自明。

清暑益气汤方

（辛甘化阳酸甘化阴复法）

黄芪（一钱）　黄柏（一钱）　麦冬（一钱）　青皮（一钱）

白术（一钱五分）　升麻（三分）　当归（七分）　炙草（一钱）

神曲（一钱）　人参（一钱）　泽泻（一钱）　五味子（八分）　陈

皮（一钱）　苍术（一钱五分）　葛根（三分）　生姜（二片）　大

枣（二枚）

水五杯，煮取二杯，渣再煎一杯，分温三服。虚者得宜，实者禁用；汗不出而但热者禁用。

我们接着讲"二三"，《金匮要略》记载，太阳中暍的证候，是发热恶寒，身重而疼痛，脉弦细芤迟。小便后出现寒战，毫毛耸起，手足冰冷，稍有劳累身体就会发热，张开口可见门齿干燥。如果用汗法治疗，恶寒会更加严重，再用温针，发热也会加重。反复用下法则小便淋漓涩痛明显。这种情况可用李东垣的清暑益气汤治疗。

张石顽在注解《金匮要略》时指出，太阳中暍，症见发热恶寒，身重疼痛，这是夏天因暑热而感受了风寒湿露之邪，是手太阳的表证。手太阳小肠经属火，与手厥阴心包经相对应。二经的经气都能制约金气。二经的经气是经络的气。能制约金的气是金气。金气是指肺气。后面这个"制金炼肺"意思就是能制约金气，灼伤肺经。肺液受到火的伤害，就产生类似伤寒主太阳证的发热恶寒等症。伤暑的脉有时表现弦细，有时表现芤迟，小便以后发寒战，毫毛耸起，这是暑热耗伤了肺卫的正气，属于阳明本脏的病变。而吴鞠通认为小便以后，发寒战，毫毛耸起，好像不是阳明本脏的病，而是足太阳膀胱的证候。膀胱主水，火邪太盛必克金，寒水反侮燥金，这是五行中生克乘侮的现象和规律。用发汗的方法治疗后之所以恶寒加重，这是因为暑邪本已伤气，汗后阳气损伤更重。用温针治疗后之所以发热加重，这是由于温邪本已伤阴，温针则又一次耗伤脉中之阴液，阴伤内热更甚，加重了实邪，表现在外，则热势更重。反复攻下之所以小便淋漓涩痛更重，是因为攻下损伤了阴津，邪热趁机内陷。《金匮要略》在这段原文后没有记载治法和方药，李东垣设立清暑益气汤。有人说他完全能够补充张仲景之不足。我觉得这种说法言过其实，张仲景在当时不设立治法和方药，一定有他的道理，也许他曾立过方，后来失落失传，这些都无法知道。难道李东垣能设立的方剂张仲景反而不会设立吗？仔细地推敲这些证候，正好可用清暑益气汤，仅是可用也不一定是尽善尽美。还希望遇到这种病证的医生，依据病情加减使用。沈目南在《金匮要略注》这本书中说，此证应当用辛凉甘寒的药物。这种治法实在是不适当。身重疼痛是暑证兼寒湿的表现，沈目南也说发热恶寒，身重疼痛脉弦细芤迟，是内暑兼阴湿的病变。难道阴湿可以用甘寒、柔润的方法，以柔制柔吗？既然是阴柔、辛凉的药物，岂可胜任？这些道理不用辩解自然也会明白。

好，我看一下辛甘化阳、酸甘化阴的治法，清暑益气汤。

黄芪一钱、黄柏一钱、麦冬一钱、青皮一钱、白术一钱五分、升麻三分、当归七分、炙草一钱、神曲一钱、人参一钱、泽泻一钱、五味子八分、陈皮一钱、苍术一钱五分、葛根三分、生姜二片、大枣二枚。

上药加水五杯，煎煮后取药汁三杯，药渣再煎，取药汁一杯，分三次趁热温服。此方宜用于体质虚弱的病人。体质强壮的人呢？不能用。只发热而无汗出的病人也不能用。为什么用于体质虚弱的病人呢？因为里面补益的药比较多，人参、黄芪、白术、当归，这些都是补益类的药，所以说这个体质比较强壮的人，就不用这个方，或者只用这个方来加减。所以我们用方啊，千万不要死搬硬套，要根据这个临床的表现加减灵活运用。我们所学的所有方药，全部都是前人在特定的证型下，总结出来的方药。并不是说，这个方药出来之后，所有的病人都朝着这个方药发病，都要用这个方药。这就是为什么我常说的方药贵在辨证加减灵活运用。所以我有时候，平时开的方，好像有这个方的影子，那个方子的影子，好像又都不是，情况就是在这些方的基础上，变化加减地随症治之。这也是一个临床医生必须要掌握的东西。

◎二十四、手太阴暑温，如上条证，但汗不出者，新加香薷饮主之。

证如上条，指形似伤寒，右脉洪大，左手反小，面赤口渴而言。但以汗不能自出，表实为异，故用香薷饮发暑邪之表也。按香薷辛温芳香，能由肺之经而达其络。鲜扁豆花，凡花皆散，取其芳香而散，且保肺液，以花易豆者，恶其呆滞也，夏日所生之物，多能解暑，惟扁豆花为最，如无花时，用鲜扁豆皮，若再无此，用生扁豆皮。浓朴苦温，能泄食满，浓朴皮也，虽走中焦，究竟肺主皮毛，以皮从皮，不为治上犯中。若黄连甘草，纯然里药，暑病初起，且不必用，恐引邪深入，故易以连翘、银花，取其辛凉达肺经之表，纯从外走，不必走中也。

温病最忌辛温，暑病不忌者，以暑必兼湿，湿为阴邪，非温不解，故此方香薷、浓朴用辛温，而余则佐以辛凉云。下文湿温论中，不惟不忌辛温，且用辛热也。

新加香薷饮方

（辛温复辛凉法）

香薷（二钱）　银花（三钱）　鲜扁豆花（三钱）　浓朴（二钱）　连翘（二钱）

水五杯，煮取二杯。先服一杯，得汗止后服；不汗再服；服尽不汗，再作服。

手太阴暑温，具有上条所载的症状，但无汗出的病人，宜用新加香薷饮来治疗。脉证如上条，是指手太阴暑温初起时，右手脉洪大，左手脉反而小，颜面红赤，口渴等与伤寒太阳证相似的证候。本条与上条不同的是，汗不能自出，这是表实证。表实证呢，如果在伤寒里面的表实证是用麻黄汤。但是这里是什么呢？是暑温，所以我们不能用麻黄，我们应该用夏月麻黄。夏月麻黄就是香薷。香薷是夏月麻黄，各种各样的考试都会考到。所以香薷的这个别称就叫夏月麻黄。所以在这里表实证我们选用了香薷饮。将香薷饮变化之后，变成了新加香薷饮。因为这个香薷饮能够透表清暑，方中的香薷味辛，性温，气芳香，能由肺经抵达肺络。而扁豆花质轻气味芳香，既能散邪又能保肺阴。不用扁豆而用扁豆花，是嫌弃扁豆过于呆滞。夏天生长的植物多能解暑，以扁豆花的作用最强。如果没有扁豆花，可用扁豆皮。假如扁豆皮也没有，就用鲜的扁豆皮。如果鲜的扁豆皮没有，我们就用生的扁豆皮。说白了，这个清暑热的这些药物，都采用鲜品。比方说我们之后还会讲到的用西瓜翠衣，都是把西瓜赶紧的现开现用。扁豆皮呢，我们也用刚刚剥出来的扁豆皮。如果没有，那就用生扁豆皮了。不用鲜的，就用生的。厚朴味苦、性温、能行气消满。厚朴用皮，虽然是走中焦的药物，但肺主皮毛，用厚朴皮来治皮毛，不能称治上犯中。黄连、甘草是纯里药，暑温初起时暂不能使用，以避免引邪深入。所以改用了连翘、金银花，这两味药味辛性凉，走肺经，能透表清暑，它们都是走表的药，不会影响中焦。温病最忌用辛温药，暑温病却不忌，这是什么原因呢？因为暑必兼湿，湿为阴邪，不用温药不能化解，所以方中用了香薷、厚朴等辛温药，其余都是辛凉药。下面有关湿温病的治疗不仅不忌辛温，有时还用辛热的药物。

好，我们看一下新加香薷饮这个方子，用的是辛温复辛凉法。

香薷二钱、金银花三钱、鲜扁豆花三钱、厚朴二钱、连翘二钱。

上药加水五杯，煎煮后取药汁二杯，先取一杯，有汗出即停止服剩下的药，如果没有汗，继续服用，服完药后，仍然没有出汗的，可以再按这个方法，继续煎服。

◎二十五、手太阴暑温，服香薷饮，微得汗，不可再服香薷饮重伤其表，暑必伤气，最令表虚，虽有余证，知在何经，以法治之。

　　按伤寒非汗不解，最喜发汗；伤风亦非汗不解，最忌发汗，只宜解肌，此麻桂之异其治，即异其法也。温病亦喜汗解，最忌发汗，只许辛凉解肌，辛温又不可用，妙在导邪外出，俾营卫气血调和，自然得汗，不必强责其汗也。若暑温、湿温则又不然，暑非汗不解，可用香薷发之，发汗之后，大汗不止，仍归白虎法，固不比伤寒伤风之漏汗不止，而必欲桂附护阳实表，亦不可屡虚其表，致令厥脱也，观古人暑门有生脉散法，其义自见。

手太阴暑温表实证，服新加香薷饮后，身上有了少量的汗出，不可再服新加香薷饮，以免发汗太过，损伤肌表。暑邪最易伤气，往往导致表虚。如果汗后还有其他症状，应了解病邪的部位，可按病情具体情况具体施治。伤寒证不用发汗的方法，病邪不解，所以最宜发汗。伤风证不用汗法病邪亦不解，但忌发汗只宜解肌。这就是麻黄汤和桂枝汤主治病症之不同，在治法上的差异。温病也宜用发汗的方法，但忌用辛温发汗，只许辛凉解肌，疏导病邪外出，使营卫气血调和，自然汗出，不能强行发汗。如果是暑温加寒湿或湿温，就不是这样的了。暑加寒湿不用辛温发汗的方法则病邪不解，可用香薷发散表邪，发汗以后，大汗不止的仍然可用白虎汤治疗，不同于伤寒伤风证漏汗不止，要用桂附温阳固表，也不可屡屡发汗，导致表虚，甚至出现厥脱的现象。研究古代医生治暑病发现是有用生脉散的，其中的道理不是很清楚吗？

◎二十六、手太阴暑温，或已经发汗，或未发汗，而汗不止，烦渴而喘，脉洪大有力者，白虎汤主之；脉洪大而芤者，白虎加人参汤主之；身重者，湿也，白虎加苍术汤主之；汗多脉散大，喘喝欲脱者，生脉散主之。

此条与上文少异者，只已经发汗一句。

白虎加苍术汤方

即于白虎汤内加苍术三钱。

汗多而脉散大，其为阳气发泄太甚，内虚不可留恋可知。生脉散酸甘化阴，守阴所以留阳，阳留，汗自止也。以人参为君，所以补肺中元气也。

生脉散方

（酸甘化阴法）

人参（三钱）　麦冬（不去心，二钱）　五味子（一钱）

水三杯，煮取八分二杯，分二次服，渣再煎服，脉不敛，再作服，以脉敛为度。

手太阴暑温，有的已用了发汗药，有的尚未用发汗药，症见汗出不止，心烦口渴，气喘吁吁，脉洪大有力的，宜用白虎汤治疗，脉洪大中空无力的，用白虎加人参汤治疗，如果身体困重，这是湿阻的表现，用白虎加苍术汤治疗。汗多不止，脉象散大，呼吸急促，这是虚脱的征象，应该用生脉散治疗。那么这条与上条比较只有一句不同，是已经发汗这句话，那我们看一下白虎加苍术汤方。就是在白虎汤的基础上加苍术三钱。你看这次这个疫情啊，为什么我的很多方子里都有苍术呢，就是由于这次疫情夹了湿气。汗多不止，脉象散大无力，这是阳气发散太过，不能固守体内阴液的缘故，生脉散中酸味药配合甘味药，能够化生阴液，阴液充足了阳气就能留守体内，阳气固守，汗液自然就能够停止。人参是君药，可以补益肺中之元气，我们看一下生脉散的方子是酸甘化阴法。

人参三钱、麦冬（不去心）二钱、五味子一钱。

上药加水三杯，煎煮后取药汁一杯半，分两次服用，药渣再煎煮一次，取汁服用，如果服药后脉象仍然散大，可按照上面的方法继续煎服，直到脉象不散大为止。

◎二十七、手太阴暑温，发汗后，暑证悉减，但头微胀，目不了了，余邪不解者，清络饮主之，邪不解而入中下焦者，以中下法治之。

既曰余邪，不可用重剂明矣，只以芳香轻药清肺络中余邪足矣。倘病深而入中下焦，又不可以浅药治深病也。

清络饮方

（辛凉芳香法）

鲜荷叶边（二钱）　鲜银花（二钱）　西瓜翠衣（二钱）　鲜扁豆花（一枝）　丝瓜皮（二钱）　鲜竹叶心（二钱）

水二杯，煮取一杯，日二服。凡暑伤肺经气分之轻证皆可用之。

手太阴暑温，经过汗法治疗后，暑病的证候减轻，只是头微微作胀，视物不清，这是余邪未解的表现，用清络饮治疗。如病邪在上焦手太阴不解，而传入中下焦，就按照中下焦的方法治疗。既然说是余邪，治疗时就不可使用重剂，只用气味芳香，质地比较轻扬的药物，清泻肺络就足够了。倘若病邪已深入到中下两焦，就不可再用这些清轻芳香的药物来治这里的病症。好，我们看一下清凉芳香法的这个清络饮的方药。

鲜荷叶边二钱、鲜金银花二钱、西瓜翠衣二钱、鲜扁豆花一枝、丝瓜皮二钱、鲜竹叶心二钱。

上药加水两杯，煎煮后取汁一杯，分两次一天服完。凡是暑邪伤肺经气分比较轻的病症，都可以用此方进行治疗。

◎二十八、手太阴暑温，但咳无痰，咳声清高者，清络饮加甘草、桔梗、甜杏仁、麦冬、知母主之。

　　咳而无痰，不嗽可知，咳声清高，金音清亮，久咳则哑，偏于火而不兼湿也。即用清络饮，清肺络中无形之热，加甘、桔开提，甜杏仁利肺而不伤气，麦冬、知母保肺阴而制火也。

清络饮加甘桔甜杏仁麦冬汤知母方

　　即于清络饮内，加甘草一钱，桔梗二钱，甜杏仁二钱，麦冬三钱，知母三钱。

手太阴暑温，干咳无痰，咳声清亮，可用清络饮加甘草、桔梗、杏仁、麦冬、知母治疗。咳而无痰，不属于有痰的嗽病。这个嗽是咳嗽的嗽啊。咳声清脆高昂，这是肺经受邪。久咳就会出现声音嘶哑，这是以火邪为主，不兼湿邪的证候，用清络饮清泻肺络中无形的热邪，增加甘草、桔梗，升提肺气，杏仁通利肺气，但不会伤正气，麦冬、知母可以滋养肺阴，清泻肺热。

好，我们看一下清络饮加甘桔甜杏仁麦冬汤方。

本方是在清络饮的基础上，加甘草一钱，桔梗二钱，甜杏仁二钱，麦冬三钱，知母三钱。不过这里有一点必须要说明，这里的杏仁是甜杏仁，而我们很多地方有甜杏仁和苦杏仁两种，苦杏仁和甜杏仁在这个吴鞠通这里是有区别的。

◎二十九、两太阴暑温，咳而且嗽，咳声重浊，痰多不甚渴，渴不多饮者，小半夏加茯苓汤再加浓朴，杏仁主之。

既咳且嗽，痰涎复多，咳声重浊，重浊者土音也，其兼足太阴湿土可知。不甚渴，渴不多饮，则其中之有水可知，此暑温而兼水饮者也。故以小半夏加茯苓汤，蠲饮和中；再加浓朴、杏仁，利肺泻湿，预夺其喘满之路；水用甘澜，取其走而不守也。

此条应入湿温，却列于此处者，以与上条为对待之文，可以互证也。

小半夏加茯苓汤再加浓朴杏仁方

（辛温淡法）

半夏（八钱）　茯苓块（六钱）　浓朴（三钱）　生姜（五钱）

杏仁（三钱）

甘澜水八杯，煮取三杯，温服，日三。

暑温病，邪在手足太阴，既咳又嗽，咳声重浊，痰多口不渴，即使口渴饮水也不多，可用小半夏加茯苓汤，再加厚朴、杏仁治疗。咳嗽有声有痰。而且痰多，咳声重浊。重浊是土音，这是足太阴湿土太盛的现象，口不渴或口渴但饮水不多是痰湿内盛，这是暑温又兼水饮的病证，所以用小半夏加茯苓汤祛除痰饮，调和脾胃，再加厚朴、杏仁降气化痰，清除导致咳喘的病因，用甘澜水是因其走而不守，以防水饮留滞。此条应该列入湿温，放在这里是为了与上条对比，以便鉴别。我们看一下辛温淡法的小半夏加茯苓汤，再加厚朴、杏仁方。

半夏八钱、茯苓块六钱、浓朴三钱、生姜五钱、杏仁三钱。

用甘澜水，请注意，什么叫甘澜水？甘澜水也叫常流水。常流水，哪里的水才是常流的？是河水。河里的水常流动的，这种水就叫甘澜水。但是有一些河水它不流动，是一潭死水，那也不叫甘澜水。用甘澜水八杯，煎煮后取药汁三杯，趁热服，每天三次。

◎三十、脉虚夜寐不安，烦渴舌赤，时有谵语，目常开不闭，或喜闭不开，暑入手厥阴也。手厥阴暑温，清营汤主之；舌白滑者，不可与也。

夜寐不安，心神虚而阳不得入阴也。烦渴舌赤，心用恣而心体亏也。时有谵语，神明欲乱也。目常开不闭，目为火户，火性急，常欲开以泄其火、且阳不下交于阴也；或喜闭不喜开者，阴为亢阳所损，阴损则恶见阳光也。故以清营汤急清宫中之热，而保离中之虚也。若舌白滑，不惟热重，湿亦重矣，湿重忌柔润药，当于湿温例中求之，故曰不可与清营汤也。

清营汤方

（咸寒苦甘法）

犀角（三钱）　生地（五钱）　元参（三钱）　竹叶心（一钱）

麦冬（三钱）　丹参（二钱）　黄连（一钱五分）　银花（三钱）

连翘（连心用，二钱）

水八杯，煮取三杯，日三服。

脉虚弱，晚上睡眠不安，心烦口渴，舌质红赤，时有谵语，眼睛常开而不闭，或者喜闭而不开，这是暑热深入手厥阴心包。暑温邪在手厥阴心包，宜用清营汤治疗。舌苔白滑的不可用清营汤。晚上睡觉不安，是心阴虚阳气外浮心神不宁之现象。我们说什么叫睡眠，睡眠是阳入阴的状态，叫睡眠状态。如果是心阴虚呢，那么阳气就只能外越了，因为它不能入阴，没有多的阴给它来入，所以就出现阳气外浮，导致睡眠不安。所以我们有养阴的方法，用养心阴的方法来治疗失眠的方剂特别的多。天王补心丹就是典型的代表之一，叫养心安神，它养心养的是心阴，因为阳气无以内敛，阳不入阴，把阴补了起来之后，阳才会有多余的阴来和它交合。阳入阴之后，睡眠才能够安枕无忧。当然，这只是失眠、睡眠不安的其中一种证型。睡眠不好的失眠的证型多种多样，只是说心阴虚引起的夜寐不安，我们说一些题外话而已。有很多引起夜寐不安的，肝火扰神的，我们用龙胆泻肝汤；心肾不交的，我们用交泰丸；这个胆郁痰扰的，用温胆汤；心脾两虚的，用归脾汤。太多太多了啊！我们这里讲阳不入阴是心阴虚，只是针对这种情况。心烦口渴，舌质红，这是心火亢盛，心阴不足的缘故。时有谵语是神志异常。眼睛之所以常开不闭，这是因为眼睛是邪热外泄的地方，邪热太盛，睁开眼睛可以泄热，使邪热不下传灼伤肾阴。又为何有的喜闭而不开呢？这是由于阴液被阳邪灼伤，阴伤则不愿意见光，治疗时用清营汤，清营分邪热，保护营阴。如舌苔白滑，这表明不仅热重而且湿重。湿重禁用阴柔滋润的药物，应按湿热的方法治疗，所以说不可以用清营汤。好，我们看一下清营汤这个方子，这个属于咸寒苦甘法。

犀角三钱、生地五钱、元参三钱、竹叶心一钱、麦冬三钱、丹参二钱、黄连一钱五分、金银花三钱、连翘（连心用）二钱。

上药加水八杯，煎煮后取药汁三杯，每次一杯，每天三次。

好，下面我们看一下"三一"条。

◎三十一、手厥阴暑温，身热不恶寒，清神不了了时时谵语者，安宫牛黄丸主之，紫雪丹亦主之。

身热不恶寒，已无手太阴证，神气欲昏，而又时时谵语，不比上条时有谵语，谨防内闭，故以芳香开窍、苦寒清热为急。

安宫牛黄丸、紫雪丹
（方义并见前）

暑温邪在手厥阴心包，症见身发热但不恶寒，神志不清，时时谵语，用安宫牛黄丸治疗，也可用紫雪丹治疗。身发热但不恶寒，说明邪已从表入里，已无手太阴肺经的证候，神智昏迷，时时谵语，比上条时有谵语更为严重，因为这一条是时时谵语，上一条是时有谵语，所以比上一条谵语更为严重。这时马上应该用芳香开窍、苦寒清热的方法来救治，以防邪热内闭，所以我们运用的是安宫牛黄丸、紫雪丹。安宫牛黄丸和紫雪丹，我们在之前的课中已经讲到，这里就不啰嗦了。

◎三十二、暑温寒热，舌白不渴、吐血者，名曰暑瘵，为难治，清络饮加杏仁、薏仁、滑石汤主之。

寒热，热伤于表也；舌白不渴，湿伤于里也；皆在气分，而又吐血，是表里气血俱病，岂非暑瘵重证乎？此证纯清则碍虚，纯补则碍邪，故以清络饮清血络中之热，而不犯手；加杏仁利气，气为血帅故也；薏仁、滑石，利在里之湿，冀邪退气宁而血可止也。

清络饮加杏仁薏仁滑石汤方

即于清络饮内加杏仁二钱，滑石末三钱，薏仁三钱，服法如前。

现在我们看第"三二"条，暑瘟病出现恶寒发热，舌苔白，口不渴，吐血，这种病呢称为暑瘵。是一种难治的病症，用清络饮加杏仁、薏苡仁、滑石汤方治疗。恶寒发热是热郁肌表，舌苔白、口不渴是湿邪伤里，病在气分，又有吐血，这是表里气血同病，这种病是暑瘵。这个瘵字呢，平时用得少，是一个病字头下面一个祭，祭拜的祭。这个字读 zhài。暑瘵属于重症，治疗此证若纯用清法，对虚不利，单纯用补法，则妨碍祛邪，所以用清络饮清泻肺络中的热邪，又不碍解表。加杏仁、薏苡仁、滑石清化里热，如此邪退，气宁血即可止。

好，我们看一下清络饮加杏仁薏仁滑石汤方，也就是在清络饮内加杏仁二钱，滑石三钱，薏仁三钱，服用的方法跟之前是一样的。

接下来我们看一下"三三"条。

◎三十三、小儿暑温，身热，卒然痉厥，名曰暑痫，清营汤主之，亦可少与紫雪丹。

小儿之阴，更虚于大人，况暑月乎！一得暑温，不移时有过卫入营者，盖小儿之脏腑薄也。血络受火邪逼迫，火极而内风生，俗名急惊，混与发散消导，死不旋踵，惟以清营汤清营分之热而保津液，使液充阳和，自然汗出而解，断断不可发汗也。可少与紫雪者，清包络之热而开内窍也。

小儿患暑温，身热，卒然痉厥，名曰暑痫，清营汤主之，亦可少予紫雪丹。小儿患暑温，身高热，突发痉厥，这种病我们称之为暑痫，亦用清营汤治疗，也可给予少量的紫雪丹。小儿的阴液比成人更虚，何况是在暑季呢？

一旦得了暑温病，病邪很快就会从卫入营，内陷心包，这是因为小儿的脏腑娇嫩，血络受火邪的逼迫，热极生内风，一般我们称之为"急惊风"。这是小儿的"急惊风"，如用发散或是消导的药物治疗，很快就会死人，只用清营汤清泻营分的邪热，才能保全营阴，使阴阳达到平衡，自然出汗，病邪得以清除。请注意，绝不可发汗治疗，是让其自然出汗，治疗时还可以给予少量的紫雪丹清泻心包络的邪热，开窍醒神。

◎三十四、大人暑痫，亦同上法。热初入营，肝风内动，手足瘛，可于清营汤中，加勾藤、丹皮、羚羊角。

大人暑痫，亦同上法，热初入营，肝风内动，手足瘛疭，可于清营汤中加钩藤、丹皮、羚羊角。成人暑痫治法与上条相同，如暑热初入营分，热极引动内风，症见手足抽搐，可在清营汤中加钩藤、丹皮、羚羊角等进行治疗。关于清营汤中加紫雪丹，我们之前有过讲解，这里就不啰嗦了。用这个钩藤息风是我们儿科当中用得比较常用的，比如说急惊风、慢惊风，急慢性惊风，我们用钩藤、用蝉蜕、用僵蚕、用地龙，用得很多。钩藤是常用的，大家如果了解儿科的话，应该清楚。

好，那么这节课呢，我们就讲到这里，下一节课我们讲伏暑，谢谢大家！

好，我们接着上节课讲《温病条辨》。这节课讲上焦篇·伏暑，从伏暑开始，至于讲到什么地方，我现在也不知道，这节课讲到哪里是哪里！

◎（按暑温伏暑，名虽异而病实同，治法须前后互参，故中下焦篇不另一门。）

暑温和伏暑，名称虽然不同，病因、病机实质相同。治疗方法前后应相互参照，所以在中焦篇和下焦篇，这两种病合在一起，不分开讨论。

◎三十五、暑兼湿热，偏于暑之热者为暑温，多手太阴证而宜清；偏于暑之湿者为湿温，多足太阴证而宜温；温热平等者两解之。各宜分晓，不可混也。

此承上起下之文。按暑温、湿温，古来方法最多精妙，不比前条温病毫无尺度，本论原可不必再议，特以《内经》有先夏至为病温、后夏至为病暑之明文，是暑与温，流虽异而源则同，不得言温而遗暑，言暑而遗湿。又以历代名家，悉有蒙混之弊，盖夏日三气杂感，本难条分缕晰。惟叶氏心灵手巧，精思过人，案中治法，丝丝入扣，可谓汇众善以为长者，惜时人不能知其一、二；然其法散见于案中，章程未定，浅学人读之，有望洋之叹，无怪乎后人之无阶而升也。故本论摭拾其大概，粗定规模，俾学人有路可寻，精妙甚多，不及备录，学人仍当参考名家，细绎叶案，而后可以深造。再按：张洁古云："静而得之为中暑，动而得之为中热；中暑者阴证，中热者阳证。"呜呼！洁古笔下如是不了了，后人奉以为规矩准绳，此医道之所以难言也。试思中暑，竟无动而得之者乎？中热，竟无静而得之者乎？似难以动静二字分暑热。又云"中暑者阴证"，暑字从日，日岂阴物乎？暑中有火，火岂阴邪乎？暑中有阴耳，湿是也，非纯阴邪也。"中热者阳证"，斯语诚然，要知热中亦兼秽浊，秽浊亦阴类也，是中热非纯无阴也。盖洁古所指之中暑，即本论后文之湿温也；其所指之中热，即本论前条之温热也。张景岳又细分阴暑，阳暑：所谓阴暑者，即暑之偏于湿，而成足太阴之里证也；阳暑者，即暑之偏于热，而成手太阴之表证也。学人非目无全牛，不能批隙中窾。宋元以来之名医，多自以为是，而不求之自然之法象，无怪乎道之常不明，而时人之随手杀人也，可胜慨哉！

暑邪兼有湿和热，暑邪中热偏盛的我们称为暑温，多见手太阴肺的症候，治疗宜用清化的方法。暑邪中湿偏盛的我们称之为湿温，多见足太阴脾的症候，治疗宜用温化的方法。这里说个题外话，治疗湿用温化的方法是张仲景提出来的。张仲景明确指出祛湿是用温化的方法。这里呢，吴鞠通在《温病条辨》也是这么说的。

如果暑邪中湿热并重。治疗时既要清热又要化湿，那么各种情况都要分辨清楚，不能混淆。这个条文起到了承上启下的作用，暑温和湿温的治法，古代有许多精妙的技术。不像前面论述温病治疗方法毫无规律。本篇本来可以不再讨论。只是《黄帝内经》有"夏至以前患的是温病，夏至以后患的是暑病"的记载，这就可以看出，温和暑虽有分别，但实质是相同的。所以在论述温的时候，不可以忘记暑，在论述暑的时候不可以忘记湿。

这一点，历代医家都有蒙混不清的弊端。何况夏天暑、湿、寒之气兼杂为病，本来就很难分辨清楚。只有叶天士心灵手巧，聪明过人。叶氏医案中的治法丝丝入扣，称得上综合了众人的长处，而且比别人更加的高明。可惜，现在的医生不懂得掌握叶天士理论的十分之一二。叶天士的治法分散记录在他的医案中，没有规律可循，初学医的人读到这些医案，会有望洋兴叹的感觉。难怪以后的医生治疗温病的水平那么差！

本书，也就是《温病条辨》，将叶天士医案中的精华提出来，初步制定的理、法、方、药的规范，使学医的人有章可循。叶天士医案中精妙的地方很多，不能全面地收录。所以读者仍然需要参考一下各家的注解，仔细地研究医案内容，特别是《叶天士医案》，这样才能达到更高的水平。

张洁古说在清凉、安逸的环境中，患的暑病称为中暑；在炎热的环境下劳动，患的暑病称中热。中暑属阴证，中热属阳证，这种观点简直是可悲之极呀！张洁古讲得这样模糊不清，后人把这话当作准绳，这就是医学理论难以讲清的地方。试想中暑的病人，竟然有在不动的情况下得病的吗？中热的病人难道没有在清凉安逸的环境中患病的吗？似乎难用动和静来区别中暑和中热。

张洁古还说，中暑属阴证。暑字的部首是"日"，日难道属阴吗？暑为火热之邪，火难道也是属阴吗？暑中有阴是指暑中夹湿，但不属于纯阴之气。他又说中热属阳证，这句话虽然是正确的，但还要懂得热中也会夹秽浊，秽浊属阴，因此，中热也并不完全没有阴证。张洁古讲的中暑，就是本书后面所讲的湿温，他所讲的中热就是本书前面所讲的温热。

张景岳又把暑病分为阴暑和阳暑。阴暑是指暑病中湿重的病症，这是足太阴脾经的里证。阳暑是指暑病中热重的病症，这是手太阴肺经的表证。读者的医术如果没有达到精湛的地步，就不能准确地掌握这些变化。宋代、元代以后的名医，大多数认为自己是正确的，而不探求疾病发生发展的规律，难怪医学理论模糊不清。现在的医生随手投药害人性命真是让人吃惊！

◎三十六、长夏盛暑，气壮者不受也；稍弱者但头晕片刻，或半日而已；次则即病；其不即病而内舍于骨髓，外舍于分肉之间，气虚者也。盖气虚不能传送暑邪外出，必待秋凉金气相搏而后出也，金气本所以退烦暑，金欲退之，而暑无所藏，故伏暑病发也。其有气虚甚者，虽金风亦不能击之使出，必待深秋大凉、初冬微寒相逼而出，故尤为重也。子、午、丑、未之年为独多者，子、午君火司天，暑本于火也；丑、未湿土司天，暑得湿则留也。

长夏季节感受了暑邪，过了夏季到深秋或者深冬发病，这种病称为伏暑。伏为埋伏的"伏"。霜降以前发病的病情比较轻，霜降以后发病的病情比较重，冬季发病的就更加的严重。子、午、丑、未年份，这种病就多见。那这个是根据五运六气来的。长夏季节暑湿亢奋，体质强壮的人不会感受病邪；体质稍弱的人感受病邪后只是短暂的头发昏，最多半天时间；体质虚的人，感邪后会立即发病。

那些感邪后没有当即发病而潜伏在骨髓，或留在分肉之间的气虚的人，不能将暑邪排出体外，一定要到秋凉的时候，金气旺，金气搏击邪气，体内的邪气才会出来。金气属微寒之气，本来可以抵消暑热，金气要退暑热，暑邪无处可藏，所以引发了伏暑病。其中气虚严重的即使金秋之气，也不能逼邪外出。一定要到深秋大凉或初冬微寒之时才能将邪气逼迫出来，因此病情更加严重。

那子、午、丑、未这些年份为什么发病率高呢？这是因为子、午这些年份是少阴君火司天的年份，暑属火；而丑、未这些年份是太阴湿土司天之年，暑得湿则滞留。

◎三十七、头痛微恶寒，面赤烦渴，舌白，脉濡而数者，虽在冬月，犹为太阴伏暑也。

　　头痛恶寒，与伤寒无异；面赤烦渴，则非伤寒矣，然犹似伤寒阳明证；若脉濡而数，则断断非伤寒矣。盖寒脉紧，风脉缓，暑脉弱，濡则弱之象，弱即濡之体也。濡即离中虚，火之象也；紧即坎中满，水之象也。火之性热，水之性寒，象各不同，性则迥异，何世人悉以伏暑作伤寒治，而用足六经羌、葛、柴、芩每每杀人哉！象各不同，性则迥异，故曰虽在冬月，定其非伤寒而为伏暑也。冬月犹为伏暑，秋日可知。伏暑之与伤寒，犹男女之别，一则外实中虚，一则外虚中实，岂可混哉。

冬季病人出现头痛、微恶寒、颜面红赤、心烦口渴、苔白、脉濡数，还应诊断为太阴伏暑。头痛恶寒，这与伤寒初期的病症没有区别。颜面红赤，心烦口渴，这不是伤寒太阳证，而与伤寒阳明相似。脉濡数，绝对不是伤寒的脉。伤寒的脉应浮紧，伤风的脉应是浮缓，伤暑的脉应是洪大而弱。濡脉的脉象表现弱而无力，弱脉的脉体濡细而沉。"濡"属阴不足，是热的表现，"紧"属阴寒太盛，是水的表现。火的属性为热，水的属性为寒，脉象不同性质就迥然有别！可是，一般的医生把伏暑当作伤寒治疗，而用足三阴足三阳的药物，比方说羌活、葛根、柴胡、黄芩等，往往害人性命。伤寒与伏暑临床表现和性质完全不同，所以虽发生在冬季，也肯定不是伤寒而是伏暑。初冬还有伏暑病发生，秋季就更加易见。伏暑与伤寒好像男女一样不同。伏暑是外感寒凉，内有暑湿；伤寒是外感寒邪，内无邪气，二者怎能混为一谈呢？

◎三十八、太阴伏暑，舌白口渴，无汗者，银翘散去牛蒡、元参加杏仁、滑石主之。

此邪在气分而表实之证也。

太阴伏暑，病人舌苔白，口渴无汗，可用银翘散去牛蒡、玄参，加杏仁、滑石治疗。这是邪在太阴气分的表实证。

◎三十九、太阴伏暑，舌赤口渴，无汗者，银翘散加生地、丹皮、赤芍、麦冬主之。

此邪在血分而表实之证也。

太阴伏暑，症见舌质红、口渴无汗，用银翘散加生地、丹皮、赤芍、麦冬治疗，这是邪在血分的表实证。三十八条说的是在气分的，这是在血分的，都是表实证。

◎四十、太阴伏暑、舌白口渴，有汗，或大汗不止者，银翘散去牛蒡子、元参、芥穗，加杏仁、石膏、黄芩主之；脉洪大，渴甚汗多者，仍用白虎法；脉虚大而芤者，仍用人参白虎法。

此邪在气分而表虚之证也。

太阴伏暑，症见舌苔白，口渴，有汗或大汗不止，用银翘散去牛蒡子、玄参、荆芥穗，加杏仁、石膏、黄芩治疗。如脉洪大，口渴明显，汗多，可仍用白虎汤的方法来治疗；脉虚大而芤，可以选用人参加白虎汤。这是邪在太阴气分的表虚证。

◎四十一、太阴伏暑，舌赤口渴汗多，加减生脉散主之。

此邪在血分而表虚之证也。

银翘散去牛蒡子元参加杏仁滑石方

即于银翘散内，去牛蒡子、元参，加杏仁六钱，飞滑石一两。服如银翘散法。胸闷加郁金四钱，香豉四钱；呕而痰多，加半夏六钱，茯苓六钱：小便短，加薏仁八钱，白通草四钱。

银翘散加生地丹皮赤芍麦冬方

即于银翘散内，加生地六钱、丹皮四钱、赤芍四钱、麦冬六钱。服法如前。

银翘散去牛蒡子元参芥穗加杏仁石膏黄芩方

即于银翘散内，去牛蒡子、元参、芥穗，加杏仁（六钱），生石膏（二两），黄芩（五钱）。服法如前。

白虎法、白虎加人参法

（俱见前）

加减生脉散方

（酸甘化阴）沙参（三钱）　麦冬（二钱）　五味子（一钱）丹皮（二钱）　细生地（三钱）　水五杯，煮二杯，分温再服。

太阳伏暑，舌质红，口渴，汗多，用加减生脉散治疗，这是邪在血分的表虚证。

好，这里我们就可以总结气分的表实证、表虚证，血分的表实证、表虚证，第三十八、第三十九、第四十、第四十一条都已经论述了。

好，我们看一下这几个方子，银翘散去牛蒡子玄参加杏仁滑石方。

本方就是在银翘散内，去掉了牛蒡子、玄参，加杏仁六钱，飞滑石一两，服用同银翘散一样。胸闷加郁金四钱，香豆豉四钱；呕吐而痰多者，加半夏六钱，茯苓六钱；小便短者，加薏苡仁八钱，白通草四钱。

好，我们看一下银翘散加生地丹皮赤芍麦冬方。

这个方子就是在银翘散的基础上，加生地六钱、丹皮四钱、赤芍四钱、麦冬六钱，服用方法与前面一样。

银翘散去牛蒡子元参荆芥穗加杏仁石膏黄芩方。

就是在银翘散的基础上，去掉牛蒡子、元参、荆芥穗，加杏仁六钱、生石膏二两、黄芩五钱，服用方法跟前面一样。

白虎汤、白虎加人参汤之前也讲过，这里就不复述了。

加减生脉散的方属酸甘化阴法。

方子是沙参三钱、麦冬三钱、五味子一钱、丹皮两钱、生地三钱。

上药加水五杯，煎煮后取汁两杯，趁热两次服用。这个加减生脉散方，你也可以说是沙参麦冬汤的加减变方。只要是加减变方，你怎么说都差不多，只要他的医理是类似的就行了。

◎ 四十二、伏暑、暑温、湿温，证本一源，前后互参，不可偏执。

伏暑、暑温、湿温这三种病感受病邪的时间及病因、病机、治疗方面都有相似的地方。因此，诊治这三种病时，要对照分析，不要偏执一面。说白了就是要仔细诊察，望闻问切四诊合参，综合分析，仔细推敲。

好，接下来我们讲上焦篇的湿温和寒湿。湿温和寒湿呢，是我们要重点讲的，因为我们这一次的疫情（新冠肺炎），就是以这一节为主，而这一节是上焦病的湿温、寒湿。我们在中焦篇和下焦篇也有寒湿，就看疾病是在上焦，中焦还是下焦。而我们现在所讲的是属于上焦篇。接下来，我们重点讲一下湿温和寒湿。

◎ 四十三、头痛恶寒，身重疼痛，舌白不渴，脉弦细而濡，面色淡黄，胸闷不饥，午后身热，状若阴虚，病难速已，名曰湿温。汗之则神昏耳聋，甚则目瞑不欲言，下之则洞泄，润之则病深不解，长夏深秋冬日同法，三仁汤主之。

　　头痛恶寒，身重疼痛，有似伤寒，脉弦濡，则非伤寒矣。舌白不渴，面色淡黄，则非伤暑之偏于火者矣。胸闷不饥，湿闭清阳道路也。午后身热，状若阴虚者，湿为阴邪，阴邪自旺于阴分，故与阴虚同一午后身热也。湿为阴邪，自长夏而来，其来有渐，且其性氤氲粘腻，非若寒邪之一汗而解，温热之一凉则退，故难速已。世医不知其为湿温。见其头痛恶寒身重疼痛也，以为伤寒而汗之，汗伤心阳，湿随辛温发表之药蒸腾上逆，内蒙心窍则神昏，上蒙清窍则耳聋目瞑不言。见其中满不饥，以为停滞而大下之，误下伤阴，而重抑脾阳之升，脾气转陷，湿邪乘势内渍，故洞泄。见其午后身热，以为阴虚而用柔药润之，湿为胶滞阴邪，再加柔润阴药，二阴相合，同气相求，遂有锢如而不可解之势。惟以三仁汤轻开上焦肺气，盖肺主一身之气，气化则湿亦化也。湿气弥漫，本无形质，以重浊滋味之药治之，愈治愈坏。伏暑湿温，吾乡俗名秋呆子，悉以陶氏《六书》法治之，不知从何处学来，医者呆，反名病呆，不亦诬乎！再按：湿温较诸温，病势虽缓而实重，上焦最少，病势不甚显张，中焦病最多，详见中焦篇，以湿为阴邪故也，当于中焦求之。

三仁汤方

杏仁（五钱）　飞滑石（六钱）　白通草（二钱）　白蔻仁（二钱）　竹叶（二钱）　浓朴（二钱）　生薏仁（六钱）　半夏（五钱）

甘澜水八碗，煮取三碗，每服一碗，日三服。

患者初病的时候，症见头痛恶寒、身重疼痛、舌苔白、口不渴，脉弦细而濡、面色淡黄、胸中气闷、不思饮食、午后身热，好像阴虚潮热，病势缠绵，病程较长，难以在短期内治愈，这种病称之为湿温。湿温初起治疗时，如误用辛温发汗就会出现神志昏蒙、听觉失灵，甚至双目紧闭，不愿意说话；如果误用苦寒攻下，就会导致大便泄下不止；如果误用滋润药，就会导致病邪深入更不容易外解。无论是病在长夏、深秋或冬季，治法相同，统统都用三仁汤。

三仁汤可谓是千古经典名方，几乎没有哪一个中医不知道三仁汤。但是三仁汤的来源在哪里？最开始是治什么病的？是什么个情况？现在我们就详细地讲解一下。湿温初起头痛恶寒、身体沉重疼痛，与伤寒太阳表证相似，但湿温脉象濡，则不是伤寒太阳之脉。舌苔白、口不渴、面色淡黄，这与伤暑后以热为主的症状不同。胸中气闷、不觉饥饿，这是湿阻清阳，气失宣降的缘故。湿为阴邪，旺于阴分，午后属阴，湿重的病人像阴虚潮热的病人一样，发热都在午后加重。湿热是逐渐形成的，邪多产生于气候炎热与湿较多的长夏季节，湿性黏腻、黏滞，不像寒邪致病，一用汗法，病就可以清除；也不像温热为病，一用寒凉的药物，病邪就可以消退。所以呢，这个是湿温，这个湿温啊，很难迅速治愈。

一般的医生呢，不知道这些特性是湿温病引起，遇见头痛恶寒、身体沉重疼痛就认为是伤寒太阳证，而用辛温发汗的方法治疗。发汗不仅会耗伤心阳，湿邪还会随同辛温发散药蒸腾上升，蒙蔽心窍出现神志昏蒙；上蒙头面部，导致耳聋、目闭、不愿意说话。如果说症见胸闷胀满、不知饥饿就认为是胃肠积滞，而用苦寒攻下，误用下法，不仅会损伤津液，还会抑制脾阳，以至于脾虚下陷，大便溏泄不止。遇见午后发热，就认为是阴虚潮热，而用柔润滋阴的药物治疗，这都是不对的。湿是阴邪，其性黏腻，再用柔润的阴药，二阴相合，同气相求，使病邪更加不容易解决。湿温病初起，只有用三仁汤宣开上焦肺气，气行则水行，气化则湿化。湿是一种具有弥漫性质的病邪，本来无形，如果用重浊滋腻的药物治疗，则越治越坏。

伏暑和湿温被我家乡的医生称之为"秋呆子病"。他家乡在哪里呀？在淮阴！淮阴侯韩信。吴鞠通也是淮阴人。淮阴这个地方，把伏暑和湿温称之为"秋呆子病"。他们这些医生，都用陶节庵《伤寒六书》中的方法治疗，也不知道这些医生是从哪个地方学来的。医生呆笨反称病为"秋呆子"，这不是天下奇谈吗？另外，湿温病与其他温病比较，病势虽然缓和一些，但病情实际更重。本病上焦证少见，病势也不很明显，中焦证最多，详细内容见中焦篇。这是因为湿为阴邪，在中焦篇能寻求变治，因为阴邪朝下的多，所以它在中焦篇论述得比较多一些。

好，我们看一下，千古名方"三仁汤"。

三仁汤方，杏仁五钱、滑石六钱、通草二钱、白蔻仁二钱、竹叶二钱、厚朴二钱、生薏仁六钱、半夏五钱。

可以看出来，这里面用得较多的是薏苡仁六钱、杏仁五钱、滑石六钱、半夏五钱，其中薏苡仁和滑石用得最多，然后是半夏和杏仁。为什么？滑石和薏苡仁让湿气从下焦走，杏仁是宣通上焦，这个蔻仁用于中焦，所以它其实是上、中、下三焦都兼顾了。

那么以上这些药，加甘澜水八碗，煎煮后取药汁三碗，每次服一碗，每天三次。甘澜水我已经解释过了就是长流水，长流的河水因为它有走动之性。自然界长期流动的水与长期静止的水不一样的，长期流动的水具有走动滑利之性，用这个水熬药可以把湿气带走。我们这个《温病条辨》里面也用到过井水。井水呢，是地底下的水。那用地底下的水是干吗的呢？用地底下的水，是来清热、凉心、祛烦，因为这个井水，一般都比较甘甜，具有清凉之性，它和甘澜水是完全不一样的。

◎ 四十四、湿温邪入心包，神昏肢逆，清宫汤去莲心、麦冬，加银花、赤小豆皮，煎送至宝丹，或紫雪丹亦可。

　　湿温着于经络，多身痛身热之候，医者误以为伤寒而汗之，遂成是证。仲景谓湿家忌发汗，发汗则病痉。湿热相搏，循经入络，故以清宫汤清包中之热邪，加银花、赤豆以清湿中之热，而又能直入手厥阴也。至宝丹去秽浊复神明，若无至宝，即以紫雪代之。

清宫汤去莲心麦冬加银花赤小豆皮方

　　犀角（一钱）　连翘心（三钱）　元参心（二钱）　竹叶心（二钱）　银花（二钱）　赤小豆皮（三钱）

至宝丹、紫雪丹方

（并见前）

　　湿温病，湿热之邪蒙闭心包，症见神志昏蒙、四肢逆冷，用清宫汤去莲子心、麦冬，加金银花、赤小豆皮煎汁，送服至宝丹或紫雪丹。湿热病邪阻滞经络，往往导致身痛发热，一般医生误认为是伤寒太阳表证，而用辛温发汗的方法治疗，于是乎就形成这种证型。张仲景说体内有湿邪的人忌用发汗治疗，否则会引起痉病。湿与热相和，循经直入心包络，所以仍然用清宫汤清泻心包中之热邪，增加金银花、赤小豆皮以清湿中之热，而这两味药又能直入手厥阴心包。神志昏迷，一定要用至宝丹，祛秽浊之邪，才能够恢复神智。假如没有至宝丹，就用紫雪丹。

　　清宫汤去莲子心麦冬加银花赤小豆皮方。

　　犀角一钱、连翘心三钱、元参心二钱、竹叶心二钱、银花二钱、赤小豆皮三钱。

　　至宝丹、紫雪丹方之前有讲过，我们这里就不做啰嗦。

◎四十五、湿温喉阻咽痛，银翘马勃散主之。

肺主气，湿温者，肺气不化，郁极而一阴一阳（谓心与胆也）之火俱结也。盖金病不能平木，木反挟心火来刑肺金。喉即肺系，其闭在气分者即阻，闭在血分者即痛也，故以轻药开之。

银翘马勃散方

（辛凉微苦法）

连翘（一两）　牛蒡子（六钱）　银花（五钱）　射干（三钱）
马勃（二钱）

上杵为散，服如银翘散法。不痛但阻甚者，加滑石六钱，桔梗五钱，苇根五钱。

湿温病，出现喉间不利、吞咽困难、咽部疼痛等症用银翘马勃散治疗。肺主气，湿温病因肺气不化，湿热郁热，手少阴心经与足少阳胆经邪热俱盛，肺金受邪不能平抑肝木，肝木反挟心火上灼肺金，喉为肺之门户，肺气闭则喉阻，如肺气闭结影响血分，就会感觉到咽喉疼痛。这种病情应用辛轻宣开的药物治疗即可奏效，我们用辛凉微苦法之银翘马勃散治疗。

银翘马勃散方。

连翘一两、牛蒡子六钱、金银花五钱、射干三钱、马勃二钱。

以上药品共捣细末，按银翘散的服用方法服用。喉咙不痛，但梗阻明显的，加滑石六钱、桔梗五钱、苇根五钱。

◎四十六、太阴湿温，气分痹郁而哕者（俗名为呃），宣痹汤主之。

上焦清阳郁，亦能致哕，治法故以轻宣肺痹为主。

宣痹汤

（苦辛通法）

枇杷叶（二钱）　郁金（一钱五分）　射干（一钱）　白通草
（一钱）　香豆豉（一钱五分）

水五杯，煮取二杯，分二次服。

太阴湿温，湿热困于上焦气分，导致呃逆，我们用宣痹汤治疗。上焦清阳郁痹积满，也能出现呃逆，治法用轻宣肺痹为主，用苦辛通法之宣痹汤。

宣痹汤组成成分，枇杷叶两钱、郁金五分、射干一钱、通草一钱、淡豆豉一钱五分。淡豆豉有点香味，所以也写成香豆豉。

上药加水五杯煎煮后取药汁两杯，分两次服用。

◎四十七、太阴湿温喘促者，千金苇茎汤加杏仁、滑石主之。

《金匮》谓喘在上焦，其息促。太阴湿蒸为痰，喘息不宁，故以苇茎汤轻宣肺气，加杏仁、滑石利窍而逐热饮。若寒饮喘咳者，治属饮家，不在此例。

千金苇茎汤加滑石杏仁汤

（辛淡法）

苇茎（五钱） 薏苡仁（五钱） 桃仁（二钱） 冬瓜仁（二钱） 滑石（三钱） 杏仁（三钱）

水八杯，煮取三杯，分三次服。

太阴湿温，出现呼吸急促，用千金苇茎汤加杏仁滑石治疗。《金匮要略》中说，喘证病位在上焦，它的表现是呼吸急促。太阴湿温，由于脾湿不化，湿升为痰，上壅于肺，则喘息不止，不得安宁，当用千金苇茎汤，清宣肺气加杏仁、滑石利窍，并祛除热饮。假如是寒饮引起的，应该按照寒饮的方法治疗，不属于本条讨论范围。

寒饮啊，我在平时讲课当中讲了很多次了。寒饮呢，我们用的是小青龙汤，外寒内饮小青龙。

好，我们看一下辛淡法的千金苇茎汤加滑石杏仁汤方。

苇茎五钱、薏仁五钱、桃仁二钱、冬瓜仁两钱、滑石三钱、杏仁三钱。

上药加水八杯，煎煮后取药汁三杯，分三次服用。

◎四十八、《金匮》谓太阳中，身热疼痛而脉微弱，此以夏月伤冷水，水行皮中所致也，一物瓜蒂汤主之。

　　此热少湿多，阳郁致病之方法也。瓜蒂涌吐其邪，暑湿俱解，而清阳复辟矣。

一物瓜蒂汤方

　　瓜蒂（二十个）上捣碎，以逆流水八杯，煮取三杯，先服一杯，不吐再服，吐停后服。虚者加参芦三钱。

　　好，下面我们来看一下第四十八条，《金匮要略》中说，太阳中暍，症见身体发热、疼痛严重、脉象微弱，这是夏季过多接触冷水，水湿停滞在皮肉之间所致，用一物瓜蒂汤治疗即可。这是热轻湿重，阳气被郁所引起的病症。用瓜蒂汤涌吐病邪，暑湿都可清解。阳气也能恢复运行。

　　一物瓜蒂汤方。

　　瓜蒂二十个，上药捣碎，加逆流水八杯，煎煮后取药汁三杯，先服一杯，不吐再服，吐后停服。体质虚的人加人参根三钱。

　　请注意！这个水呀，讲究很多。我们之前讲了井水，讲了长流水，现在又来了个逆流水。为什么要用逆流水呀？因为这个地方是用的涌吐的方法，倒着来，所以他用逆流水。当然，我们现在肯定都是用的自来水或者矿泉水熬药，谁还去打口井取水？然后用长流水、逆流水，这只有在山区的人才有可能。现在污染那么严重，长流水你也不敢喝呀！

◎四十九、寒湿伤阳，形寒脉缓，舌淡，或白滑不渴，经络拘束，桂枝姜附汤主之。

　　载寒湿，所以互证湿温也。按寒湿伤表阳中经络之证，《金匮》论之甚详，兹不备录。独采叶案一条，以见湿寒、湿温不可混也。形寒脉缓，舌白不渴，而经络拘束，全系寒证，故以姜附温中，白术燥温，桂枝通行表阳也。

桂枝姜附汤

（苦辛热法）

桂枝（六钱）　干姜（三钱）　白术（生，三钱）　熟附子（三钱）

水五杯，煮取二杯，渣再煮一杯服。

寒湿损伤阳气，病人形体怕冷、脉缓、舌质淡、舌苔白滑、口不渴、周身经脉拘挛，不能伸展，可用桂枝姜附汤治疗。这里讲的寒湿是为了与湿温相比较，寒湿伤及表阳，阻滞经络的病症，《金匮要略》中论述得已经十分详细了，我在这里就不做全面介绍了。我们只选录叶天士医案中的一条，来强调寒湿与湿温是不可混淆的。寒湿病出现形体怕冷、舌质淡、舌苔白滑、口不渴、而经脉拘急不能伸展全部都属于寒证，故以干姜、附子温中散寒，白术燥湿、桂枝温经而通表阳也。

好，我们看一下苦辛热法之桂枝姜附汤。

桂枝六钱、干姜三钱、生白术三钱、熟附子三钱。

上药加水五杯，煎煮后取药汁两杯，药渣再煎一杯服用。

大家没有听错，我也没有讲错，《温病条辨》里面一样的用了姜附桂，而且在中焦篇、下焦篇一样的有用姜附桂。但是你说姜附桂一定就是伤寒方不是温病方呢？不能这样认为。所以很多人把伤寒与温病分得很清楚。什么伤寒派、温病派、时方派、经方派。这和少林派、峨眉派、崆峒派有啥区别？天下功夫出少林，天下中医出《内经》。无论是伤寒方还是温病方，它的理论都逃不脱《黄帝内经》的理论。所以伤寒论里面用了姜附桂，温病里面也用了姜附桂，只要病因、病机对了，就能对证下药，如此而已。

所以说，千万不要偏激地去学习中医，学习中医要有包罗万象、海纳百川的这种气势、这种心态去学习。正如鲁迅先生所说的拿来主义，只要能够应用于临床，能治病救命的我们都可以拿来用。不必要分清楚门派。这一点，《温病条辨》里吴鞠通写得很清楚，如果有寒湿疫一样用姜附桂。《伤寒论》里的外寒入里化热的，一样用了清热的药，比方说黄芩、石膏，用的也不少嘛。所以说一定要全面地看待问题。

好，关于这一节课，我们就讲到这里。休息一下，我们待会马上讲下一节课。下一节课呢，我们会讲瘟疟秋燥，这节课讲到这里，谢谢大家。

好，我们接着讲《温病条辨·上焦篇》之温疟。

◎五十、骨节疼烦，时呕，其脉如平，但热不寒，名曰温疟，白虎加桂枝汤主之。

　　阴气先伤，阳气独发，故但热不寒，令人消烁肌肉，与伏暑相似，亦温病之类也。彼此实足以相混，故附于此，可以参观而并见。治以白虎加桂枝汤者，以白虎保肺清金，峻泻阳明独胜之热，使不消烁肌肉，单以桂枝一味，领邪外出，作向导之官，得热因热用之妙。经云："奇治之不治，则偶治之，偶治之不治，则求其属以衰之"，是也，又谓之复方。

白虎加桂枝汤方

（辛凉苦甘复辛温法）

　　知母（六钱）　生石膏（一两六钱）　粳米（一合）　桂枝木（三钱）　炙甘草（二钱）

　　水八碗，煮取三碗。先服一碗，得汗为知，不知再服，知后仍服一剂，中病即已。

　　病人周身骨节疼痛，心烦不宁，时时作呕，脉象平和，只发热，不怕冷，这种病，称之为温疟，用白虎加桂枝汤治疗。

　　因气先伤，内热炽盛，因此单纯发热而不感恶寒，邪热常消灼人体的肌肉，温疟也属于温病的范畴，这样的病与伏暑相似，二者容易混淆，将温疟列在此处，以便进行对比。此病为何用白虎加桂枝汤进行治疗呢？这是因为白虎汤能清肺保金，清泄阳明邪热的作用很强，使人体的肌肉不被邪热灼烧或者说消灼。用桂枝能引邪外出，作为引经药，同时热邪用热药也是一种反佐的治法。

《黄帝内经》说，用奇方治不好，就用偶方治疗，用偶方治疗不好，就根据病气所属用反佐的方法，顺其病情治疗，这里用的就是这种治法，我们称之为复方。其实呢这里多音字奇方（qí fāng）我们读（jī fāng），奇数和偶数嘛，这里的偶是针对奇来说的，用奇方治不好就用偶方，用偶方治不好用反佐方。那么我们这种方法称之为复方。

好，我们看一下辛凉苦甘复辛温法的白虎加桂枝汤方。

知母六钱、生石膏一两六钱、粳米一合、桂枝木三钱、炙甘草两钱。

请注意，这里桂枝用的是桂枝木，还特别强调了，非桂枝尖，也非桂枝皮，也非桂枝去皮，是桂枝木。上药加水八碗，煎煮后取药汁三碗，先服一碗，得汗，就表明有效，无汗，再服，起了效果，仍然再服一剂，中病即止。

◎五十一、但热不寒，或微寒多热，舌干口渴，此乃阴气先伤，阳气独发，名曰瘅疟，五汁饮主之。

仲景于瘅疟条下，谓以饮食消息之，并未出方，调如是重病而不用药，特出饮食二字，重胃气可知。阳明于脏象为阳土，于气运为燥金，病系阴伤阳独，法当救阴何疑。重胃气，法当救胃阴何疑。制阳土燥金之偏胜，配孤阳之独亢，非甘寒柔润而何！此喻氏甘寒之论，其超卓无比伦也。叶氏宗之，后世学人，咸当宗之矣。

五汁饮

（方见前）

〔加减法〕此甘寒救胃阴之方也。欲清表热。则加竹叶、连翘；欲泻阳明独胜之热，而保肺之化源，则加知母；欲救阴血，则加生地、元参；欲宣肺气，则加杏仁；欲行三焦开邪出路，则加滑石。

只发热，不恶寒，或发热重，恶寒轻，舌干，口渴，这也是阴液先伤，内热炽盛，这种疾病呢，称之为瘅疟，用五汁饮治疗。

张仲景在瘅疟条文中说到，治疗瘅疟只需用饮食调理，未有列出治病之方剂，这么重的病却不用药治疗，只提出用饮食调理，可见他十分重视胃气。阳明在藏象中称之为阳土，在运气中属于燥金，本病的病机为阴虚阳亢，用滋阴法是不容置疑的，重视胃气，用养胃阴的方法也是没有问题的。制约阳土燥金的偏胜，平抑亢盛之阳气，不用甘寒柔润的药物能用什么药呢？这是喻嘉言活用甘寒的观点，他高超的见识没有人能与之相比，叶天士也赞同他的看法，后世医家也都应该遵循喻嘉言活用甘寒的观点。

这个吴鞠通，之前对喻嘉言的有一些不够完善的地方，进行了批判，现在又说喻嘉言具有高超的见识，没有人能与之相比。也就是说，吴鞠通这个人比较直，该批评的地方就批评，该赞同的地方呢，又把别人夸得太高。

五汁饮这个方子，之前我们已经有讲解，这里就不啰嗦。我们看一下他的加减法，五汁饮是甘寒养胃阴的方剂。若要清表热，就要加竹叶、连翘；若要清阳明邪热又要保肺金，则要加知母；若想救阴血，则要加生地、玄参；欲宣通肺气，就要加杏仁；欲宣通三焦气机就要加滑石。

这个吴鞠通认为，杏仁宣上焦，蔻仁宣中焦，薏苡仁能够宣下焦，滑石能宣三焦，所以他这个三仁汤里面，杏仁、蔻仁、薏苡仁、滑石都用了。这个方歌是这么背的，三人爬竹竿扑通滑下来，"三人"是杏仁、蔻仁、薏苡仁，竹：竹叶，竿：甘草，扑：厚朴，通：通草，滑：滑石，夏：半夏，所以这叫三人爬竹竿扑通滑下来。

◎五十二、舌白渴饮，咳嗽频仍，寒从背起，伏暑所致，名曰肺疟，杏仁汤主之。

　　肺疟，疟之至浅者。肺疟虽云易解，稍缓则深，最忌用治疟印板俗例之小柴胡汤，盖肺去少阳半表半里之界尚远，不得引邪深入也，故以杏仁汤轻宣肺气，无使邪聚则愈。

<h1 align="center">杏仁汤方</h1>

（苦辛寒法）

杏仁（三钱）　黄芩（一钱五分）　连翘（一钱五分）　滑石（三钱）　桑叶（一钱五分）　茯苓块（三钱）　白蔻皮（八分）　梨皮（二钱）

水三杯，煮取二杯，日再服。

疟疾发作时，舌苔白，口渴喜饮，咳嗽不止，恶寒先从背部开始，这种病是由伏暑引起的，我们称之为肺疟，用杏仁汤治疗。肺疟是疟疾中最轻的一种，虽说容易治疗，但稍有延误，病情就会加重，最忌用治疟的常用方剂小柴胡汤治疗。所以说，肺疟最忌讳用小柴胡汤治疗，大概是肺距离半表半里的界限还远，不可提前采用，引邪深入。所以用杏仁汤清宣肺气，不使病邪聚结，则诸症可愈。

好，我们看一下杏仁汤：杏仁汤是苦辛寒法。

杏仁三钱、黄芩一钱五分、连翘一钱五分、滑石三钱、桑叶一钱五分、茯苓三钱、白豆蔻皮八分、梨子皮两钱。

上药加水三杯，煎煮后取药汁两杯，一日服两次。

◎五十三、热多昏狂，谵语烦渴，舌赤中黄，脉弱而数，名曰心疟，加减银翘散主之；兼秽，舌浊口气重者，安宫牛黄丸主之。

心疟者，心不受邪，受邪则死，疟邪始受在肺，逆传心包络。其受之浅者，以加减银翘散清肺与膈中之热，领邪出卫；其受之重其，邪闭心包之窍，则有闭脱之危，故以牛黄丸，清宫城而安君主也。

<h2 align="center">加减银翘散方</h2>

（辛凉兼芳香法）

连翘（十分）　银花（八分）　元参（五分）　麦冬（五分，不去心）　犀角（五分）　竹叶（三分）

共为粗末，每服五钱，煎成去渣，点荷叶汁二、三茶匙。日三服。

安宫牛黄丸方

（见前）

病人高热神昏，甚至发狂，谵语烦渴，舌质红，舌苔中间黄，脉数而弱，或者说脉弱而数，这种病称之为心疟。用加减银翘散治疗，兼有秽浊者，舌苔浊腻，口中味大，用安宫牛黄丸治疗。

虽然称为心疟，其实心并未受邪，心一旦受邪就会死人，此证是疟邪开始在肺，逆传心包络，病情轻，较浅的时候用加减银翘散，以清肺和膈中之邪热，引导疟邪外出。病情比较重的时候，疟邪内闭心包络，就会出现闭证或脱证的危险，用安宫牛黄丸清泄心包邪热，以安心神。

我们看一下辛凉兼芳香法的加减银翘散方：

连翘十分、银花八分、元参五分、麦冬五分、犀角五分、竹叶三分。

上药共碾为粗末，每次服五钱，加水煎煮后去药渣，加荷叶汁两三茶匙，每天服三次。我们说的茶匙，是古代那种小的，铁或者铜做的。

至于安宫牛黄丸方，之前讲过，我们这里就不啰嗦了。

好，我们接着讲上焦篇的秋燥。

◎五十四、秋感燥气，右脉数大，伤手太阴气分者，桑杏汤主之。

　　前人有云：六气之中，惟燥不为病，似不尽然。盖以《内经》少秋感于燥一条，故有此议耳。如阳明司天之年，岂无燥金之病乎？大抵春秋二令，气候较夏冬之偏寒偏热为平和，其由于冬夏之伏气为病者多，其由于本气自病者少，其由于伏气而病者重，本气自病者轻耳。其由于本气自病之燥证，初起必在肺卫，故以桑杏汤清气分之燥也。

桑杏汤方

（辛凉法）

　　桑叶（一钱）　杏仁（一钱五分）　沙参（二钱）　象贝（一钱）　香豉（一钱）　栀皮（一钱）　梨皮（一钱）

　　水二杯，煮取一杯，顿服之，重者再作服（轻药不得重用，重用必过病所。再一次煮成三杯，其二、三次之气味必变，药之气味俱轻故也）。

秋天感受燥热病邪，病人右手脉数大，这是燥伤手太阴气分，用桑杏汤治疗。

前人有一种观点，认为六气之中，唯有燥邪不会致病，实际并非如此。大概是《黄帝内经》中缺秋感于燥这一条才有这种说法。在阳明司天的年份，难道就没有燥金的病变？一般来说，春秋二季的气候较夏之炎热，冬之严寒都要平和一些。春秋的疾病多由冬季感寒，夏季感暑或者暑湿而发伏气温病多见，由当令之气引起的疾病少见。由伏气引起的疾病较重，由当令之气引起的疾病较轻，由秋季的燥热引起的燥证，初起病位在肺卫，所以用桑杏汤清气分的燥热之邪。

我们看一下辛凉法的桑杏汤方：

桑叶一钱、杏仁一钱五分、沙参二钱、象贝一钱、香豆豉一钱、栀子皮一钱、梨子皮一钱。

上药加水二杯，煎煮后取药汁一杯，一次性喝完，病情比较重的再煎煮一剂，再喝一次。

这些药物都是质地比较轻扬的药物，不宜重复久煎，重复煎煮之后，芳香之气散发药汁变得浓厚而入中焦，再一次煮成三杯，其中两三杯的药汁也比一杯药汁的气味要淡，药力较差。

◎五十五、感燥而咳者，桑菊饮主之。

　　　亦救肺卫之轻剂也。

桑菊饮方

（见前）

感受了燥热病邪引起咳嗽，可用桑菊饮治疗。桑菊饮也是治疗燥邪在肺卫的轻剂。桑菊饮我们之前也讲过。秋燥伤肺引起的咳嗽，我们考研究生、考中医医师资格证都要考的是桑菊饮和桑杏汤。而且这个桑杏汤，我记得当年考试的时候，因为考试很多时候会抠字眼，那么桑杏汤的字眼是什么呢？是喉咙痒，当时的字眼是喉咙痒而咳嗽的好多都是用桑杏汤方。为什么痒啊，干咳啊，因为它是一种燥，秋燥，秋天外感所引起的咳嗽好多都用桑杏汤来加减化裁，咳嗽不特别严重用桑菊饮。

◎五十六、燥伤肺胃阴分，或热或咳者，沙参麦冬汤主之。

　　　此条较上二条，则病深一层矣，故以甘寒救其津液。

沙参麦冬汤

（甘寒法）

沙参（三钱）　玉竹（二钱）　生甘草（一钱）　冬桑叶（一钱五分）　麦冬（三钱）　生扁豆（一钱五分）　花粉（一钱五分）

水五杯，煮取二杯，日再服。久热久咳者，加地骨皮三钱。

燥热耗伤了肺卫的阴液，发热或咳嗽都可用沙参麦冬汤来治疗。

我们看下甘寒法的沙参麦冬汤。

沙参三钱、玉竹二钱、生甘草一钱、冬桑叶一钱五分、麦冬三钱、生扁豆一钱五分、天花粉一钱五分。

这个扁豆为什么要用生的呢，因为炒扁豆是止泻用的。而沙参麦冬汤几乎是治疗肺阴虚或者胃阴虚的基本方，只要是肺阴虚或者胃阴虚引起的任何疾病，基本上都可以用沙参麦冬汤进行加减治疗，所以沙参麦冬汤是我们平时常用的方剂之一，几乎没有哪一个开方的中医没有用过沙参麦冬汤。

上药加水五杯，煎煮后取药汁二杯，每天分两次服。长期发热咳嗽不止的病人，加地骨皮三钱。为什么要加地骨皮呢？有一个方剂叫泻白散，地骨皮、桑白皮，泻白就是泄肺，长期有发热，地骨皮能退虚热，所以加一点地骨皮在里面退虚热，以加强其这个治疗作用。

◎五十七、燥气化火，清窍不利者，翘荷汤主之。

清窍不利，如耳鸣目赤，龈胀咽痛之类。翘荷汤者，亦清上焦气分之燥热也。

翘荷汤

（辛凉法）

薄荷（一钱五分）　连翘（一钱五分）　生甘草（一钱）　黑栀皮（一钱五分）　桔梗（二钱）　绿豆皮（二钱）

水二杯，煮取一杯，顿服之。日服二剂，甚者日三。

〔加减法〕耳鸣者，加羚羊角、苦丁茶；目赤者，加鲜菊叶、苦丁茶、夏枯草；咽痛者，加牛蒡子、黄芩。

燥热化火，清窍不利，用翘荷汤治疗。清窍是指头面部眼、耳、口、鼻等孔窍，是清气出入的地方。清窍不利则可出现耳鸣、目赤、牙龈肿胀、喉咙肿痛等。翘荷汤也是清泻上焦气分燥热的方剂。

好，我们看一下辛凉法的翘荷汤。

连翘一钱五分、薄荷一钱五分、生甘草一钱、黑栀皮一钱五分、桔梗二钱、绿豆皮二钱。

上药加水二杯，煎煮后取药汁一杯，一次喝完，一天服两剂，病重一天服三剂。加减法：如有耳鸣者宜加羚羊角、苦丁茶；如果有目赤者，宜加鲜菊花、苦丁茶、夏枯草；如有咽喉疼痛者，宜加牛蒡子、黄芩。

◎五十八、诸气膹郁，诸痿喘呕之因于燥者，喻氏清燥救肺汤主之。

喻氏云：诸气膹郁之属于肺者，属于肺之燥也，而古今治气郁之方，用辛香行气，绝无一方治肺之燥者。诸痿喘呕之属于上者，亦属于肺之燥也，而古今治法以痿呕属阳明，以喘属肺，是则呕与痿属之中下，而惟喘属之上矣，所以千百方中亦无一方及于肺之燥也。即喘之属于肺者，非表即下，非行气即泻气，间有一、二用润剂者，又不得其肯綮。总之，《内经》六气，脱误秋伤于燥一气，指长夏之湿为秋之燥。后人不敢更端其说，置此一气于不理，即或明知理燥，而用药夹杂，如弋获飞虫，茫无定法示人也。今拟此方，命名清燥救肺汤，大约以胃气为主，胃土为肺金之母也。其天门冬虽能保肺，然味苦而气滞，恐反伤胃阻痰，故不用也；其知母能滋肾水清肺金，亦以苦而不用；至于病寒降火正治之药，尤在所忌，盖肺金自至于燥，所存阴气不过一线耳，倘更以苦寒下其气，伤其胃，其人尚有生理乎？诚仿此增损以救肺燥变生诸证。

如沃焦救焚，不厌其频，庶克有济耳。

清燥救肺汤方

（辛凉甘润法）

石膏（二钱五分）　甘草（一钱）　霜桑叶（三钱）　人参（七分）　杏仁（泥，七分）　胡麻仁（炒研，一钱）　阿胶（八分）　麦冬（不去心，二钱）　枇杷叶（去净毛，炙，六分）

水一碗，煮六分，频频二、三次温服。痰多加贝母、栝蒌；血枯加生地黄；热甚加犀角、羚羊角，或加牛黄。

凡是因燥热引起的气滞积郁，肢体痿软，喘息呕吐，可用喻嘉言的清燥救肺汤治疗。清燥救肺汤是治疗肺痿的代表方剂，由燥热引起的肺痿。喻嘉言说，《黄帝内经》中讲，凡是气病而引起胸腹满闷，郁积的人都属于肺的病变，实际是指肺的燥热证，从古至今，治气郁的方剂都是用辛温芳香行气的药物，没有一首方剂是治疗肺燥的。《黄帝内经》中又说，凡是诸痿喘逆呕吐，都属于上焦的病变，具体说来，也是肺燥的原因，古往今来，治疗痿证和呕吐，都主张治阳明，喘证才治肺，这样就把呕吐和痿证归于中下两焦，只有喘才归为上焦。在治诸痿、呕吐、喘逆成千上万的方剂当中也没有一首方剂是治疗肺燥热的。即使说喘证要治上焦肺具体的方法不是宣表就是通下或行气清热，偶然有一两首方剂也是润燥的，但不能切中要害。总而言之，《黄帝内经》中关于六气的论述，对秋伤于燥气有遗落和失误的地方。把长夏的湿记作秋天的燥，后人又不敢纠正这种错误的观点，因此将秋燥一气置之不理。即使有人明知道要用润燥的方法，仍然用药比较夹杂，像用带着绳子的箭来射鸟，偶然有所收获，但毫无法度，不能清晰地教诲别人。现在我拟订这种方剂命名为"清燥救肺汤"，以调理胃气为主，因土能生金，其中的天门冬，虽然能保肺阴，但味苦而且黏腻，以免伤胃生痰，所以不用。其中知母能滋肾水清肺经，也是因为苦而不用，凡是苦寒降火的药物一概不用。肺金已到了干燥的程度，所存在的阴液已经很少，假若还用苦寒的药物清肺热，伤了胃气病人还有生还的可能吗？我按照这些道理进行加减化裁，用滋阴润肺的方法治疗肺燥，或因肺燥引起的其他病症，就像用水救火一样，频繁使用就会取得良好的效果。

好，我们看一下辛凉甘润法的清燥救肺汤：

石膏二钱五分、甘草一钱、霜桑叶三钱、人参七分、杏仁七分、胡麻仁一钱、阿胶八分、麦冬二钱、枇杷叶六分。

上药加水一碗，煎煮后取药汁六分，分两三次趁热服。如咳痰较多加贝母、瓜蒂；如阴血不足加生地黄；如高热加犀角、羚羊角，或加牛黄。

说起这个清燥救肺汤啊，这几年来我讲课的过程当中多次提到这组方剂，为什么呢？第一，在痿证当中属于肺痿的，我们用的是清燥救肺汤，这是大家都知道的。另外我讲的一个病案是我自己的恩师国医大师李今庸，给我讲过多次的一个病案，他说他在早年间给别人治疗便秘，通过辨证论治各种方法都没有效果，后来通过思考，认为肺与大肠相表里，是由于肺燥引起的便秘，而不是肠燥引起的，肺燥而失宣降，肺与大肠相表里，所以他选用了喻嘉言的清肺救燥汤来治疗这次便秘，结果呢，奇效！所以这从中医角度讲，一方面我们要将中医理论搞清楚，最起码要联系到肺与大肠的表里关系，另外我们也要搞清楚，这个肺燥对于其他脏腑的影响。当然，我师父讲的这个病案是便秘，其实际上呢？喻嘉言在他的书中已经讲得很清楚了，吴鞠通也比较赞同他的这个观点，只要是由肺燥引起的各种疾病都可以用清肺救燥汤来进行加减治疗。

好，这节课就讲到这里，再见！

好，我们接着讲《温病条辨·上焦篇》的最后一节课"补·秋燥胜气论"。

◎按前所序之秋燥方论，乃燥之复气也，标气也。盖燥属金而克木，木之子，少阳相火也，火气来复，故现燥热干燥之证。又《灵枢》谓：丙丁为手之两阳合明，辰巳为足之两阳合明，阳明本燥，标阳也。前人谓燥气化火，经谓燥金之下，火气承之，皆谓是也。案古方书，无秋燥之病。近代以来，惟喻氏始补燥气论，其方用甘润微寒；叶氏亦有燥气化火之论，其方用辛凉甘润；乃《素问》所谓燥化于天，热反胜之，治以辛凉，佐以苦甘法也。

前面论述的"秋燥"方论，都是介绍"燥"的复气和标气。"燥邪"按五行归属，属金，能克木。木能生火，少阳相火，是木之子。火气来报复金，临床上出现燥热和干燥的证候。另外，《黄帝内经·灵枢》中说：丙丁是手太阳与手少阳合明，辰巳是足太阳与足少阳合明，阳明主燥，是标阳。前人说，燥气能化火。《黄帝内经》说，燥金之下，火气承之，都说的是温燥。古代的医书当中，没有秋燥的病名。到了近代，喻嘉言才补充了燥气论，制定了甘润微寒之剂治疗秋燥的方法；叶天士也有燥气化火的论述，并制定了辛凉甘润的治法；这一治法就是《黄帝内经·素问》所论述的"燥化于天，热反胜之，治以辛凉，佐以苦甘"的治法。

◎瑭袭前人之旧，故但叙燥证复气如前。书已告成，窃思与《素问》燥淫所胜不合，故杂说篇中，特着燥论一条，详言正化、对化、胜气、复气以补之。其于燥病胜气之现于三焦者，究未出方论，乃不全之书，心终不安。嗣得沈目南先生《医征》温热病论，内有秋燥一篇，议论通达正大，兹采而录之于后，间有偏胜不园之处，又详辨之，并特补燥证胜气治法如下。再按胜复之理，与正化对化，从本从标之道，近代以来，多不深求，注释之家，亦不甚考。如仲景《伤寒论》中之麻桂、姜附，治寒之胜气也，治寒之正化也，治寒之本病也。白虎、承气，治寒之复气也，治寒之对化也，治寒之标病也。余气俱可从此类推。（太阳本寒标热，对化为火，盖水胜必克火。故经载太阳司天，心病为多。末总结之曰：病本于心，心火受病必克金。白虎所以救金也。金受病，则坚刚牢固，滞塞不通，复气为土，土性壅塞，反来克本身之真水。承气，所以泄金与土而救水也。再经谓：寒淫所胜，以咸泻之。从来注释家，不过随文释义，其所以用方之故，究未达出。本论不能遍注伤寒，偶举一端，以例其余。明者得此门经，熟玩《内经》，自可迎刃而解；能解伤寒，其于本论，自无难解者矣。由是推之，六气皆然耳）。

我吴鞠通沿袭前人的观点，前面只讨论燥证复气治病的情况，书已写成才发现，与《黄帝内经》中燥淫所论述的不符，就是不相符合，所以又在"杂说"篇中特意增加了"燥气论"一文，详细地讨论了正化、对化、胜气、复气等。其中，对于燥病胜气表现在三焦病证没有拟方。这是不完整的，所以内心感到不安。后来，我读到沈目南在《医征》这本书中所提到的"秋燥篇"，其内容广泛而且正确，于是乎就收集记录在后面，其中不够完善正确的地方，又详尽地进行了辨析，并特地在后面补充"燥病肾气未病"的治法。

关于胜气和复气，正化和对化，从本从标的理论，近代的医生多不认真地探求。做注释的医家也不深入地考究。比方说张仲景《伤寒论》中的麻黄、桂枝、干姜、附子等，是治寒的胜气，寒的正化；寒的本病药物，白虎汤、承气汤类，是治寒的复气，寒的对化，寒的标病的方剂。其余的邪气都可按这一类规律来类推。太阳病的本病为寒，标病为热，对化是火，寒水太过必克火。《黄帝内经》说，太阳司天的年份，心病多。总之，病在心，心火受病一定会克发肺金。白虎汤就是用来拯救肺金的。肺金受病，则肺气不通，痰饮停滞，其复气将反侮脾土，土性壅塞反过来克发肾水。承气汤类是用来清泄肺金与脾土而补救肾火的。《黄帝内经》又说，寒邪太盛，用咸味药物泄热。古往今来，注释《黄帝内经》的人只知道随文翻译来解释说明，《黄帝内经》用这种治法的道理仍然没有说清楚。本书不能全面地注释伤寒，只能举一个例子。聪明的人掌握了这种方法，再熟读《黄帝内经》，其余的问题就能迎刃而解了。能解释伤寒，对本篇的内容自然不会感到困惑，由此类推。六气为病都应该这样去理解。

◎沈目南《燥病论》曰：《天元纪大论》云：天以六为节，地以五为制。盖六乃风寒暑湿燥火为节，五即木火土金水为制。然天气主外，而一气司六十日有奇；地运主内，而一运主七十二日有奇。故五运六气合行而终一岁，乃天然不易之道也。《内经》失去长夏伤于湿、秋伤于燥，所以燥证湮没，至今不明。先哲虽有言之，皆是内伤津血干枯之证，非谓外感清凉时气之燥。然燥气起于秋分以后，小雪以前，阳明燥金凉气司令。经云：阳明之胜，清发于中，左胁痛，溏泄，内为嗌塞，外发疝。大凉肃杀，华英改容，毛虫乃殃。胸中不便，嗌塞而咳。据此经文，燥令必有凉气感人，肝木受邪而为燥也。惟近代喻嘉言昂然表出，可为后世苍生之幸；奈以诸气郁，诸痿喘呕，咳不止而出白血死，谓之燥病，此乃伤于内者而言，诚与外感燥证不相及也。更自制清燥救肺汤，皆以滋阴清凉之品，施于火热刑金，肺气受热者宜之。若治燥病，则以凉投凉，必反增病剧。殊不知燥病属凉，谓之次寒，病与感寒同类。经以寒淫所胜，治以甘热，此但燥淫所胜，平以苦温，乃外用苦温辛温解表，与冬月寒冷而用麻桂姜附，其法不同，其和中攻里则一，故不立方。盖《内经》六气，但分阴阳主治，以风热火三气属阳同治，但药有辛凉苦寒咸寒之异；湿燥寒三气属阴同治，但药有苦热苦温甘热之不同。仲景所以立伤寒温病二论为大纲也。盖《性理大全》谓燥属次寒，奈后贤悉谓属热，大相径庭。如盛夏暑热熏蒸，则人身汗出，肌肉潮润而不燥也；冬月寒凝肃杀，而人身干槁燥冽。故深秋燥令气行，人体肺金应之，肌肤亦燥，乃火令无权，故燥属凉，前人谓热非矣。

沈目南在这个《燥病论》中有说，《素问·天元纪大论》记载：天以六为节，地以五为制。风寒暑湿燥火，六气调节，一年气候。金木水火土五运相互制约。天的六气主外，一气主六十日有余。地的五运主内，一运主七十二日有余。五运六气，运行到头就是一年。这是自然界不容更改的规律。《黄帝内经》中没有长夏伤于湿，秋伤于燥的记载。所以没有燥证。对燥邪治病的道理，至今不明。先贤虽然也有关燥的论述，都是指内伤津血，干枯的病症，不是指外感清凉时气而引起的燥证。燥气在秋分以后，小雪以前才有。这时，正是阳明燥金凉气当令的时候。《黄帝内经》说，阳明燥金的凉气太过，清凉之气从中产生，左腋即胁痛、腹泻。内有咽喉堵塞，外发腿疝。深秋之时，气候寒冷，草木皆枯，毛虫遭殃。燥气入肺，肺气不宣，咽喉阻塞而咳。根据这段《黄帝内经》的原文判断，燥气当令，一定有凉气侵袭人体，肝木受邪才是燥病。只有近代医家喻嘉言，大胆地表白了自己的观点，这是后世百姓之大幸。但把诸气郁、诸痿喘呕、咳痰不止而出白血致死的也称为燥病，其实这仍然是由内伤引起的病变，与外感燥证完全无关。喻嘉言所自创的方剂清燥救肺汤，都是一般滋阴清凉的药物，治疗火热刑金，肺气受热的病人有效。但如用来治疗燥病，用凉药治寒病反而会使病情加重，他不懂得燥病属凉，为次一等的寒病，病症与感受寒邪所致的病是一样的。《黄帝内经》说，寒邪太过引起的疾病宜用甘热的药物治疗，这里只是燥气太过引起的疾病，只需要用苦温的药物治疗。虽然用苦温辛温药解表，与冬天寒气当令，而用麻黄、桂枝、干姜、附子的治法不同，但其"和中攻里"的治则是一致的，故不另立方剂。《黄帝内经》中的六气，只分阴阳确定治法，把风、热、火三气归为阳，同用寒凉药物来治疗，但药物有辛凉、苦寒、咸寒的差异；把湿、燥、寒归属阴，同用温热药来治疗，但药物有苦热、苦温、甘热的不同，这就是张仲景设立伤寒、温病两纲的缘故。《性理大全》这本书称燥属次寒，可是后世医家都称燥气属热，二者完全不同。比如盛夏之时暑热熏蒸，人身汗出不止，肌肉潮润而不干燥；冬天寒气重，人身的津液不足，皮肤干枯龟裂；深秋燥气当令，人体肺金与其相应，肌肤干燥，毫无邪热作祟，故燥属凉，前人称燥气属热是不正确的。

◎按先生此论，可谓独具只眼，不为流俗所没者。其责喻氏补燥论用甘寒滋阴之品，殊失燥淫所胜，平以苦温之法，亦甚有理。但谓诸气郁，诸痿喘呕，咳不止出白血，尽属内伤，则于理欠圆。盖因内伤而致此证者固多，由外感余邪在络，转化转热而致此证者，亦复不少。瑭前于风温咳嗽条下，驳杏苏散，补桑菊饮，方论内极言咳久留邪致损之故，与此证同一理也。谓清燥救肺汤治燥之复气，断非治燥之胜气，喻氏自无从致辨；若谓竟与燥不相及，未免各就一边谈理。盖喻氏之清燥救肺汤，即《伤寒论》中后半截之复脉汤也。伤寒必兼母气之燥，故初用辛温甘热，继用辛凉苦寒，终用甘润，因其气化之所至而然也。至谓仲景立伤寒温病二大纲，如《素问》所云，寒暑六入，暑统风火，寒统燥湿，一切外感，皆包于内，其说尤不尽然，盖尊信仲景太过而失之矣。若然，则仲景之书，当名六气论，或外感论矣，何以独名伤寒论哉！盖仲景当日著书，原为伤寒而设，并未遍著外感，其论温、论暑、论湿，偶一及之也。即先生亦补《医征》温热病论，若系全书，何容又补哉！瑭非好辨，恐后学眉目不清，尊信前辈太过，反将一切外感，总混入《伤寒论》中，此近代以来之大弊，祸未消灭，尚敢如此立论哉！

沈目南先生的这种观点，可以称得上是具有独特的见解，没有受世俗的影响。他批评喻嘉言补燥论中用甘寒滋阴的药物治燥，而不懂燥气盛宜用苦温的方法来治疗的原则，也是很有道理的。但是，说气机郁结、痿证、喘证、呕吐、嗽不止而出白血都属内伤，则欠全面。因为内伤而导致的这些病症虽然多见，但由于外感余邪留于肺络久而化热而成此证的，也不在少数。我在前面风温咳嗽条文后论述了用杏苏散的弊病，补充了桑菊饮方，并在方论中讨论了久咳不愈留邪致损的缘故与本症的病机是一致的。"清燥救肺汤"是治疗燥证复气的方剂，绝不可治燥证的胜气。关于这一点，喻嘉言无法自辩，但认为"清燥救肺汤"与燥邪完全无关，这也是片面的说法，喻嘉言的"清燥救肺汤"是从《伤寒论》的复脉汤变化而来的，一定兼有肺金的燥，所以初始用辛温甘热之剂，接着用辛凉苦寒之剂，最后用甘润之剂，这是病程变化的结果。有人说，张仲景把外感病分为伤寒、温病两大类，像《黄帝内经·素问》所说的，用寒暑分类六气，暑统风火，寒统燥湿，那么一切外感病都包括在其中了，这种说法也不全对。这是过分迷信张仲景的缘故。如果真像这样，张仲景的书应该称为《六气论》或者《外感论》，为何只称《伤寒论》呢？张仲景当时著书，本来就是为伤寒写的，并没有全面地论述外感，其中有关温、热、暑、湿的内容，只是偶尔涉及一些，就是沈目南先生自己在《医征》这本书中，亦补充了温热病论。如果《伤寒论》很全面，为何还要补充呢？我是不喜欢争辩，只恐后来学医的人眉目不清，过分相信前人，而将一切外感病都混入到《伤寒论》中，这是近代辨证外感病的最大弊端，遗留下来的祸患长期得不到消除。

◎一、秋燥之气，轻则为燥，重则为寒，化气为湿，复气为火。

揭燥气之大纲，兼叙其子母之气、胜复之气，而燥气自明。重则为寒者，寒水为燥金之子也；化气为湿者，土生金，湿土其母气也。《至真要大论》曰：阳明厥阴，不从标本，从乎中也。又曰：从本者，化生于本；从标本者，有标本之化；从中者，以中气为化也。按阳明之上，燥气治之，中见太阴。故本论初未着燥金本气方论，而于疟痢等证，附见于寒湿条下。叶氏医案谓伏暑内发，新凉外加，多见于伏暑类中；仲景《金匮》，多见于腹痛疟痢门中。

秋天感受了燥气，症状较轻的，这是燥气的本病。如症状较重，这是燥气影响寒水，故偏寒。燥邪化气为湿，复气是火。

这一条，提出了燥气治病的大纲。介绍了子母之气，胜复之气的变化，这样燥气治病的机制就清楚了。重则为寒，是因为肾属水，肺属金，金能生水，寒水就是燥金之子。肺病影响肾，称为母病及子，如燥化为寒，则病情重。土能生金，湿土为燥金之母，从母气而化则生湿。《黄帝内经·至真要大论》里说：阳明厥阴，不从标本，而从其中；又说，从本的，是因为病邪生于本气；从标从本，是因为病的发展有从标的，有从本的；从中气是因为病的发展基于中气。阳明司天在上，燥气当令，其中见之气为太阴湿土。本书有关"秋燥"的论述开始没有介绍燥金本气治病的情况，而把疟、疝等病附属于寒湿条下，叶天士医案中认为，疟疾是伏暑内发，新凉外加，多属伏暑病类。张仲景的《金匮要略》则列在腹痛、疟、疝这些篇章当中。

◎二、燥伤本脏，头微痛，恶寒，咳嗽稀痰，鼻塞，嗌塞，脉弦，无汗，杏苏散主之。

　　本脏者，肺胃也。经有嗌塞而咳之明文，故上焦之病自此始。燥伤皮毛，故头微痛恶寒也，微痛者，不似伤寒之痛甚也。阳明之脉，上行头角，故头亦痛也。咳嗽稀痰者，肺恶寒，古人谓燥为小寒也；肺为燥气所搏，不能通调水道，故寒饮停而咳也。鼻塞者，鼻为肺窍。嗌寒者，嗌为肺系也。脉弦者，寒兼饮也。无汗者，凉搏皮毛也。按杏苏散，减小青龙一等。此条当与下焦篇所补之痰饮数条参看。再杏苏散乃时人统治四时伤风咳嗽通用之方，本论前于风温门中已驳之矣；若伤燥凉之咳，治以苦温，佐以甘辛，正为合拍。若受重寒夹饮之咳，则有青龙；若伤春风，与燥已化火无痰之证，则仍从桑菊饮、桑杏汤例。

杏苏散方

　　苏叶　半夏　茯苓　前胡　苦桔梗　枳壳　甘草　生姜　大枣（去核）　橘皮　杏仁

　　〔加减法〕无汗，脉弦甚或紧，加羌活，微透汗。汗后咳不止，去苏叶、羌活，加苏梗。兼泄泻腹满者，加苍术、浓朴。头痛兼眉棱骨痛者，加白芷。热甚加黄芩，泄泻腹满者不用。

〔方论〕此苦温甘辛法也。外感燥凉，故以苏叶、前胡辛温之轻者达表；无汗脉紧，故加羌活辛温之重者，微发其汗。甘、桔从上开，枳、杏、前、苓从下降，则嗌塞鼻塞宣通而咳可止。桔、半、茯苓，逐饮而补肺胃之阳。以白芷易原方之白术者，白术中焦脾药也，白芷肺胃本经之药也，且能温肌肉而达皮毛。姜、枣为调和营卫之用。若表凉退而里邪未除，咳不止者，则去走表之苏叶，加降里之苏梗。泄泻腹满，金气太实之里证也，故去黄芩之苦寒，加术、朴之苦辛温也。

燥邪伤及本脏，症见头微痛，恶寒，无汗，咳嗽痰稀，鼻塞，咽塞，脉弦，宜用杏苏散治疗。

本脏，指肺胃。《黄帝内经》有咽塞导致咳嗽的记载。所以说，上焦的病变从咽部开始。肺和皮毛，燥伤皮毛而出现微痛，恶寒，无汗。微痛是指头痛不如伤寒那么重。阳明胃的经脉上行头额，所以燥邪伤及胃，灼伤本脏，也可以引起头痛。咳嗽痰稀，是由于肺为燥邪所伤，燥是次寒，仅次于寒，肺为燥伤，水道不通，寒饮停滞，则咳嗽痰涎。鼻为肺窍，咽喉为肺系，肺部受邪所引起鼻塞、咽塞，寒邪兼而有饮的话，就会出现脉象弦。无汗，是因寒凉之邪蔽于肌表的缘故。杏苏散的效用比小青龙汤要稍弱一些，本条宜与下焦篇的有关痰饮病的数条结合在一起看。杏苏散是当今一般医生治疗四季伤风咳嗽的常用方剂，本书在上焦风温病中已经批驳过。治凉燥引起的咳嗽用苦温药物，配合辛甘的药物正为合拍。如果是感受严寒又加有痰饮的咳嗽，那就要用小青龙汤。因为小青龙是外寒内饮，我们背歌诀的时候是这么背的。如果是春季感受了风热病邪，或者燥气化火无痰的咳嗽，就应该用桑菊饮、桑杏汤。轻一点的用桑菊饮，稍微重一点的用桑杏汤。

好，我们看一下苦温甘辛法的杏苏散。

苏叶、半夏、茯苓、前胡、桔梗、枳壳、甘草、生姜、大枣、陈皮、杏仁。

如无汗，脉弦或者脉紧，宜加羌活，稍稍透汗；如汗后咳不止，去苏叶、羌活；如头痛兼有眉棱骨痛，加白芷；如热甚明显加黄芩；如腹泻腹满不可加黄芩。阳明头痛用白芷，在这个方子里面，它的加减方已经说出来了。如头痛兼眉棱骨痛，加白芷。因为这个地方的痛就是阳明头痛，而阳明头痛的引经药就是白芷，这个我在讲课当中多次讲了。

本方是治疗外感凉燥的方剂，所以用苏叶、前胡等辛温轻扬的药宣达表邪。无汗，脉紧，故加辛温而燥的羌活，发汗散寒。甘草、桔梗上开肺气，枳壳、杏仁、前胡、黄芩下降肺气，肺气宣通，肃降正常，则咽塞、鼻塞、咳嗽等症状即刻消除。橘子皮、半夏、茯苓、逐痰饮而补肺胃之阳气。用白芷更换原方中的白术，是因为白术属中焦脾经的药，而白芷为肺胃本经的药，而且白芷能温肌肉而通达皮毛。生姜、大枣能调和营卫。如果外寒已解，而里邪未除，咳嗽不止，就减去走表的苏叶，加行气的苏梗；大便溏泻，脘腹胀满，这是金气太实。这个金是肺金的金，金木水火土的金。影响太阴脾湿不运、气湿宣畅的里证，所以减去苦寒的黄芩，加味性辛温的苍术、厚朴，理气化湿。

◎三、伤燥，如伤寒太阳证，有汗，不咳，不呕，不痛者，桂枝汤小和之。

> 如伤寒太阳证者，指头痛、身痛、恶风寒而言也。有汗不得再发其汗，亦如伤寒例，但燥较寒为轻，故少与桂枝小和之也。

桂枝汤方

（见前）

外感凉燥，证如伤寒太阳表证，有汗，不咳嗽，无呕吐，全身不痛，用少许桂枝汤调和营卫。

如伤寒太阳证，是指具有头痛、身痛、恶风寒等症状，因为有汗，就不需要像伤于寒邪那样仍用发汗。燥邪较寒邪，是稍轻一点，所以只需要用少许桂枝汤以调和营卫。

◎四、燥金司令，头痛，身寒热，胸胁痛，甚则疝瘕痛者，桂枝柴胡各半汤加吴萸楝子茴香木香汤主之。

此金胜克木也。本病与金病并见，表里齐病，故以柴胡达少阳之气，即所达肝木之气，合桂枝而外出太阳，加芳香定痛，苦温通降也。湿燥寒同为阴邪，故仍从足经例。

桂枝柴胡各半汤加吴萸楝子茴香木香汤方

（治以苦温，佐以甘辛法）

桂枝　吴茱萸　黄芩　柴胡　人参　广木香　生姜　白芍　大枣（去核）　川楝子　小茴香　半夏　炙甘草

燥气当令，病人头痛，身热恶寒，胸胁痛，严重时少腹如有包块，聚散不定而痛，可用桂枝柴胡各半汤加吴茱萸川楝子茴香木香汤来治疗。这个方子的名字太长了，桂枝柴胡各半汤加吴茱萸川楝子茴香木香汤。这是燥金太盛，克伐肝木的证候，属肝病与胃病并见，表里同病，所以用柴胡透达少阳，疏达肝木之气，配合桂枝汤，引邪外出，增加芳香止痛、苦温通降的药物。湿、燥、寒同为阴邪，易伤足经，故仍然要用足经的药，就是阴邪它往下，这个足经是指脚上的经络，所以仍然要用足经的药，桂枝汤就是足经的药嘛。按照这个温病的说法，因为足经的太阳膀胱经，从脚开始，从下走上。所以它这个意思这样理解就明白了，就是寒邪、燥邪、湿邪都是阴邪，阴邪呢，它易伤阴位，阴位在下，阳邪易伤阳位，阳位在上。所以阴邪伤阴位，它容易伤到足部的经，足部就是脚部，所以人家用药要用治疗足经的药，而桂枝汤，它是治疗太阳证的，而太阳证呢，它是从足开始的，这样去理解。

◎五、燥淫传入中焦，脉短而涩，无表证，无下证，胸痛，腹胁胀痛，或呕，或泄，苦温甘辛以和之。

　　燥虽传入中焦，既无表里证，不得误汗、误下，但以苦温甘辛和之足矣。脉短而涩者，长为木，短为金，滑为润，涩为燥也。胸痛者，肝脉络胸也。腹痛者，金气克木，木病克土也。胁痛者，肝木之本位也。呕者，亦金克木病也。泄者，阳明之上，燥气治之，中见太阴也。或者，不定之辞；有痛而兼呕与泄者，有不呕而但泄者，有不泄而但呕者，有不兼呕与泄而但痛者。病情有定，病势无定，故但出法而不立方，学人随证化裁可也。药用苦温甘辛者，经谓燥淫所胜，治以苦温，佐以甘辛，以苦下之。盖苦温从火化以克金，甘辛从阳化以胜阴也。以苦下之者，金性坚刚，介然成块，病深坚结，非下不可下文即言下文证。

好，我们看一下，治以苦温，佐以甘辛法的桂枝柴胡各半汤加吴茱萸川楝子茴香木香汤这个方，方子是桂枝、吴茱萸、黄芩、柴胡、人参、广木香、生姜、大枣、白芍、川楝子、小茴香、半夏、炙甘草。

好，我们看一下第五个，凉燥之邪传入中焦，脉短而涩，既无恶寒发热的表证，又无适用于攻下的里证，胸腹及两胁胀痛，或呕吐，或泄泻，可用苦温甘辛之剂调理治疗。燥邪虽从表入里，传入中焦，但既无表证就不能用汗法，又无里证也不可用下法，只能用苦温甘辛之剂进行调理。长脉主肝木，短脉属肺金，滑脉为湿重，涩脉属阴伤。现在的情况呢，是脉象短涩，表明肺燥阴伤，肝经布于两胁，金克木则胁痛。木克土，所以腹痛、呕吐、腹泻。有腹痛又兼呕吐与泄泻，亦可不呕只泻，或无泻只呕等不同情况，病机虽然相同，但表现出来的证候不一。所以只定治法，而没有设立标准的方剂，临床的医生可以随证化裁。用苦温甘辛的方法治疗，是根据《黄帝内经》所说"燥气太过，治以苦温，佐以甘辛，以苦下之"这个原则去设立的治法。苦温从火化，可克伐肺金，辛甘化阳，可胜阴寒之气，用味苦的药物，以通下解块。我们下一讲将介绍宜用下法的适用证。

通过这一段条文，吴鞠通没有给出相应的标准化的方药，但是他却说出了中医的核心。中医的核心就是：辨证论治，随证治之。所以吴鞠通有一段原话是这样的：此病有各种各样的临床表现，病机虽然相同，但表现的证候不一，所以只定了治法而没有设立方剂，临床医生可以随证化裁。把大法掌握了之后随证化裁。而这个随证化裁的大法是从哪里来的呢？是从《黄帝内经》来的，它的治法大则是"燥气太过，治以苦温，佐以甘辛，以苦下之"这几个字。从吴鞠通的这一段话，我们也可以思考一下如何学习中医，如何去学习前人的这个方药。他的意思表明得很清楚了，中医是灵活的，是要随证治之和要加减化裁。我们切不可以迷信任何一个人的方药，如果那个方药刚好对证，固然是有效，但是，是不是每一个病人都是按照这个方药来生病呢？那就不一定，就需要医生灵活地变通。《温病条辨》是这样，那么其他的书籍上的方药是不是这样的呢？一样是这个道理。

好，由于这一章节稍微长一点，我现在刚好讲到了一半，我们另外再用一节课讲完，这节课就先讲到这里。休息一下，我马上再讲剩下的部分。

◎六、阳明燥证，里实而坚，未从热化，下之以苦温；已从热化，下之以苦寒。

燥证阳明里实而坚满，经统言以苦下之，以苦泄之。今人用下法，多以苦寒。不知此证当别已化未化，用温下寒下两法，随证施治，方为的确。未从热化之脉，必仍短涩，涩即兼紧也，面必青黄。

苦温下法，如《金匮》大黄附子细辛汤，新方天台乌药散（见下焦篇寒湿门）加巴豆霜之类。已从热化之脉，必数而坚，面必赤，舌必黄，再以他证参之。苦寒下法，如三承气之类，而小承气无芒硝，轻用大黄或酒炒，重用枳、朴，则微兼温矣。

〔附治验〕丙辰年，瑭治一山阴幕友车姓，年五十五岁，须发已白大半。脐左坚大如盘，隐隐微痛，不大便数十日。先延外科治之，外科以大承气下之三、四次，终不通。延余诊视，按之坚冷如石，面色青黄，脉短涩而迟。先尚能食，屡下之后，糜粥不进，不大便已四十九日。余曰：此癥也，金气之所结也。以肝本抑郁，又感秋金燥气，小邪中里，久而结成，愈久愈坚，非下不可，然寒下非其治也。以天台乌药散二钱，加巴豆霜一分，姜汤和服。设三伏以待之，如不通，第二次加巴豆霜分半；再不通，第三次加巴豆霜二分。服至三次后，始下黑亮球四十九枚，坚莫能破。继以苦温甘辛之法调理，渐次能食。又十五日不大便，余如前法下，至第二次而通，下黑亮球十五枚，虽亦坚结，然破之能碎，但燥极耳。外以香油熬川椒，熨其坚处；内服苦温芳香透络，月余化尽。于此证，方知燥金气伤人如此，而温下寒下之法，断不容紊也。

乙丑年，治通廷尉，久疝不愈。时年六十八岁。先是通廷尉外任时，每发疝，医者必用人参，故留邪在络，久不得愈。至乙丑季夏，受凉复发，坚结肛门，坐卧不得，胀痛不可忍，汗如雨下，七日不大便。余曰：疝本寒邪，凡结坚牢固，皆属金象，况现下势甚危急，非温下不可。亦用天台乌药散一钱，巴豆霜分许。下至三次始通，通后痛渐定。调以倭硫黄丸，兼用《金匮》蜘蛛散，渐次化净。以上治验二条，俱系下焦证，以出阳明坚结下法，连类而及。

好，我们接着讲第六条。燥气入里进入阳明，症见大便秘结、坚硬，如燥气未化热，就用苦温的方法攻下；如燥气已化热，就用苦寒的方法攻下。燥邪入里进入阳明形成里实证，症见大便秘结，脘腹胀满，《黄帝内经》里讲通通用苦下或者苦泄的方法治疗。现在的医生用下法多用苦寒攻下，不懂此里实证，应当分清已化热还是未化热，选用温下或寒下的方法，随证治之才是正确的。

未化热的病人脉象短涩，涩就是兼有紧的意思，面相是青黄的，治疗呢，宜用苦温通下，如《金匮要略》中的大黄附子细辛汤，另外还有天台乌药散加巴豆霜之类的，当然这个不是《金匮要略》中的方子。如果说已化热，脉象数而且坚实有力，面色红，舌苔黄，再结合其他证候，那就要采用苦寒攻下，比方说承气汤。大承气汤、小承气汤、调胃承气汤，等等。其中，小承气汤没有芒硝，减轻大黄的用量，或者大黄用酒炒，加重枳实、厚朴的用量，这样苦寒之剂就变得微温了。

好，在这里举了几个病案。丙辰年，我治愈一位家住在山阴处的一位姓车的朋友，他当年五十五岁，须发已白大半，在肚脐眼左侧有一包块，质地坚硬，大小如盘，且隐隐作痛，大便已数十天未解。首先，他请了外科医生诊治，外科的医生用大承气汤下了三四次，大便仍然不通。又请我来诊治，我摸了一下他的包块，坚冷如石，其面色青黄，脉象短涩而迟，病人起初还能进食，多次攻下之后稀饭都不能吃了，大便已经有四十九天不通。我对病人说，你这个症是由燥金之气聚集而成，由于肝气抑郁又感受了秋天的燥气，邪入里久而成块，愈结愈硬，非用攻下治疗不可，然不可用苦寒攻下，故用天台乌药散两钱加巴豆霜一分，姜汁调和服用，准备好三次的药量。如服完第一次药后，大便不通，第二次巴豆霜加至一分半，大便仍不通，第三次巴豆霜加至二分，服完三次后，才攻下。出现什么呢？黑色呈球状有光泽的结石四十九枚，坚硬得不能击破。接着用苦温甘辛之剂调理，逐渐能进少量的饮食。此后大便不通又有十五天，我仍按照前面的治法予以攻下。到服完第二次药之后，大便就通了，又下黑色呈球形有光泽的燥屎十五枚。虽说仍然很坚硬，但击之能破，只是十分干燥。另外，我还要他用麻油煎川椒热敷腹部坚硬的地方，同时内服苦温芳香透络的方药，一个月后，结块才慢慢化尽。遇到这样的病，才知道燥邪伤人竟如此厉害，而温下和寒下的治法是绝对不能混淆的。通过这个病案，我们发现问题啊，就是吴鞠通这种名垂青史的名医治疗了这么一个病，也要反反复复地治疗很久才能慢慢治愈。

好，我们再看第二个病案。乙丑年，曾治过久疝不愈的病，当时病人已有六十八岁。以前在外做官的时候，每次这个疝病发作，医生都用人参，导致这个邪气留在络，邪留在络，经络的络，长期不得根治。到了乙丑年的夏天，他感受了寒邪，再次复发，结果便堵塞了肛门，坐卧不得，胀痛不可忍受，汗多如雨下，七天未解大便。我诊查之后说，疝病本来属寒邪引起。凡是大便坚结不通，都是阳明燥金的病变，何况现在病情十分之危急，不用温下不行。于是也用天台乌药散一钱、巴豆霜约一分，服三次以后大便才通。大便通后疼痛才逐渐缓解。之后用倭硫黄丸调理，兼用《金匮要略》的蜘蛛散，结块才慢慢化净。

以上列举的两例验案，都属于下焦病症，因为用的是治阳明坚结的下法，所以，我把这个病案写到这个地方。

◎七、燥气延入下焦，搏于血分，而成癥者，无论男妇，化癥回生丹主之。

　　大邪中表之燥证，感而激发者，诚如目南先生所云，与伤寒同法，学者衡其轻重可耳。前所补数条，除减伤寒法等差二条，胸胁腹痛一条，与伤寒微有不同，余俱兼疝瘕者，以经有燥淫所胜，男子疝，女子少腹痛之明文。疝瘕已多见寒湿门中，疟证、泄泻、呕吐已多见于寒湿、湿温门中，此特补小邪中里，深入下焦血分，坚结不散之瘤疾。

若不知络病宜缓通治法，或妄用急攻，必犯瘕散为蛊之戒。

此蛊乃血蛊也，在妇人更多，为极重难治之证，学人不可不预防之也。化回生丹法，系燥淫于内，治以苦温，佐以甘辛，以苦下之也。方从《金匮》鳖甲煎丸与回生丹脱化而出。此方以参、桂、椒、姜通补阳气，白芍、熟地，守补阴液，益母膏通补阴气，而消水气，鳖甲胶通补肝气，而消瘕，余俱芳香入络而化浊。且以食血之虫，飞者走络中气分，走者走络中血分，可谓无微不入，无坚不破。又以醋熬大黄三次，约入病所，不伤他脏，久病坚结不散者，非此不可。或者病其药味太多，不知用药之道，少用独用，则力大而急；多用众用，则功分而缓。古人缓化之方皆然，所谓有制之师不畏多，无制之师少亦乱也。此方合醋与蜜共三十六味，得四九之数，金气生成之数也。

化癥回生丹方

人参（六两）　安南桂（二两）　两头尖（二两）　麝香（二两）　片子姜黄（二两）　公丁香（三两）　川椒炭（二两）　虻虫（二两）　京三棱（二两）　蒲黄炭（一两）　藏红花（二两）　苏木（三两）　桃仁（三两）　苏子霜（二两）　五灵脂（二两）　降真香（二两）　干漆（二两）　当归尾（四两）　没药（二两）　白芍（四两）　杏仁（三两）　香附米（二两）　吴茱萸（二两）　元胡索（二两）　水蛭（二两）　阿魏（二两）　小茴香炭（三两）　川芎（二两）　乳香（二两）　良姜（二两）　艾炭（二两）　益母膏（八两）　熟地黄（四两）　鳖甲胶（一斤）　大黄（八两，共为细末，以高米醋一斤半，熬浓，晒干为末，再加醋熬，如是三次，晒干，末之）共为细末，以鳖甲、益母、大黄三胶和匀，再加炼蜜为丸，重一钱五分，蜡皮封护。同时温开水和，空心服；瘀甚之证，黄酒下。

　　——治癥结不散不痛。
　　——治癥发痛甚。

——治血痹。

——治妇女干血痨证之属实者。

——治疟母左胁痛而寒热者。

——治妇女经前作痛，古谓之痛经者。

——治妇女将欲行经而寒热者。

——治妇女将欲行经，误食生冷腹痛者。

——治妇女经闭。

——治妇女经来紫黑，甚至成块者。

——治腰痛之因于跌扑死血者。

——治产后瘀血，少腹痛，拒按者。

——治跌扑昏晕欲死者。

——治金疮棒疮之有瘀滞者。

　　燥气深入下焦，进入血分，成为癥病，病人无论是男女都用化癥回生丹治疗。凉燥侵袭肌表感邪后及时发病的，的确如目南先生所说的那样，治法与伤寒相同，医生可按病情的轻重依此处理即可。前面补充的几条，去除按伤寒治法加减的两条以及胸胁腹痛一条与伤寒稍有不同外，其余都兼有疝瘕。《黄帝内经》中有燥气过剩，男子患腿疝，女子患少腹痛的记载。疝瘕往往在寒湿病中多见，疟疾、泻泄、呕吐多见于寒湿和湿热并重。这里再补充燥邪中里深入下焦血分，形成坚结不散的痼疾，如不懂得络病宜用缓通的道理，而盲目地使用急攻，便会犯瘕散为蛊的禁忌。这里所说的蛊是指血蛊，在女子更为常见，这是极重而且难治的病证，学医的人不可不预防它的形成。

　　化癥回生丹是按燥淫于内，治以苦温，佐以甘辛，以苦下之的原则制定的方剂，此方是由《金匮要略》里面的鳖甲煎丸和回生丹的加减变化而成的。方中用人参、肉桂、川椒、姜黄补益阳气，白芍、熟地滋补阴血，益母草膏滋阴利水，鳖甲胶滋阴潜阳、散结消癥，其余的药都有芳香入络化浊的作用。而且用虫类的药，善飞的走络中气分，善走的行络中血分，称得上是无微不入，无坚不破。

　　我们这里解释一下啊，用虫类药，善飞的走络中气分，善走的行络中之血分。首先我们要说明一下虫类的药能够走络，久病入络，我们有好多时候都用虫类的药来走络，经络的络，比如蝎子、蜈蚣，它就能走络。但是这个走络有气分和血分之分，那为什么在天上飞的虫类药能够走气分，在地上爬的虫类药能够走血分呢？这里呢，吴鞠通没有解释说明，我张某人解释一下。在天上飞的，天是属阳，在地上走的，地是属阴，而气属阳，血属阴，所以天上飞的虫类药能走络中气分，在地上走的虫类药能够走络中血分。不过阴阳而已，相当简单。又用醋熬大黄三次作为引经药，这样不会伤及其他脏腑，久病坚结不消的非用此方不可。有的人嫌弃药味太多，其实是自己不懂得用药的道理。药味少或者只独用一味的方剂，作用强，而且快，药味多、组方复杂之方剂功效全面、作用缓和，古人治缓以消散的方子都是这样的。正如人们所说的，有纪律的军队不怕人多，无纪律的军队人少也会乱。此方把醋和蜜加在一起计算的话，总共有三十六味药，得四九之数，是金气生成之数目，化癥回生丹。

这里说个题外话，我本人是出了名的使用大方，当然小方我也用，大方用得更多，为什么呢？就是如同吴鞠通所说的，有的人嫌弃药味太多，其实是自己不懂得用药的道理。特别是对于一些慢性病，涉及多个脏腑的，如果药味太少，根本不可能达到整体的调理，不可能根治。特别是我在《攻癌救命录》这本书里面开的方剂，百分之八九十的全部是大方，而这些方剂基本上是面面俱到，因为肿瘤癌症是一个慢性消耗性疾病，侵袭多个脏腑涉及多个脏腑，如果不面面俱到，如何能够治愈这些疑难杂症呢？所以这一点，开小方的人不得不思考一下有没有道理。而对于一些证型比较简单的急性病，我是很少开大方的。对于慢性病，我开大方的比较多。这个对我比较了解的人，看了写的《医门推敲》一、二、三、四、五部，特别是看到我的这个《攻癌救命录》这本书以后的人，应该都有了解。

好，我们看一下化癥回生丹这个方子。

人参六两、安南桂二两、两头尖二两、麝香二两、姜黄二两、公丁香三两、川椒炭二两、蛀虫二两、三棱二两、蒲黄炭一两、藏红花二两、苏木三两、桃仁三两、苏子霜二两、五灵脂二两、降香二两、干漆二两、当归尾四两、没药二两、白芍四两、杏仁三两、香附二两、吴茱萸二两、元胡二两、水蛭二两、阿魏二两、小茴香炭三两、川芎二两、乳香二两、高良姜二两、艾叶炭二两、益母膏八两、熟地黄四两、鳖甲胶一斤、大黄八两。

这个大黄刚才说过了，它是炮制过的。

好，在这个化癥回生丹里，我又要提出几个关键性的问题。第一，化癥回生丹，确实是个大方，而且它还违反了十八反十九畏，为什么呢？它这里有人参和五灵脂，人参和五灵脂这个药对，实不相瞒，张某人长期运用，在我二十几岁刚行医的时候，就已经在运用。而关于十八反十九畏，在我的《医门推敲》第一本书里面，已经将所有的十八反十九畏进行了总结，大部分的十八反十九畏只要你辨证准确，运用得当，是可以运用的，具体的情况可以参照《医门推敲》第一部里面的内容。第二个问题呢，就是刚才所说的虫类药，善飞的走络中气分，善走的行络中血分。那么这里有没有善飞的，有没有善走的呢？我们看一下，虻虫，什么叫虻虫？我也不知道我读音读得对不对，反正我们南方就这么读，因为我是湖北人。虻虫长得就跟苍蝇一样，它吸在牛的身上，喝牛的血，所以它是一个善飞的。善飞的，我们刚才讲过了，它走络中气分，所以这个虻虫在这里可以走络中气分。那么走血分的呢？这里有水蛭，水蛭说白了就是蚂蟥，也是吸人的血，但是呢，它不能够在天上飞，它在水里游。而水呢，它更加的属阴。我们说，天属阳，地属阴，在地上走的能入血分。在水里游的呢，这个蚂蟥就是水蛭，水蛭入血分，能破血，所以它能够广泛地运用在治疗跌打损伤、肿瘤，有瘀血引起的一些症状都可以参考用水蛭。

好，那么上面这些药我们把它磨成细粉，用龟甲胶、益母膏、大黄末调和调匀，再加蜂蜜炼成药丸，每丸重一钱五分，用蜡作衣封裹保护。用温开水调和，空腹服；瘀滞重的，还可以用黄酒送服。那么化癥回生丹可以治哪些病症呢？

1. 癥结不散不痛。

2. 阵发疼痛较重。

3. 血痹证。

4. 妇女属实证的干血痨。

5. 疟母左侧胁痛且有恶寒发热者。

6. 妇女痛经。

7. 妇女经前恶寒发热者。

8. 妇女经前误食生冷所致腹痛者。

9. 妇女经闭。

10. 妇女经血紫黑，甚至成块者。

11. 外伤所致的血瘀腰痛。

12. 产后瘀血，少腹痛，拒按者。

13. 跌打昏厥欲厥者。

14. 金疮棒疮导致的瘀滞者。

所以说它治疗的范围相当广泛。

◎八、燥气久伏下焦，不与血搏，老年八脉空虚，不可与化癥回生丹，
复亨丹主之。

　　金性沉着，久而不散，自非温通络脉不可。既不与血搏成坚硬
之块，发时痛胀有形，痛止无形，自不得伤无过之营血，而用化矣。
复亨大义，谓剥极而复，复则能亨也。其方以温养温燥兼用，盖温
燥之方，可暂不可久，况久病虽曰阳虚，阴亦不能独足，至老年八
脉空虚，更当预护其阴。故以石硫黄补下焦真阳，而不伤阴之品为
君，佐以鹿茸、枸杞、人参、茯苓、苁蓉补正，而但以归、茴、椒、
桂、丁香、草，通冲任与肝肾之邪也。按解产难中，已有通补奇经
丸方，此方可以不录。但彼方专以通补八脉为主，此则温养温燥合
法，且与上条为对待之方，故并载之。按《难经》：任之为病，男子
为七疝，女子为瘕聚。七疝者，朱丹溪谓：寒疝、水疝、筋疝、血
疝、气疝、狐疝、疝，为七疝。《袖珍》谓：一厥、二盘、三寒、四
癥、五附、六脉、七气为七疝。瘕者血病，即妇人之疝也。后世谓：
蛇瘕、脂瘕、青瘕、黄瘕、燥瘕、狐瘕、血瘕、鳖瘕，为八瘕。盖任
为天癸生气，故多有形之积。大抵有形之实证宜前方，无形之虚证宜
此方也。

　　按燥金遗病，如疟疝之类，多见下焦篇寒湿湿温门中。再载在方

书，应收入燥门者尚多，以限于篇幅，不及备录，已示门径，学人隅反可也。

复亨丹方

（苦温甘辛法）

倭硫黄（十分，按倭硫黄者，石硫黄也，水土硫黄断不可用）鹿茸（酒炙，八分）　枸杞子（六分）　人参（四分）　云茯苓（八分）　淡苁蓉（八分）　安南桂（四分）　全当归（酒浸，六分）小茴香（六分，酒浸，与当归同炒黑）　川椒炭（三分）　草薢（六分）　炙龟板（四分）　益母膏和为丸，小梧桐子大。每服二钱，日再服；冬日渐加至三钱，开水下。按前人燥不为病之说，非将寒燥混入一门，即混入湿门矣。盖以燥为寒之始，与寒相似，故混入寒门。又以阳明之上，燥气治之，中见太阴而阳明从中，以中气为化，故又易混入湿门也。但学医之士，必须眉目清楚，复《内经》之旧，而后中有定见，方不越乎规矩也。

霹雳散方

主治中燥吐泻腹痛，甚则四肢厥逆，转筋，腿痛、肢麻，起卧不安，烦躁不宁，甚则六脉全无，阴毒发斑，疝瘕等证，并一切凝寒痼冷积聚。寒轻者，不可多服；寒重者，不可少服，以愈为度。非实在纯受湿燥寒三气阴邪者，不可服。

桂枝（六两）　公丁香（四两）　草果（二两）　川椒（炒，五两）　小茴香（炒，四两）　薤白（四两）　良姜（三两）　吴茱萸（四两）　五灵脂（二两）　降香（五两）　乌药（三两）　干姜（三两）　石菖蒲（二两）　防己（三两）　槟榔（二两）　荜澄茄（五两）　附子（三两）　细辛（二两）　青木香（四两）　薏仁（五两）雄黄（五钱）上药共为细末，开水和服。大人每服三钱，病重者五钱；小人减半。再病重者，连服数次，以痛止厥回，或泻止筋不转为度。

〔方论〕按《内经》有五疫之称，五行偏胜之极。皆可致疫。虽疬气之至，多见火证，而燥金寒湿之疫，亦复时有。盖风火暑三者为阳邪，与秽浊异气相参，则为温疬，湿燥寒三者为阴邪，与秽浊异气相参，则为寒疬。现下见证，多有肢麻转筋，手足厥逆，吐泻腹痛，胁肋疼痛，甚至反恶热而大渴思凉者。经谓雾伤于上，湿伤于下。此证乃燥金寒湿之气（经谓阳明之上，中见太阴；又谓阳明从中治也），直犯筋经，由大络别络，内伤三阴脏真，所以转筋入腹即死也。既吐且泻者，阴阳逆乱也。诸痛者，燥金湿土之气所搏也。其渴思凉饮者，少阴篇谓自利而渴者，属少阴虚，故饮水求救也。其头面赤者，阴邪上逼，阳不能降，所谓戴阳也。其周身恶热喜凉者，阴邪盘踞于内，阳气无附欲散也。阴病反见阳证，所谓水极似火，其受阴邪尤重也。诸阳证毕现，然必当脐痛甚拒按者，方为阳中见纯阴，乃为真阴之证，此处断不可误。故立方会萃温三阴经刚燥苦热之品，急温脏真，保住阳气。又重用芳香，急驱秽浊。一面由脏真而别络大络，外出筋经经络以达皮毛；一面由脏络腑络以通六腑，外达九窍。俾秽浊阴邪，一齐立解。大抵皆扶阳抑阴，所谓离照当空群阴退避也。再此证自唐宋以后，医者皆不识系燥气所干，凡见前证，俗名曰痧。近时竟有着痧证书者，捉风捕影，杂乱无章，害人不浅。即以痧论，未有不干天地之气，而漫然成痧者。究竟所感何气，不能确切指出，故立方毫无准的。其误皆在前人谓燥不为病，又有燥气化火之说。瑭亦为其所误，故初刻书时，再三疑虑，辨难见于杂说篇中，而正文只有化气之火证，无胜气之寒证。其燥不为病之误，误在《阴阳应象大论》篇中，脱秋伤于燥一条；长夏伤于湿，又错秋伤于湿，以为竟无燥证矣。不知《天元纪》，《气交变》，《五运行》，《五常政》，《六微旨》诸篇，平列六气，燥气之为病，与诸气同，何尝燥不为病哉！经云：风为百病之长。按风属木，主仁。《大易》曰：元者善之长也，得生生之机，开生化之源，尚且为病多端，况金为杀厉之气。欧阳氏曰：商者伤也，主义主收，主刑主杀。其伤人也，最速而暴，竟有不终日而死者。瑭目击神伤，故再三致意云。

燥气久伏下焦，不与血相搏，老年患者八脉空虚，不能用化癥回生丹，用什么呢？可用复亨丹治疗。燥气长期伏于下焦不散，非用温通经络之法治疗不可。既然不与血相搏而成坚硬的癥块，发作时疼痛，作胀而有包块，疼痛停止后包块易消失，当然不能用化癥回生丹，误伤营血。复亨丹的方义是搏击而复，复则能亨。这是温养温燥兼用之方，但温燥的方剂只能暂用，不能常服。何况是久病阴阳俱虚，至于老年患者八脉俱虚，更应该保护阴液。

我们看一下复亨丹这个苦温甘辛法它有哪些药呢？

倭硫黄十分、鹿茸八分、枸杞子六分、人参十分、茯苓八分、肉苁蓉八分、安南桂（肉桂）四分、当归（全当归）六分、小茴香六分、川椒炭三分、萆薢六分、炙龟板四分。

将这些药磨成粉，用益母草膏和为丸，这个丸做得如梧桐子大，每次服二钱，冬天加到三钱，每天服两次，开水送下。请注意：倭硫黄就是石硫黄，水土硫黄绝不可用。

方中的石硫黄，能温补下焦的元阳，又不伤阴，为君药。配合鹿茸、枸杞、人参、茯苓、肉苁蓉，扶正气，为佐药。当归、小茴香、川椒、肉桂、萆薢能除冲任与肝肾之邪气。本书卷五·解产难中已有通补奇经丸方，方药可见后面。这个方剂是专门用来通补八脉的。复亨丹是温养温燥合用，且可以与化癥回生丹对比，所以才写在这个地方。

《难经》说，任脉的病变，男子为七疝，女子为瘕积。朱丹溪称七疝为寒疝、水疝、筋疝、血疝、气疝、狐疝、㿉疝。而《袖珍》这本书称一厥、二盘、三寒、四癥、五附、六脉、七气为七疝，而瘕呢，属于血病，即女子的疝病，女子之疝为之瘕。而后世医家称为蛇瘕、脂瘕、青瘕、黄瘕、燥瘕、狐瘕、血瘕、鳖瘕，共八瘕。任脉是天癸生发之地，所以任脉有病多为有形之疾，大概有形的实证宜用化癥回生丹，无形的虚证宜用复亨丹。他这里还稍微谦虚了一点，就是有形的实证用化癥回生丹，无形的虚证用复亨丹。谦虚一点就是大概、大部分的意思，并不是所有，没有说绝对的话。那么这个复亨丹呢，我们刚才已经说了，运用到了很多温药，所以我们这个《温病条辨》里面也不都是寒凉药嘛？我们连硫黄、鹿茸这样的药都用了，肉桂、小茴香、川椒，这不都是温辛的药吗？有必要说明一下，他这个方子上面写着安南桂，其实就是肉桂，只不过这个肉桂的产地在安南这个地方，安南呢，现在叫越南。

前人有燥邪不会致病的说法，以前说燥邪不能致病，那不是将燥与寒混在一起，就是把燥与湿合在一起。究其原因，大概是燥为寒之始，与寒相似，所以呢，与寒混一起。又因为阳明司天在上是燥气当和，其中间之气为太阴脾土，所以又容易混入到湿门当中。学医的人必须熟读《黄帝内经》原文，弄清基本概念，这样才能有自己的主见，也不至于违背自然规律。

好，我们看一下霹雳散这个方子。

桂枝六两、公丁香四两、草果二两、川椒（炒）五两、小茴香（炒）四两、薤白四两、高良姜三两、吴茱萸四两、五灵脂二两、降香五两、乌药三两、干姜三两、石菖蒲二两、防己三两、槟榔二两、荜澄茄五两、附子三两、细辛二两、青木香四两、薏苡仁五两、雄黄五钱。

上药共碾为细末，用开水和服。大人每次服三钱，病重者服五钱；小孩减半。另外，病重的人可连续服多次，以痛止厥回或泻止筋不转为度。那么这个霹雳散方呢，主治燥邪引起的吐泻腹痛，甚至四肢厥冷，转筋腿痛，肢体麻木，起卧不安，烦躁不宁，甚至六脉都摸不到，阴毒发斑，疝瘕等症，及一切寒凝积聚。寒邪轻的不可多服，寒邪重的也不可少服，直到治愈为止，不是感受寒、燥、湿三种阴邪的不可服。

《黄帝内经》中有五疫的记载，五行偏盛到极点都可以导致疫病，虽然戾气致病，多表现为热病，但是燥金寒湿引起的疫病也时有发生。风、火、暑三者属阳邪，与秽浊戾气相合，就是温疫。湿、燥、寒三者属阴邪，与秽浊之气相合，就是寒疫。现在症见肢体麻木，小腿转筋，手足厥冷，吐泻腹痛，胸胁疼痛，甚至恶寒口渴喜凉。《黄帝内经》说，雾气伤人上部，湿邪伤人下部，本证是燥金寒湿之气直伤经筋，由大络至别络，直至内伤三阴经所连属的脏腑，导致转筋入腹，难以救治。又吐又泻是阴阳逆乱的表现。疼痛是燥邪与湿土相搏击之缘故，口渴喜冷饮，伤寒证少阴篇里面称之为自利而渴属少阴病，故引水自救。颜面红赤，为阴邪上逼，阳气不能潜降，称为戴阳证，病人全身恶热喜凉，这是阴邪在内，阳气无以依附而外散，阴病反见阳证，表明水极似火，说明阴邪很重，各种阳证已呈现，只有脐痛剧烈而拒按，才是真寒假热证，这一点绝不可以有失误。

所以设立的方中荟萃了温善三阴经的刚燥苦热的药物，迅速温补脏腑的阳气，又重用芳香的药物，以去除秽浊之气。一方面，由脏腑至别络大络，从经筋经络外达皮毛。另一方面，由脏腑经络以里通六腑，外达九窍，使阴寒之邪、秽浊之气一起解除，这是扶阳益阴的方法。这就是离照当空，群阴退避的意思。

另外，此证从唐宋以后，医生都不知道是燥气所为，凡遇到前面的病证，统称为痧。近来竟然有论述痧证的专书，这些书捕风捉影，杂乱无章，害人不浅。就是痧证，这个痧是刮痧的痧，就是痧证也没有不与天地间之瘴气有关的，究竟是感上了什么邪气呢？不能明确指出，所以立方毫无针对性。错误的根源在前人称燥邪不会致病，又有燥气化热的理论。我也受到这些观点的影响，在初写这本书的时候，再三考虑，在正文当中，只有化气的火热，而无胜气的寒证，在杂说中才写下燥气论进行补充。

"燥邪不会致病"的错误最早见于《素问·阴阳应象大论》，没有秋伤于燥这条，把长夏伤于湿又错写成秋伤于湿，以致后人认为无燥证，却不知道在《天元纪》《气交变》《五运行》《五常政》《六微旨》诸篇列出的六气，燥气致病与其他各气是一样的，这怎么说燥气不能致病呢？《黄帝内经》说，风为百病之长，是引起各种疾病的重要因素。风属木，主仁。《易经》说，元者善之长也，得生生之机，开生化之源，风尚且能导致各种疾病，何况金气还是杀戾之气呢？欧阳氏说，商是伤之义，这个商是五音之一，是肺经的这个五音之一，商是伤之义，另外后面的伤是伤害的伤。欧阳氏说，商是伤之义，主收敛，刑杀。燥气伤人最快，病情最重，还有不到一天就死亡的，我亲眼见到过这种病例，深感痛心，所以反复强调这个问题，以引起大家的注意。

好，关于《温病条辨·上焦篇》就全部讲完了。从下节课开始，我们将会讲《温病条辨卷二·中焦篇》。好，这节课讲到这里，谢谢大家！

好，我们继续讲《温病条辨》。今天我们讲《温病条辨卷二·中焦篇》之风温、温热、温疫、温毒、冬温。

◎一、面目俱赤，语声重浊，呼吸俱粗，大便闭，小便涩，舌苔老黄，甚则黑有芒刺，但恶热，不恶寒，日晡益甚者，传至中焦，阳明温病也。脉浮洪躁甚者，白虎汤主之；脉沉数有力，甚则脉体反小而实者，大承气汤主之。暑温、湿温、温疟，不在此例。

　　阳明之脉荣于面，《伤寒论》谓阳明病面缘缘正赤，火盛必克金，故目白睛亦赤也。语声重浊，金受火刑而音不清也。呼吸俱粗，谓鼻息来去俱粗，其粗也平等，方是实证；若来粗去不粗，去粗来不粗，或竟不粗，则非阳明实证，当细辨之，粗则喘之渐也。大便闭，阳明实也。小便涩，火腑不通，而阴气不化也。口燥渴，火烁津也。舌苔老黄，肺受胃浊，气不化津也（按《灵枢》论诸脏温病，独肺温病有舌苔之明文，余则无有。可见舌苔乃胃中浊气，熏蒸肺脏，肺气不化而然），甚则黑者，黑，水色也，火极而似水也，又水胜火，大凡五行之极盛，必兼胜己之形。芒刺，苔久不化，热极而起坚硬之刺也；倘刺软者，非实证也。不恶寒，但恶热者，传至中焦，已无肺证，阳明者，两阳合明也，温邪之热，与阳明之热相搏，故但恶热也。或用白虎，或用承气者，证同而脉异也，浮洪躁甚，邪气近表，脉浮者不可下，凡逐邪者，随其所在，就近而逐之，脉浮则出表为顺，故以白虎之金飙以退烦热。若沉小有力，病纯在里，则非下夺不可矣，故主以大承气。按吴又可《温疫论》中云：舌苔边白但见中微黄者，即加大黄，甚不可从。虽云伤寒重在误下，温病重在误汗，即误下不似伤寒之逆之甚，究竟承气非可轻尝之品，故云舌苔老黄，甚则黑有芒刺，脉体沉实，的系燥结痞满，方可用之。

或问：子言温病以手经主治，力辟用足经药之非，今亦云阳明证者何？阳明特非足经乎？曰：阳明如市，胃为十二经之海，土者万物之所归也，诸病未有不过此者。前人云伤寒传足不传手，误也，一人不能分为两截。总之伤寒由毛窍而溪，溪、肉之分理之小者；由溪而谷，谷、肉之分理之大者；由谷而孙络，孙络、络之至细者；由孙络而大络，由大络而经，此经即太阳经也。始太阳，终厥阴，伤寒以足经为主，未始不关手经也。温病由口鼻而入，鼻气通于肺，口气通于胃。肺病逆传则为心包，上焦病不治，则传中焦，胃与脾也，中焦病不治，即传下焦，肝与肾也。终上焦，始下焦，温病以手经为主，未始不关足经也，但初受之时，断不可以辛温发其阳耳。盖伤寒伤人身之阳，故喜辛温甘温苦热，以救其阳；温病伤人身之阴，故喜辛凉甘寒甘咸，以救其阴。彼此对勘，自可了然于心目中矣。

白虎汤

（方见上焦篇）

大承气汤方

大黄（六钱）　芒硝（三钱）　浓朴（三钱）　枳实（三钱）

水八杯，先煮枳、朴，后纳大黄、芒硝，煮取三杯。先服一杯，约二时许，得利止后服，不知，再服一杯，再不知，再服。

〔方论〕此苦辛通降咸以入阴法。承气者，承胃气也。盖胃之为腑，体阳而用阴，若在无病时，本系自然下降，今为邪气蟠踞于中，阻其下降之气，胃虽自欲下降而不能，非药力助之不可，故承气汤通胃结，救胃阴，仍系承胃腑本来下降之气。非有一毫私智凿于其间也，故汤名承气。学人若真能透彻此义，则施用承气，自无弊窦。大黄荡涤热结，芒硝入阴软坚，枳实开幽门之不通，浓朴泻中宫之实满（浓朴分量不似《伤寒论》中重用者，治温与治寒不同，畏其燥也）。曰大承气者，合四药而观之，可谓无坚不破，无微不入，故曰大也。非真正实热蔽痼，气血俱结者，不可用也。若去入阴之芒硝，则云小矣；去枳、朴之攻气结，加甘草以和中，则云调胃矣。

面红目赤，语言重浊，呼吸气粗，大便闭结，小便不畅，舌苔老黄，严重时舌苔黑有芒刺，只怕热不恶寒，日晡（相当于下午三点到五点）发热加重，这是病邪传入中焦的阳明温病。如脉象浮洪躁急，用白虎汤治疗；脉沉数有力，甚至脉体反小而实，用大承气汤治疗。暑温、湿温、温疟治疗方法不包括在此内。

阳明经脉行于面部，所以《伤寒论》说，阳明病满面红赤。火邪亢盛到一定程度就会克伐肺金，所以眼白发红。肺受热浊，清肃失常，故语言重浊不清，呼吸气粗。如果病人呼气和吸气都粗大均匀，这才是实证。如果病人吸气又粗又深而呼气浅短，或呼气深大而吸气浅短，或者呼吸都不粗大，这些都不是阳明腑实证，应当仔细地分辨，气粗是气喘的轻证。大便闭结属阳明腑实，小便不畅，是火腑不通，分清泌浊失常之缘故，大家都知道大便闭结阳明腑实证用大承气汤，小便不畅，火腑不通，分清泌浊失常呢？好多都有这个心火下注小肠的，用导赤散的，是吧？这个我们是复习一下之前学的知识。舌红干燥而渴，这是热邪灼伤津液。舌苔老黄为胃中之浊气上蒸，肺气不化津液所致。按照《黄帝内经·灵枢》中记载的，诸脏温病只有肺脏温病有舌苔的记载，其余的都没有。可见，舌苔是胃中浊气熏蒸肺脏，肺气不化津而形成，严重时舌苔变黑。黑色是水的颜色，是肾水，如热到极点就会出现似水的征象，于是舌苔由老黄转为黑苔，这是水胜火的表现。芒刺是舌苔久不退化，热到极点而形成较硬的肉刺，如果是软刺那就不是腑实证。病邪从表传到中焦，已无手太阴肺位的证候，所以不恶寒，病在中焦阳明，阳明是两阳和明之意，温热之邪与阳明之热相搏击，所以它只怕热。阳明证有时用白虎汤治疗，有时用承气汤治疗，这要取决于脉。脉浮洪燥盛，这表明邪气仍接近肌表，脉浮则不可用下法，用白虎汤清泻阳明经的邪热。如脉沉数有力，甚至脉体小而实，这表明病邪完全在里，非用攻下腑实的大承气汤不可。吴又可在《温疫论》中说：舌苔两边白，仅见中间微黄，就可加大黄，这种观点我吴鞠通实难苟同，虽然说伤寒病在治疗时应着重注意不要误用下法，温病在治疗时应着重注意不要误用汗法。即使温病误用了下法，危害也没有伤寒那样严重，但承气汤毕竟不是轻易可以品尝的汤剂，所以说只有舌苔老黄，甚至苔黑焦而燥，有芒刺，脉象沉实有力，属于燥结痞满的病人才可以用它。

有人问：你曾经说过温病的治疗宜以手经为主，而极力反对用足经的药，现在又讲足阳明证，这是个什么道理呢？难道阳明胃不是足经？我认为阳明如市，胃是十二经之海，如万物都要回归到土一样，所有的疾病都会影响到胃。古人说：伤寒传足不传手，这个是错误的，一个人不能分为两部分，伤寒是由于病邪由毛孔进入谿，谿是肌腠中浅而细小的地方，由谿传到谷。这个谿是溪水的溪去掉三点水再加一个谷啊，这个字是一个不常用的字，它是指比谷还要小的，这个谿又像谷一样，所以说它用奚和谷合在一起，也叫谿。所以由毛孔进入谿，谿是肌肤腠理中浅而细小的地方，而由谿传到谷，这个谷是山谷的谷，谷呢是肌肤腠理中深而大的地方，由谷传到孙络，孙络是络中最小的地方，由孙络又传到大络，由大络又传到经，而经就是指太阳经，从太阳经开始到厥阴经止，因此伤寒的传变以足经为主，不一定与手经无关。温热之邪从口鼻进入到体内，鼻气与肺相通，口气与胃相通，肺胃的病邪不解就会逆传心包，上焦的病治不好就会传到中焦的脾胃，中焦的病治不好就会传到下焦的肝肾，温病的病变从上焦开始到下焦截止，所以温病的传变虽然以手经为主，亦并非始终与足经无关。但温病在初起的时候，绝对不可以用辛温的药来发散阳气，伤寒易伤人体的阳气，所以宜用辛温、甘温、苦热的药来挽救已伤的阳气。温病易伤人体的阴津，所以宜用辛凉、甘寒、甘咸的药物来补救已伤的阴津，把伤寒和温病进行对比，各自的特点在心中就非常清楚了。

好，关于这个白虎汤我们在上焦篇已经讲过了（方见上焦篇）。大承气汤是苦辛通降、咸以入阴法。

大黄六钱、芒硝三钱、厚朴三钱、枳实三钱。

上药加水八杯，先煎煮枳实、厚朴，后加入大黄、芒硝，煎煮后取药汁三杯，先服一杯，约四小时后，如大便已通，就停止服剩下的药汁，如果大便仍未通，再服一杯，然后大便还不通，再服一杯。

承气就是承接胃气的意思，胃腑的功能属阳，而以阴液为本。在正常的时候胃气主降，如果邪气盘踞胃腑，胃失和降，不用药物调理则不可恢复。承气汤可疏通胃结，救护胃阴，顺承胃腑本来下降之气，故命名为承气汤。读者如果真能掌握此方的含义，使用承气汤时绝不会出现错误。方中的大黄能荡涤热结，芒硝软坚润燥，枳实、厚朴行气消满，这里厚朴的用量没有《伤寒论》中的重，是因为治温和治寒不同，害怕厚朴温燥太过，所以这个用量就没有《伤寒论》的用量重。之所以称为大承气，是因为这四种药物合用，有无坚不破，无微不入的功效。如不是真正的实热痼结，气血闭郁不通，则不可使用。如减去芒硝则为小承气汤，减去行气消满的枳实、厚朴，加入调和中气的甘草，就称为调胃承气汤。

◎二、阳明温病，脉浮而促者，减味竹叶石膏汤主之。

脉促，谓数而时止，如趋者遇急，忽一蹶然，其势甚急，故以辛凉透表重剂，逐邪外出则愈。

减味竹叶石膏汤方

（辛凉合甘寒法）

竹叶（五钱）　石膏（八钱）　麦冬（六钱）　甘草（三钱）

水八杯，煮取三杯，一时服一杯，约三时令尽。

阳明温病，脉象浮数而促，宜用减味竹叶石膏汤。

促脉是指脉来急数，时有歇止的脉象，好像走路走得很快的人突然遇到危急的情况之下跌倒了一样，病势危急用辛凉透表的重剂，驱邪外出，疾病才会痊愈。

好，我们看一下减味竹叶石膏汤方，为辛凉合甘寒法：

竹叶五钱、石膏八钱、麦冬六钱、甘草三钱。

上药加水八杯，煎煮后取药汁三杯，约两小时服一杯，在六小时之内服完。

◎三、阳明温病，诸证悉有而微，脉不浮者，小承气汤微和之。

以阳明温病发端者，指首条所列阳明证而言也，后凡言阳明温病者仿此。诸证悉有，以非下不可，微则未至十分亢害，但以小承气通和胃气则愈，无庸芒硝之软坚也。

阳明温病的各种症状都有，但都比较轻微，脉象不浮，可用小承气汤治疗。凡是句首标明为阳明温病，一定包括本讲第一条列举的各种症状，后文讲阳明温病也以此为准。既然阳明温病的各种症状都有，那就非用下法不可。所谓微是指症状没有达到十分严重的程度，只需用小承气汤，通调胃气就可以痊愈，不必用芒硝软坚散结。

◎四、阳明温病，汗多谵语，舌苔老黄而干者，宜小承气汤。

汗多，津液散而大便结，苔见干黄，谵语因结粪而然，故宜承气。

阳明温病，症见汗多谵语，舌苔老黄而干燥，宜用小承气汤治疗。出汗多，则津液消耗以致大便秘结，舌苔老黄而且干燥，有时谵语，这都是由于燥粪所致，故宜用小承气汤治疗。

◎五、阳明温病，无汗，小便不利，谵语者，先与牛黄丸；不大便，再与调胃承气汤。

无汗而小便不利，则大便未定成硬，谵语之不因燥屎可知。不因燥屎而谵语者，犹系心包络证也，故先与牛黄丸，以开内窍，服牛黄丸，内窍开，大盒饭下，盖牛黄丸亦有下大便之功能。其仍然不下者，无汗则外不通；大小便俱闭则内不通，邪之深结于阴可知。故取芒硝之咸寒，大黄、甘草之甘苦寒，不取枳、朴之辛燥也。伤寒之谵语，舍燥屎无他证，一则寒邪不兼秽浊，二则由太阳而阳明；温病谵语，有因燥屎，有因邪陷心包，一则温多兼秽，二则自上焦心肺而来，学人常须察识，不可歧路亡羊也。

阳明温病，症见无汗，小便不利，谵语，首先用安宫牛黄丸，服药后大便仍然不通者，再用调胃承气汤。如无汗且小便不利，津液就不会（丢失）严重，大便也不一定硬结，因此谵语就不一定是燥粪引起的，不因燥粪出现的谵语，很可能是热入心包所致，所以要先以安宫牛黄丸清心开窍，服药后心窍已开大便应该通，因安宫牛黄丸也有通便的效果。如大便仍然不通，这种无汗，是体表之气不得疏通的缘故，大小便都闭结，表明体内的气机不通，病邪深结在内，就可想而知了。调胃承气汤当中用咸寒的芒硝、甘苦寒的大黄、甘草，而不用辛燥的枳实、厚朴。伤寒出现谵语，除燥粪外没有其他原因，一方面寒邪不兼秽浊，也无秽浊阻窍，另一方面病邪是从太阳经传入阳明胃经的。温病的谵语有的是因燥粪，有的是因邪热内陷心包，温邪多兼夹秽浊，且邪热从肺入心，宜内陷心包，这种情况作为医生的应该全面掌握，以免造成误诊。

◎六、阳明温病，面目俱赤，肢厥，甚则通体皆厥，不瘛，但神昏，不大便，七、八日以外，小便赤，脉沉伏，或并脉亦厥，胸腹满坚，甚则拒按，喜凉饮者，大承气汤主之。

此一条须细辨其的是火极似水、热极而厥之证，方可用之，全在目赤、小便赤、腹满坚、喜凉饮定之。

大承气汤

（方法并见前）

阳明温病，病人颜面发红，双目红赤，四肢发凉，甚至全身发冷。虽无抽搐，但神志昏迷，大便已七八天未解，小便黄赤，脉象沉伏。这个伏是埋伏的伏，沉在最下面，或重按也不易触及。胸腹硬满，甚至拒按，口渴喜冷饮，宜用大承气汤治疗。这一条的关键是要认清火极似水的症状和热极生厥的病机，否则就不能用大承气汤。辨证的重点是在于双目红、小便赤、胸腹硬满，渴喜冷饮等证候。

◎七、阳明温病，纯利稀水无粪者，谓之热结旁流，调胃承气汤主之。

　　热结旁流，非气之不通，不用枳、朴，独取芒硝入阴以解热结，反以甘草缓芒硝急趋之性，使之留中解结，不然，结不下而水独行，徒使药性伤人也。

　　吴又可用大承气汤者非是。

阳明温病，泻下物完全是粪水而无粪便的，我们称之为热结旁流，用调胃承气汤治疗。热结旁流并非腑气不通，所以不必用枳实、厚朴行气，只用芒硝入阴分，泄热散结，同时用甘草制约芒硝峻猛的药性，达到缓下的目的，否则燥屎不得下，只有水液下行，这样白白地损耗了人体的正气。吴又可用大承气汤治疗本证，显然是有失偏颇的。《温病条辨》虽然说热结旁流用的是调胃承气汤，吴又可用的是大承气汤，但是我们在考试的过程当中很多热结旁流的答案，它的选项也是大承气汤，所以说我们并不能说《温病条辨》说的答案就是我们考试的答案，但是它肯定是用承气汤类。至于是大承气汤还是调胃承气汤那就要看情况了，反正热结旁流肯定是要通下，这个方法呢，我在中医基础理论讲课或者平时讲课都已经讲到，这个叫通因通用。

◎八、阳明温病，实热壅塞为哕者下之。连声哕者，中焦；声断续，时微时甚者，属下焦。

　　《金匮》谓哕而腹满，视其前后，知何部不利，利之即愈。阳明实热之哕，下之里气得通则止，但其兼证之轻重，难以预料，故但云下之而不定方，以俟临证者自为采取耳。再按：中焦实证之哕，哕必

连声紧促者，胃气大实，逼迫肺气不得下降，两相攻击而然。若或断
或续，乃下焦冲虚之哕，其哕之来路也远，故其声断续也，治属下焦。

阳明温病，由于实热盛，气机壅塞，肺气不降，发生呃逆，治疗时应用
下法，呃逆连续是属于中焦病变，呃逆呈时断时续，时轻时重，是属于下焦
病变。

《金匮要略》说：呃逆因腹胀所致的，应当询问大便和小便的情况，看
属何处不通，利其小便或通其大便，呃逆就可治愈。阳明实热引起的呃逆，
通便后腑气得通，呃逆就会停止。但是兼夹的证候轻重不一，难以预料，所
以只介绍用下法，却没有介绍指定的方剂。临床医生可根据情况灵活选用，
另外中焦燥实引起的呃逆，呃逆声连续不断，这是胃气大实，迫使肺气下降，
两者相互冲击所致。如呃逆时断时续，多是下焦冲脉虚，这种呃逆来路远，
所以时断时续，治疗属下焦病变。我们在学针灸的时候，说有些穴位可以治
疗呃逆，在这里我们可以找到它的机制。比方说公孙穴为什么可以治疗呃逆，
因为公孙穴它能通冲脉，而这种呃逆呢，最好是时断时续的这种呃逆，为什
么呢？因为时断时续的呃逆，它的原因多半是下焦冲脉虚，而公孙是通冲脉
的，以通冲脉治呃逆。这里我们讲的是题外话，讲一些针灸。但是呢，有一
些呃逆是属实证的，我们可以用天枢、中脘，把胃中的实气往下导，有的呃
逆可以用内关，因为"心胸内关谋"，治疗呃逆的穴位特别多。所以说，我
们在知道某一些穴位或者某一些药能够治疗某一些症状的时候，一定要多问
几个为什么。比如说公孙穴为什么能够治疗呃逆？那么这种治疗呃逆和内关
治疗呃逆有哪些不同呢？当你多问几个为什么的时候，再把这些原理搞清楚
的时候，那么中医的基础理论就了然于胸了，而不至于什么病用什么穴位，
什么病用什么药，处于那种比较低级的阶段。

◎九、阳明温病，下利谵语，阳明脉实，或滑疾者，小承气汤主之；脉
　不实者，牛黄丸主之，紫雪丹亦主之。

　　下利谵语，柯氏谓肠虚胃实，故取大黄之濡胃，无庸芒硝之润肠。
本论有脉实、脉滑疾、脉不实之辨，恐心包络之谵语而误以承气下之

也，仍主芳香开窍法。

小承气汤

（苦辛通法重剂）

大黄（五钱） 浓朴（二钱） 枳实（一钱） 水八杯，煮取三杯，先服一杯，得宿粪，止后服，不知再服。

调胃承气汤

（热淫于内，治以咸寒，佐以甘苦法）

大黄（三钱） 芒硝（五钱） 生甘草（二钱）

牛黄丸

（方论并见上焦篇）

紫雪丹

（方论并见上焦篇）

阳明温病，出现下利谵语，右手关脉迟或者滑疾的，疾就是快啊，疾病的疾，应用小承气汤治疗，如脉象不实，应用安宫牛黄丸治疗，也可服用紫雪丹。下利谵语，柯韵伯认为是肠虚胃实，所以只用大黄泻胃热，不必用芒硝润肠通便。本条中有脉迟、脉滑疾与脉不实的区别，担心热陷心包而发生谵语，而误用承气汤攻下，这种谵语仍然要用芳香开窍法治疗。

小承气汤方是苦辛通法重剂：

大黄五钱、厚朴二钱、枳实一钱。

上药加水八杯，煎煮后取药汁三杯，先服一杯，如大便通，停止服，如大便不通，继续服。

调胃承气汤是热淫于内，治以咸寒，佐以甘苦法：

大黄三钱、芒硝五钱、生甘草二钱。

至于安宫牛黄丸和紫雪丹，我们在上焦篇已经讲过，这里就不啰嗦了。

◎十、温病三焦俱急，大热大渴，舌燥。脉不浮而燥甚，舌色金黄，痰涎壅甚，不可单行承气者，承气合小陷胸汤主之。

三焦俱急，谓上焦未清，已入中焦阳明，大热大渴，脉躁苔焦，阳土燥烈，煎熬肾水，不下则阴液立见消亡，下则引上焦余邪陷入，恐成结胸之证。故以小陷胸合承气汤，涤三焦之邪，一齐俱出，此因病急，故方亦急也，然非审定是证，不可用是方也。

承气合小陷胸汤方

（苦辛寒法）

生大黄（五钱）　浓朴（二钱）　枳实（二钱）　半夏（三钱）

栝蒌（三钱）　黄连（二钱）

水八杯，煮取三杯，先服一杯，不下，再服一杯，得快利，止后服，不便再服。

温病，邪热延及三焦，症见身大热，口大渴，舌苔黄而干燥，脉象不浮而躁动明显，喉中痰涎壅盛，不可单纯用承气汤，而应以承气汤合小陷胸汤一起治疗。

"三焦俱急"是指上焦手太阴肺的邪热未解，又深入中焦阳明，出现身大热，口大渴，脉洪大，苔黄而干燥等证候，阳明燥热盛一定会煎熬肾水，延及下焦，此时如不用下法，津液将立即消失，用下法，又恐引上焦之余邪内陷形成结胸证。所以用小陷胸汤合承气汤，清泻三焦的邪热。因病情危急所用之方亦很峻猛，因此若不属于这类的病症，绝对不可使用此方。

好，我们看一下苦辛寒法的这个承气合小陷胸汤方：

生大黄五钱、厚朴二钱、枳实二钱、半夏三钱、栝（瓜）蒌三钱、黄连二钱。

上药加水八杯，煎煮后取药汁三杯，先服一杯，大便不下再服一杯，如出现大泻，停服剩下药汁。

◎十一、阳明温病，无上焦证，数日不大便，当下之，若其人阴素虚，不可行承气者，增液汤主之。

服增液汤已。周十二时观之，若大便不下者，合调胃承气汤微和之。

此方所以代吴又可承气养荣汤法也。妙在寓泻于补，以补药之体，作泻药之用，既可攻实，又可防虚。余治体虚之温病，与前医误伤津液、不大便、半虚半实之证，专以此法救之，无不应手而效。

增液汤方

（咸寒苦甘法）

元参（一两）　麦冬（连心，八钱）　细生地（八钱）　水八杯，煮取三杯，口干则与饮，令尽，不便，再作服。

〔方论〕温病之不大便，不出热结液干二者之外。其偏于阳邪炽甚，热结之实证，则从承气法矣；其偏于阴亏液涸之半虚半实证，则不可混施承气，故以此法代之。独取元参为君者，元参味苦咸微寒。壮水制火，通二便，启肾水上潮于天，其能治液干，固不待言，本经称其主治腹中寒热积聚，其并能解热结可知。麦冬主治心腹结气，伤中伤饱，胃络脉绝，羸瘦短气，亦系能补能润能通之品，故以为之佐。生地亦主寒热积聚，逐血痹，用细者。取其补而不腻，兼能走络也。三者合用，作增水行舟之计，故汤名增液，但非重用不为功。

本论于阳明下证，峙立三法：热结液干之大实证，则用大承气；偏于热结而液不干者，旁流是也，则用调胃承气；偏于液干多而热少者，则用增液，所以回护其虚，务存津液之心法也。

按吴又可纯恃承气以为攻病之具，用之得当则效，用之不当，其弊有三：一则邪在心包、阳明两处，不先开心包，徒攻阳明，下后仍然昏惑谵语，亦将如之何哉？吾知其必不救矣。二则体亏液涸之人，下后作战汗，或随战汗而脱，或不蒸汗徒战而脱。三者下后虽能战汗，以阴气大伤，转成上嗽下泄，夜热早凉之怯证，补阳不可，救阴不可，有延至数月而死者，有延至岁余而死者，其死均也。在又可当日，温疫盛行之际，非寻常温病可比，又可创温病治法，自有矫枉过正不暇详审之处，断不可概施于今日也。本论分别可与不可与、可补不可补之处，以俟明眼裁定，而又为此按语于后，奉商天下之欲救是证者。至若张氏、喻氏，有以甘温辛热立法者，湿温有可用之处，然须兼以苦泄淡渗，盖治外邪，宜通不宜守也，若风温、温热、温疫、温毒，断不可从。

阳明温病，没有上焦的症状，大便几天不解，仍可用下法。如病人平素阴虚不能用承气汤，应用增液汤治疗。服用增液汤后，经过一昼夜，大便仍然不下的，应配合调胃承气汤轻下。这是取代吴又可承气养荣汤的治法，此方的特点是寓泻于补，使补药起到泻药的作用，既可攻下实邪又可防止阴虚。我治疗阴虚体质的温病病人，及以前医生误治后伤津液的，以致大便不通、虚实夹杂的病证，专门用这种方法治疗，没有不药到病除的。

好，我们看一下，增液汤方是咸寒苦甘法：

玄参一两、麦冬八钱、细生地八钱。

上药加水八杯，煎煮后取药汁三杯，病人口干就饮，直到饮完为止，如果仍然大便不通，可按照前面的方法继续煎服。

温病大便不通，主要有热结和阴液干涸两种情况，其中热邪炽盛，燥屎内结的实证，就用承气汤治疗，阴液枯竭的半虚半实证，则不可乱用承气汤，可用本方代替，也就是增液汤。之所以用玄参为君药，是因为玄参味苦咸微寒，能滋阴泻火，亦能通二便，滋肾润肺，能治疗阴液涸竭的证候。《神农百草经》中说，玄参能主治腹中的寒热积聚，玄参能散热结也是理所当然的，又说麦冬主治心腹结气，脾胃虚弱，食积停滞，胃络不通，消瘦短气，因此也具有补虚、润燥、通下的作用，所以用麦冬作为佐药。《神农本草经》还说：生地也能主治寒热积聚，祛除血痹，用细的生地是因为细生地补而不腻且能通络，这三种药合在一起，能起增水行舟的作用，所以此方命名为增液汤。但每味药物都要重用，否则没有效果。好，增水行舟增液汤，我是在之前的讲课中讲了太多次了，我这里就不啰嗦了，而且之前我也讲过桃红四物汤里面，我们用生地，不用熟地，不仅仅是因为熟地的滋腻性强，还因为生地能逐除血瘀，它具有一定的活血化瘀、主治寒热积聚的功效，而这个功效呢，是四大经典的《神农本草经》说的。本篇论述阳明温病适合用下法的病症，指出了三种治法：热结津液干枯的大实证，用大承气汤，偏于热结而津液不干的热结旁流证用调胃承气汤，偏于液干而热结不明显的用增液汤，增液汤是保护体虚存津液的方法。吴又可用承气汤作为祛邪的主要方剂，如使用得好，的确有效，使用不当，则有三种弊病：第一是，病邪既在手厥阴心包又在足阳明胃，如不先服清心开窍的药，只攻阳明腑实，服药后仍然神昏谵语，那该怎么办呢？我认为这样的病症难以救治，这是三种弊病的第一种。第二是，体质虚弱，津液枯竭的病人，攻下后出现战汗，有的因汗出过多而成脱证，有的没有汗出只战栗而成脱证，这是第二种弊病。第三是，攻下后虽有战汗，阴经和阳气大伤，转成上嗽下泄，夜热早凉的虚证。这种情况既不能补阳，又不能补阴，有的病人过几天就死了，有的病人过一年也死了，最终难免一死。在吴又可行医的年代温疫流行，温疫病比一般的温病更严重，他最早创建了温病的治法，难免有矫枉过正不够全面的地方，因此，绝对不可以把他治温疫的方法用来治疗现在的温病。而本篇分别论述了可用攻下和不可用攻下，可补益与不可补益的不同情况，这就需要比较高明的医生辨证准确，灵活运用。另外，我又为此写下了按语：与当今温病的医生讨论。至于张景岳、喻嘉言有用甘温、辛热立法的，这种治法对温病可用，然而还要兼用苦泄、淡渗的方法，治疗外邪宜攻不宜补，像风温、温热、温疫、温毒等，绝对不可用甘温、辛热的这些治法。

◎十二、阳明温病，下后汗出，当复其阴，益胃汤主之。

　　温热本伤阴之病，下后邪解汗出，汗亦津液之化，阴液受伤，不待言矣，故云当复其阴。此阴指胃阴而言，盖十二经皆禀气于胃，胃阴复而气降得食，则十二经之阴皆可复矣。欲复其阴，非甘凉不可。汤名益胃者，胃体阳用阴，取益胃用之义也。下后急议复阴者，恐将来液亏燥起，而成干咳身热之怯证也。

益胃汤方

（甘凉法）

沙参（三钱）　麦冬（五钱）　冰糖（一钱）　细生地（五钱）

玉竹（炒香，一钱五分）

水五杯，煮取二杯，分二次服，渣再煮一杯服。

阳明温病，用通下法后，病人汗出应滋养阴津，宜用益胃汤治疗。温热病以伤阴为主，使用通下法后邪气解除汗液自然外出，汗液是津液化生的，阴液也会受伤，所以要先补阴液，此处所说的阴液主要是指"胃阴"。十二条经脉的阴液是承受胃的津气，这个津是三点水的津。胃阴恢复，胃气就能降，饮食就会增加，这样十二经的阴液才可恢复，要恢复胃阴非用甘凉的药物不可。本方命名为"益胃"，胃的功能属阳而以阴液为本，益胃就是补益胃阴的意思。通下后立即复阴，复阴就是恢复阴，是担心下后阴液亏耗引起燥下，出现干咳身热的虚证。

好，我们看一下，甘凉法的益胃汤方，和沙参麦冬汤差不多，稍有差异而已。

沙参三钱、麦冬五钱、冰糖一钱、细生地五钱、玉竹一钱五分。

上药加水五杯，煎煮后取药汁二杯，分二次服用，药渣再煎煮一次，取药汁再服一杯。

◎十三、下后无汗脉浮者，银翘汤主之；脉浮洪者，白虎汤主之；脉洪而芤者，白虎加人参汤主之。

此下后邪气还表之证也。温病之邪，上行极而下，下行极而上，下后里气得通，欲作汗而未能，以脉浮验之，知不在里而在表，逐邪者随其性而宣泄之，就其近而引导之，故主以银翘汤，增液为作汗之具，仍以银花、连翘解毒而轻宣表气，盖亦辛凉合甘寒轻剂法也。若浮而且洪，热气炽甚，津液立见销亡，则非白虎不可。若洪而且芤，金受火克。元气不支，则非加人参不可矣。

银翘汤方

（辛凉合甘寒法）

银花（五钱）　连翘（三钱）　竹叶（二钱）　生甘草（一钱）

麦冬（四钱）　细生地（四钱）

白虎汤、白虎加人参汤

（方论并见前）

病人用通下法治疗后，出现无汗脉浮，用银翘汤来治疗。这个银翘汤和银翘散不是一样的，银翘散是我们在上焦篇讲的，这个银翘汤是我们在中焦篇用的。如脉象浮洪，可用白虎汤治疗；如脉洪大而有芤象，宜用白虎加人参汤治疗。

我们看银翘汤方是辛凉合甘寒法：

金银花五钱、连翘三钱、竹叶二钱、生甘草一钱、麦冬四钱、生地四钱。

这是用过通下后，邪气从里出表的病症，温热之邪上行到极点就会往下，下行到极点就会往上，温病下后里气得通，应有汗出，而现在没有汗出，脉浮提示病邪不在里而在肌表，这时应根据病邪所在的部位，采取清宣和清泻的方法，使病邪通过最近的途径排出体外，所以用银翘汤，增加津液，充实汗源。方中金银花、连翘是清热解毒，清宣表气，是辛凉甘寒的轻剂。如脉浮而且洪大，是邪热炽盛，津液即将消亡的表现，非用白虎汤清热生津不可。如脉洪大而成芤象，这是肺金被邪热克伐，元气衰竭不支（元气衰败到极点了，不能支撑了），必须用白虎加人参汤。这里有一句话很经典，"使病邪通过最近的途径排出体外"，"最近的途径"这句话适用于任何时候，如果邪在表，我们通过肌表来把它发出去，如果邪在里我们用攻下的方法，就是下法。为什么呢？因为邪在里，通过表面跑不出来，只能通过大小便走。要么是用汗法，要么是下法，汗法是邪在表，下法是邪在里，那么还有一种呢？它既不在表又不在里，那怎么办呢？那少阳证需要和解，所以叫和解少阳，你看小柴胡汤就是和解剂，什么叫和解剂呢？该出去的出去，该下去的下去，调和一下。那还有一种叫表里双解剂呢？就是既有表证又有里证，所以既有治表的药，又有治里的药叫表里双解剂，比较有代表性的防风通圣散，它就是表里双解剂。你看解表的，麻黄汤、桂枝汤、银翘散，这都是表证的方剂。里证的是承气汤，这是明显的里证。那和解剂呢，小柴胡汤。表里双解剂，表证里证一起上的是防风通圣散。我举几个例子是开拓一下大家的思路，就是使病邪通过最近的途径排出体外，或者是解决。当然还有消法，比如说肿瘤，也就相当于积聚、包块、癥瘕、瘿瘤、瘰疬，这个我们就要消散它，通过消法，软坚散结，活血化瘀，那又是一种。所以说，这些治法都是根据病邪所在的位置以及病邪的性质所决定的。

◎十四、下后无汗，脉不浮而数，清燥汤主之。

　　无汗而脉数，邪之未解可知，但不浮，无领邪外出之路，既下之后，又无连下之理，故以清燥法，增水敌火，使不致为灾，一半日后相机易法，即吴又可下后间服缓剂之法也。但又可清燥汤中用陈皮之燥，柴胡之升，当归之辛窜，津液何堪！以燥清燥，有是理乎？此条乃用其法而不用其方。

清燥汤方
（甘凉法）

麦冬（五钱）　知母（二钱）　人中黄（一钱五分）　细生地（五钱）　元参（三钱）

水八杯，煮取三杯。分三次服。

〔加减法〕咳嗽胶痰，加沙参（三钱），桑叶（一钱五分），梨汁（半酒杯），牡蛎（三钱），牛蒡子（三钱）。按吴又可咳嗽胶痰之证，而用苏子、橘红、当归，病因于燥而用燥药，非也，在湿温门中不禁。

用通下法治疗后，病人无汗，但脉象不浮而数，应用清燥汤来治疗。无汗而脉数，则表明邪气未解，但脉不浮，则是祛邪之路仍然不通，邪气未达肌表，既然已经用过下法就无理由连续下，所以用清燥法，增水制火，使邪气不足为害，一天或半天后再根据病情改变治法，这就是吴又可说的，通下后间服缓剂的治法。可是，在吴又可的清燥汤中，有苦燥的陈皮、升提的柴胡、辛窜的当归等药，这些都会耗伤津液。用燥药来治疗燥证，有这样的道理吗？所以本条只用吴又可的治法而不用他的原方。

好，我们看一下，甘凉法的清燥汤方：

麦冬五钱、知母二钱、人中黄一钱五分、细生地五钱、元参三钱。

上药加水八杯，煎煮后取药汁三杯，分三次服用。如果咳嗽吐痰比较黏浊，加沙参三钱、桑叶一钱五分、梨汁半酒杯，半酒杯是他吴鞠通活着的那个时代所使用的酒杯，牡蛎三钱、牛蒡子三钱。吴又可治疗咳嗽吐痰黏浊的这个病症用苏子、橘红、当归，病因是燥邪又用燥药这是不正确的，但在湿温病中则不必禁用，在湿温病中吴又可这个可以用，就这么个意思。

◎十五、下后数日，热不退，或退不尽，口燥咽干，舌苔干黑，或金黄色，脉沉而有力者，护胃承气汤微和之；脉沉而弱者，增液汤主之。

温病下后，邪气已净，必然脉静身凉，邪气不净，有延至数日邪气复聚于胃，须再通其里者，甚至屡下而后净者，诚有如吴又可所云。但正气日虚一日，阴津日耗一日，须加意防护其阴，不可稍有鲁莽，是在任其责者临时斟酌尽善耳。吴又可于邪气复聚之证，但主以小承气，本论于此处分别立法。

护胃承气汤方

（苦甘法）

生大黄（三钱）　元参（三钱）　细生地（三钱）　丹皮（二钱）　知母（二钱）　麦冬（连心，三钱）

水五杯，煮取二杯，先服一杯，得结粪止后服，不便，再服。

增液汤

（方见前）

用通下法几天以后，病人身热仍然不退，或热虽退但未退尽，口燥咽干，舌苔干黑或呈金黄色，脉象沉而有力，可用具有轻微调和作用的护胃承气汤来治疗。如果说脉象沉而弱应用增液汤来治疗。

温病用通下法后，如果邪热已清，必然脉象平和，身不发热，如邪热未尽，延及数日，邪气又聚集在胃，需再次通下泄除热结，甚至要多次通下热结才会除尽，这确实像吴又可说的那样。但病情延长一天，正气就会一天比一天虚，阴液耗损会一天比一天重，这时必须重点保护阴液，不能稍有粗心，医生临证时需要斟酌再三。吴又可对邪气聚结的病证只用小承气汤，本条则根据不同情况另立治法，用护胃承气汤（苦甘法）：

生大黄三钱、元参三钱、细生地三钱、丹皮二钱、知母二钱、麦冬三钱。

上药加水五杯，煎煮后取药汁三杯，先服一杯，如排出结粪，则停服剩下药汁，如果大便仍然不通，继续服用。

◎十六、阳明温病，下后二、三日，下证复现，脉下甚沉，或沉而无力，止可与增液，不可与承气。

　　此恐犯数下之禁也。

阳明温病，用通下法两三天以后，又出现可下的证候，但脉不甚沉，或沉而无力，只能用增液汤，不可予承气汤治疗，此条提醒医生不要犯多次使用下法，使阴液一伤再伤的这种禁忌。

◎十七、阳明温病，下之不通，其证有五：应下失下，正虚不能运药，不运药者死，新加黄龙汤主之。喘促不宁，痰涎壅滞，右寸实大，肺气不降者，宣白承气汤主之。左尺牢坚，小便赤痛，时烦渴甚，导赤承气汤主之。邪闭心包，神昏舌短，内窍不通，饮不解渴者，牛黄承气汤主之。津液不足，无水舟停者，间服增液，再不下者，增液承气汤主之。

　　经谓下不通者死，盖下而至于不通，其为危险可知，不忍因其危险难治而遂弃之。兹按温病中下之不通者共有五因：其因正虚不运药者，正气既虚，邪气复实，勉拟黄龙法，以人参补正，以大黄逐邪，以冬、地增液，邪退正存一线，即可以大队补阴而生，此邪正合治法也。其因肺气不降，而里证又实者，必喘促寸实，则以杏仁、石膏宣肺气之痹，以大黄逐肠胃之结，此脏腑合治法也。其因火腑不通，左尺必现牢坚之脉（左尺，小肠脉也，俗候于左寸者非，细考《内经》自知），小肠热盛，下注膀胱、小便必涓滴赤且痛也，则以导赤去淡通之阳药，加连、柏之苦通火腑，大黄、芒硝承胃气而通大肠，此二肠同治法也。其因邪闭心包，内窍不通者，前第五条已有先与牛黄丸，再与承气之法，此条系已下而不通，舌短神昏，闭已甚矣，饮不解渴，消亦甚矣，较前条仅仅谵语，则更急而又急，立刻有闭脱之虞，阳明大实不通，有消亡肾液之虞，其势不可少缓须臾，则以牛黄丸开手少阴之闭，以承气急泻阳明，救足少阴之消，此两少阴合治法也。再此条亦系三焦俱急，当与前第九条用承气、陷胸合法者参看。其因阳明太热，津液枯燥，水不足以行舟，而结粪不下者，非增液不可。服增液两剂，法当自下，其或脏燥太甚之人，竟有不下者，则以增液合调胃承气汤，缓缓与服，约二时服半杯沃之，此一腑中气血合治法也。

新加黄龙汤

（苦甘咸法）

细生地（五钱）　生甘草（二钱）　人参（一钱五分，另煎）生大黄（三钱）　芒硝（一钱）　元参（五钱）　麦冬（连心，五钱）　当归（一钱五分）　海参（洗，二条）　姜汁（六匙）

水八杯，煮取三杯。先用一杯，冲参汁五分、姜汁二匙，顿服之，如腹中有响声，或转矢气者。

为欲便也；候一、二时不便，再如前法服一杯；候二十四刻，不便，再服第三杯；如服一杯，即得便，止后服，酌服益胃汤一剂（益胃汤方见前），余参或可加入。

〔方论〕此处方于无可处之地，勉尽人力，不肯稍有遗憾之法也。旧方用大承气加参、地、当归，须知正气久耗，而大便不下者，阴阳俱惫，尤重阴液消亡，不得再用枳、朴伤气而耗液，故改用调胃承气，取甘草之缓急，合人参补正，微点姜汁，宣通胃气，代枳、朴之用，合人参最宣胃气，加麦、地、元参，保津液之难保，而又去血结之积聚，姜汁为宣气分之用，当归为宣血中气分之用，再加海参者，海参咸能化坚，甘能补正，按海参之液，数倍于其身，其能补液可知，且蠕动之物，能走络中血分，病久者必入络，故以之为使也。

宣白承气汤方

（苦辛淡法）

生石膏（五钱）　生大黄（三钱）　杏仁粉（二钱）　栝蒌皮（一钱五分）

水五杯，煮取二杯，先服一杯，不知再服。

导赤承气汤

赤芍（三钱）　细生地（五钱）　生大黄（三钱）　黄连（二钱）　黄柏（二钱）　芒硝（一钱）

水五杯，煮取二杯，先服一杯，不下再服。

牛黄承气汤

即用前安宫牛黄丸二丸，化开，调生大黄末（三钱），先服一半，不知再服。

增液承气汤

即于增液汤内，加大黄（三钱），芒硝（一钱五分）。

水八杯，煮取三杯，先服一杯，不知再服。

阳明温病使用下法后，大便仍然不通，它的原因和表现有五种情况。第一，是应该用下法治疗的阳明温病，错过了时机，没有及时地用通下法，以致正气受伤，正气虚衰，不能承受药力，这时病情十分危险，可能会导致死亡，只有用新加黄龙汤来救治。第二，是呼吸急促，喘息不灵，痰涎壅盛。右手寸脉实大，肺气不降。宜用宣白承气汤治疗。第三，左手尺脉牢而坚，小便色赤疼痛，时时感到心烦，口渴明显，宜用导赤承气汤治疗。第四，是热邪邪热内陷心包，神志昏迷，舌体短缩，内窍不通，口渴饮水而渴仍不解，宜牛黄承气汤治疗。第五，是热盛伤津，津液枯竭，大便闭塞不通，有如无水停舟。先服增液汤，大便依然不下，再服增液承气汤治疗。《黄帝内经》说，用通下法治疗后大便仍然不通的会死。阳明温病用了通下法，大便不通，病情严重得就可想而知了，但不（应）因病情严重，治疗困难，有危险就放弃治疗。

温病下之不通共有五种原因。因正气虚，不能承受药力的，正气既虚邪气必实，可勉强用黄龙汤救治，方中用人参扶正，大黄逐邪，地黄和麦冬来补阴液。热邪消退后，正气尚可有一线可存，就可以用大量的补阴药挽救生命，这是祛邪和扶正相结合的治疗方法。

如因肺气不降，不仅有腑实，而且有痰涎内阻，鼻见呼吸急促，喘息不灵，右手寸脉实大，宜用宣白承气汤治疗，方中用杏仁降气、石膏泄热，以宣通肺气，用大黄通下胃肠积滞。这是肺脏和肠腑合治的方法。

如因小肠火腑不通（因为心与小肠相表里，所以小肠腑称为火腑），左手尺脉必现牢坚（左尺主小肠脉）。习惯说小肠脉见左寸，这是不对的，仔细研究《黄帝内经》的原文就可以知道这一点。小肠热盛，移热于膀胱，小便一定是点滴难下，色赤疼痛，用导赤承气汤治疗，方中以导赤散，去淡渗通阳的木通、竹叶，加苦泄的黄连、黄柏清小肠邪火，大黄、芒硝承受胃阴，通利大便，这是大肠和小肠同治的方法。

如因热邪内闭心包、心窍不通，本讲前面第五条已有了先予安宫牛黄丸，再予承气汤的制法，本条是已用过通下法，大便仍然不通，舌体短缩，神志昏迷，这是内闭严重的表现，饮水后口渴仍然不解，这表明阴液损伤严重，与前条仅有谵语（相比），显得更加的危急，有马上出现闭证或者脱证的危候。阳明腑实、大便不通，有消灼肾液的可能，这种病情刻不容缓，宜服安宫牛黄丸开启手少阴心经之闭，用承气法下阳明的燥结，以保存即将消亡的肾阴，这是手少阴心和足少阴肾的合治方法。另外，这一条也是三焦俱急，应该与本讲前面第十条用承气和小陷胸汤的治法（比较）。

如因阳明邪热太盛，津液枯竭，像水不足难以行舟一样，结实不下，这时非用增液汤不可。服增液汤二剂后，大便应当自下，其中有些病人燥结太盛，也可出现大便不下，就要用增液汤和调胃承气汤，缓缓给药，约两个时辰服半杯，这是阳明经气血合治的方法。

好，我们看一下新加黄龙汤：

新加黄龙汤（甘苦咸法）

细生地五钱、生甘草二钱、人参（另煎）一钱五分、生大黄三钱、芒硝一钱、元参五钱、麦冬（连心）五钱、当归一钱五分、海参（洗）二条、姜汁六匙。

水八杯，煮取三杯，先用一杯，冲参汁五分、姜汁二匙，顿服之。如腹中有响声，或转矢气者，这是将要解大便的表现。过两三个小时后仍然不大便，可以按照前面的方法再服一杯；一天一夜仍然不大便的再服第三杯；如果一杯后大便就通了，剩下的药就不服了，可酌情再服益胃汤一剂，余下的参汁可加入到后面的药一起服用。

本方是在病情危急的情况下尽力施救的治法。陶杰安的黄龙汤主治正气久耗，大便不通，用大承气汤加人参、地黄、当归，而本证阴阳俱虚，尤其是阴液消亡明显，不得再用枳实、厚朴，以免伤气耗液，所以把大承气汤改为调胃承气汤，取甘草缓和大黄、芒硝峻猛的药性，加人参补益正气，稍加姜汁宣通胃气，以取得枳实、厚朴之作用，加麦冬、生地、玄参滋补阴液，又能去血中之积聚，姜汁宣气，当归行血中之气，海参咸能软坚，甘能补正，海参所含的液体倍数于它自身的重量，它补液的作用就可想而知，海参性能蠕动，善走络中血分，久病入络，用它通络，所以它是使药。好，我们之前讲过了，水蛭就是蚂蟥，在水里是游动的，我们说它能走血分，这里海参性能蠕动，善走络中血分。和水蛭一样是善走络中血分，能久病入络，所以海参也好，蚂蟥也好，都能够走络中血分，可以通络。

好，我们看一下，苦辛淡法的宣白承气汤。

宣白承气汤方（苦辛淡法）：

生石膏五钱、生大黄三钱、杏仁粉二钱、栝蒌皮一钱五分。

水五杯，煎煮后取汁两杯，先服一杯，无效再服。

我们再看一下导赤承气汤。

导赤承气汤：

赤芍三钱、生地五钱、生大黄三钱、黄连二钱、黄柏二钱、芒硝一钱。

水五杯，煎煮后取药汁两杯，先服一杯，大便不通再服。

我们再看牛黄承气汤。

牛黄承气汤：

即用安宫牛黄丸二丸，化开，调生大黄末（三钱），先服一半，无效再服。

牛黄承气汤说白了就是安宫牛黄丸，加点生大黄。

我们再看增液承气汤。

增液承气汤：

即于增液汤内，加大黄三钱、芒硝一钱五分。

水八杯，煮取三杯，先服一杯，无效再服。

◎十八、下后虚烦不眠，心中懊，甚至反复颠倒，栀子豉汤主之；若少气者，加甘草；若呕者，加姜汁。

邪气半至阳明，半犹在膈，下法能除阳明之邪，不能除膈间之邪，故证现懊虚烦，栀子豉汤，涌越其上之邪也。少气加甘草者，误下固能伤阴，此则以误下而伤胸中阳气，甘能益气，故加之。

呕加姜汁者，胃中未至甚热燥结，误下伤胃中阳气，木来乘之，故呕，加姜汁，和肝而降胃气也，胃气降，则不呕矣。

栀子豉汤方

（见上焦篇）

栀子豉加甘草汤

即于栀子豉汤内，加甘草（二钱），煎法如前。

栀子豉加姜汁方

即于栀子豉汤内，加姜汁（五匙）。

用通下法后，出现心烦不得眠，心胸郁闷、烦恼不宁，坐卧不安，甚至翻来覆去，用栀子豉汤治疗。如呼吸少气加甘草，如见呕吐加姜汁。

病邪一半在阳明，一半在胸膈，用通下法后，能去除阳明热邪，却不能去除胸膈的热邪，所以出现了心烦不得眠，心中懊恼不舒，用栀子豉汤能宣泄膈上的邪气。误下固然可以伤阴，此条是伤阳，如伤胸中阳气，导致呼吸少气，就加甘草和中益气。胃中未成燥结，误下以后，伤胃中阳气，肝木乘虚克胃，引起呕吐，故加姜汁和肝而降胃气，胃气降，胃呕吐就会消失。

好，栀子豉汤我们在上焦篇已经讲了，这里就不多说了。

栀子豉加甘草汤

即于栀子豉汤内，加甘草二钱，煎法如前。

栀子豉加姜汁方

即于栀子豉汤内，加姜汁五匙。

◎十九、阳明温病，干呕口苦而渴，尚未可下者，黄连黄芩汤主之。不渴而舌滑者属湿温。

温热，燥病也，其呕由于邪热夹秽，扰乱中宫而然，故以黄连、黄芩彻其热，以芳香蒸变化其浊也。

黄连黄芩汤方
（苦寒微辛法）

黄连（二钱）　黄芩（二钱）　郁金（一钱五分）　香豆豉（二钱）

水五杯，煮取二杯，分二次服。

阳明温病，出现干呕、口苦、口渴，尚未见可下的症状，用黄连黄芩汤治疗。如口不渴，而苔滑属湿温病、湿热病。湿热病邪，易伤津化燥，出现干呕，是由于邪热兼夹秽浊，影响中焦导致胃气不降，所以用黄芩、黄连清热，又加芳香的药物来宣化秽浊。

黄连黄芩汤方（苦寒微辛法）：

黄连二钱、黄芩二钱、郁金一钱五分、香豆豉二钱。

上药水五杯，煮药后取药汁二杯，分二次服用。

◎二十、阳明温病，舌黄燥，肉色绛，不渴者，邪在血分，清营汤主之。若滑者，不可与也，当于湿温中求之。

温病传里，理当渴甚，今反不渴者，以邪气深入血分，格阴于外，上潮于口，故反不渴也。曾过气分，故苔黄而燥。邪居血分，故舌之肉色绛也。若舌苔白滑、灰滑、淡黄而滑，不渴者，乃湿气蒸腾之象，不得用清营柔以济柔也。

清营汤方

（见上焦篇）

阳明温病，舌苔黄而干燥，舌质红绛，口不渴，这是邪在营血，宜清营汤治疗。如舌苔滑则不宜清营汤，当按照治湿温病的方法治疗。

温热病邪从表入里，必然会伤阴表现口渴明显。今反不渴，是因为热血深入营血，蒸腾阴液上潮，润泽口腔，所以反而不感到口渴。邪从气分而来，故舌苔黄，舌面干燥；邪在营血，所以舌质红绛。如舌苔白而滑润，色灰而滑润，淡黄而滑润，口又不渴，这是湿热熏蒸的表现，这就不宜用阴柔的清营汤来治疗，以免犯以柔济柔的禁忌。

◎二一、阳明斑者，化斑汤主之。

方义并见上焦篇。

阳明热盛，症见发斑，可以用化斑汤治疗。化斑汤，上焦篇已经讲过了，这里就不啰嗦了。

◎二二、阳明温病，下后疹续出者，银翘散去豆豉，加细生地、大青叶、元参、丹皮汤主之。

方义并见上焦篇。

阳明温病，用通下法治疗后，红色的皮疹陆续地发出，用银翘散去豆豉，加生地、大青叶、玄参、丹皮来治疗。那么银翘散去豆豉，加生地大青叶玄参丹皮汤，在上焦篇我们已经讲过了。

◎二三、斑疹，用升提，则衄，或厥，或呛咳，或昏痉，用壅补则瞀乱。

　　此治斑疹之禁也。斑疹之邪在血络，只喜轻宣凉解。若用柴胡、升麻辛温之品，直升少阳，使热血上循清道则衄；过升则下竭，下竭者必上厥；肺为华盖，受热毒之熏蒸则呛咳；心位正阳，受升提之摧迫则昏痉，至若壅补，使邪无出路，络道比经道最细，诸疮痛痒，皆属于心，既不得外出，其势必返而归之于心，不瞀乱得乎？

　　温病发斑疹，用升提的药物治疗就会出现衄血，有的还会发生四肢厥冷，或引发呛咳，或导致神昏惊厥。如用滋阴壅塞之剂，就会发生神志昏乱，这些都是治疗斑疹的禁忌。发斑出疹表示邪热在血络，只宜用轻宣凉解的方法治疗。若用柴胡、升麻等辛温的药物，会升提少阳之气，使热血沿着清窍外溢而出现衄血；升提太过又使下焦肝肾的阴津枯竭，导致阳热上浮而致昏厥；肺为华盖之脏，病位最高，邪热熏蒸则引起呛咳；心为胸中，被少阳邪热所迫，可致神昏。使用滋补壅塞之剂之后，使邪无出路，邪既不能外出，必从经脉回归心脉，内扰心窍，发生神志混乱。

◎二四、斑疹阳明证悉具，外出不快，内壅特甚者，调胃承气汤微和之，得通则已，不可令大泄，大泄则内陷。

　　此斑疹下法，微有不同也。斑疹虽宜宣泄，但不可太过，令其内陷。斑疹虽忌升提，亦畏内陷。

　　方用调胃承气者，避枳、朴之温燥，取芒硝之入阴，甘草败毒缓中也。

调胃承气汤

（方见前）

发斑出疹的病人，阳明腑实证都已具备，如斑疹透发不顺利，里热严重的，可用调胃承气汤缓下，大便通畅即可，不可泄下太过，以免邪热内陷。

这是斑疹与其他疾病使用通下法不同的地方，斑疹虽然应用宣泄之剂，但不可太过，否则会导致邪热内陷。斑疹忌用升提，亦恐邪热内陷，用调胃承气汤，可避免枳实、厚朴的温燥，方中芒硝可入阴分，甘草能解毒和中。

调胃承气汤，刚讲过了这里就不啰嗦了。

◎二五、阳明温毒发痘者，如斑疹法。随其所在而攻之。

　　　　温毒发痘，如小儿痘疮，或多或少，紫黑色，皆秽浊太甚，疗治失宜而然也。虽不多见，间亦有之。

　　　　随其所在而攻，谓脉浮则用银翘散加生地、元参，渴加花粉，毒重加金汁，人中黄，小便短加芩、连之类；脉沉内壅者，酌轻重下之。

阳明温毒，肌肤出现痘疮，可按斑疹的方法治疗，并根据病邪所在的部位来驱除它。温毒发痘疮是指病人的皮疹如小儿痘疮，就是天花，小儿天花痘疮一样，有的多有的少。豆色紫黑是由于秽浊太重，治疗不当形成的，这种情况虽然不多见，但也时有发生。治疗时要确定病位，选用适当的驱邪方法。如脉浮用银翘散加生地、玄参，口渴加天花粉，热毒重者加金汁、人中黄，小便短者加黄芩、黄连之类的药物，脉沉邪热内结者，应酌情使用攻下法。

◎二六、阳明温毒，杨梅疮者，以上法随其所偏而调之，重加败毒，兼与利湿。

　　　　此条当入湿温，因上条温痘连类而及，故编于此，可以互证也。杨梅疮者，形似杨梅，轻则红紫，重则紫黑，多现于背部、面部，亦因感受秽浊而然。

　　　　如上法者，如上条治温痘之法。毒甚故重加败毒，此证毒附湿而为灾，故兼与利湿，如萆、土茯苓之类。

阳明温毒病人，肌肤出现杨梅疮治疗，应依据上条的治法，根据具体的情况而定，着重使用败毒兼以利湿祛秽浊。本条应列入湿温中论述，因上条介绍了温疸，为了便于比较，所以就写在了这里。杨梅疮是指一种形色像杨梅的皮肤疮毒，病轻的疮色红紫，病重的疮色紫黑，多见于背部、面部，也是由于感染了秽浊之气发生的。如上法，用上条治温疸的方法。由于毒甚，所以特别强调要败毒，本证是热毒兼湿毒而成，所以在清热解毒的同时，兼用萆薢、土茯苓等药以利湿。

萆薢和土茯苓，我平时讲课已经多次讲到，萆薢最常用的是萆薢分清饮治疗西医所认为的肾炎，中医认为的尿浊，而萆薢祛湿，它还能够治疗肩周炎。而这里的萆薢，它祛湿浊能够治疗杨梅疮。而土茯苓这味药被称为梅毒之圣药，土茯苓它能治疗很多皮肤病，而且它能利关节，特别是对于风湿热痹。

◎二七、阳明温病，不甚渴，腹不满，无汗，小便不利，心中懊者，必发黄，黄者栀子柏皮汤主之。

受邪太重，邪热与胃阳相搏，不得发越，无汗不能自通，热必发黄矣。

栀子柏皮汤方

栀子（五钱）　生甘草（二钱）　黄柏（五钱）

水五杯，煮取二杯，分二次服。

〔方论〕此湿淫于内，以苦燥之，热淫于内，佐以甘苦法也。栀子清肌表，解五黄，又治内烦。黄柏泻膀胱，疗肌肤间热。甘草协利内外。三者其色皆黄，以黄退黄，同气相求也。按又可但有茵陈大黄汤，而无栀子柏皮汤，温热发黄，岂皆可下者哉！

阳明温病，如果口渴不明显，腹部胀满，身上无汗、小便不利、心中烦闷、坐卧不宁，病人一定要发黄疸，如见黄疸用栀子柏皮汤治疗，病人感受的邪气太重，邪热与胃中阳气搏击不能外达，发身无汗、出则热无出路，热郁太过，必发黄疸。

好，我们看一下栀子柏皮汤。

栀子柏皮汤方

栀子五钱、生甘草二钱、黄柏五钱。

上药加水五杯，煮取二杯，分二次服。

这是根据《黄帝内经》的观点，体内湿邪太过，用苦燥的方法治疗，热邪太过，用甘苦药反佐的治则而设立的方剂。方中栀子能清肌表的热，退多种黄疸，又可治心烦；黄柏泻膀胱的湿热，也清肌肤的热；甘草调和内外。这三种药都呈黄色，用黄色的药物治疗黄疸，是同类相召的意思。吴又可治黄疸，只有茵陈大黄汤，没有栀子柏皮汤，温病发黄，难道都可用下法治疗吗？

◎二八、阳明温病，无汗，或但头汗出，身无汗，渴欲饮水，腹满舌燥黄，小便不利者，必发黄，茵陈蒿汤主之。

此与上条异者，在口渴腹满耳。上条口不甚渴，腹不满，胃不甚实，故不可下；此则胃家已实而黄不得退，热不得越，无出表之理，故从事于下趋大小便也。

茵陈蒿汤

茵陈蒿（六钱）　栀子（三钱）　生大黄（三钱）

水八杯，先煮茵陈减水之半，再入二味，煮成三杯，分三次服，以小便利为度。

〔方论〕此纯苦急趋之方也。发黄外闭也，腹满内闭也，内外皆闭，其势不可缓，苦性最急，故以纯苦急趋下焦也。黄因热结，泻热者必泻小肠，小肠丙火，非苦不通。胜火者莫如水，茵陈得水之精；开郁莫如发陈，茵陈生发最速，高出众草，主治热结黄胆，故以之为君。栀子通水源而利三焦，大黄除实热而减腹满，故以之为佐也。

阳明温病，病人无汗，或者只头上出汗而周身无汗（这个是但头汗出，中医基础理论里面或者中医诊断学里面的），口渴喜饮，腹部胀满、舌苔黄而干燥，小便不利，这样的病人一定会发黄疸。这个时候宜用茵陈蒿汤治疗。本条与上条比较不同的是，本条有口渴，腹部胀满。上条口渴不明显，腹无胀满，胃肠无燥实的表现，不应用通下的办法治疗。本条胃肠已有燥实，黄疸不宜退，邪热无出表的路径，故用下法通利大小便，以去邪热。

茵陈蒿汤：

茵陈蒿六钱、栀子三钱、生大黄三钱。

上药用水八杯，先煮茵陈，煎至一半之后，再加另外两味药同煮，最后取药三杯，分三次服用，直到小便通畅为止。

这是一首大苦大寒，又有通下作用的方剂。

肌肤发黄是湿热郁闭肌腠，腹部胀满是湿热内郁肠胃，内外都不通，病情肯定危急，治疗刻不容缓，所以用大苦大寒泄下之剂。黄，是热结的表现，泄热，一定要泄小肠的热。小肠为少阳丙火，不用苦药，则邪热不除。能治火的莫过于水，茵陈得寒水的精气。宣开气郁没有比推陈致新更重要。茵陈生发的作用最快，高于其他草木，主治热结黄疸，所以是方中君药。说白了，也是根据自然界的属性，茵陈它长得很快，它有生发之性，比其他的草木都要快。栀子清泄三焦邪热，疏通水道，大黄能攻下实热而消胀满，因此这两味药是佐药。

◎二九、阳明温病，无汗，实证未剧，不可下，小便不利者，甘苦合化，冬地三黄汤主之。

大凡小便不通，有责之膀胱不开者，有责之上游结热者，有责之肺气不化者。温热之小便不通，无膀胱不开证，皆上游（指小肠而言）热结，与肺气不化而然也。小肠火腑，故以三黄苦药通之；热结则液干，故以甘寒润之；金受火刑，化气维艰，故倍用麦、地以化之。

冬地三黄汤方

（甘苦合化阴气法）

麦冬（八钱）　黄连（一钱）　苇根汁（半酒杯，冲）　元参（四钱）　黄柏（一钱）　银花露（半酒杯，冲）　细生地（四钱）

黄芩（一钱）　生甘草（三钱）

水八杯，煮取三杯，分三次服，以小便得利为度。

阳明温病，无汗，实证又不明显，不可用通下法治疗，如小便不利，用甘味的，要配合苦味的药治疗，宜用冬地三黄汤。冬地三黄汤是甘苦合化阴气法。

冬地三黄汤方（甘苦合化阴气法）：

麦冬八钱、黄连一钱、苇根汁（冲）半酒杯、元参四钱、黄柏一钱、金银花露（冲）半酒杯、细生地四钱、黄芩一钱、生甘草三钱。

上药加水八杯，煎煮后取汁三杯，分三次服，直到小便通利为止。

凡是小便不通，有的是因为膀胱气化失常，有的是小肠热结，有的是肺气不开。温热病出现小便不利，没有膀胱气化失常的原因，都是小肠热结，或者是肺气不化所致。小肠是火腑，用三黄这类苦寒药通火腑。热结就会出现津液干燥，所以又用甘寒养阴的方法去润燥。肺津受到邪热的灼伤，则不能化气行水，故重用麦冬滋养肺阴，促进肺的化气行水功能。所以这里将中医的基础理论也讲得很清楚了，小肠热结可以导致小便不通，肺气不开可以导致小便不通。而肺气不开主要是由于肺金受到邪热的灼伤，不能够化气行水，所以我们通过重用麦冬来养肺阴，肺阴养了之后，阴能化气，气能行水，那么，小便不通的情况自然解决。

◎三十、温病小便不利者，淡渗不可与也，忌五苓、八正辈。

此用淡渗之禁也。热病有余于火，不足于水，惟以滋水泻火为急务，岂可再以淡渗动阳而燥津乎？奈何吴又可于小便条下，特立猪苓汤，乃去仲景原方之阿胶，反加木通、车前，渗而又渗乎！其治小便血分之桃仁汤中，仍用滑石，不识何解！

温病，小便不利，不可予淡渗的药物利尿，忌服五苓散、八正散这一类的方剂。此条是温病使用淡渗利尿法的禁忌证。温热病多见邪热太盛，阴液不足，主要是用滋水泻火的方法治疗。这种情况难道可以用淡渗利湿、助阳燥湿之剂吗？吴又可在论述小便的条文当中，特地设了猪苓汤，减去张仲景猪苓汤中的阿胶，增加了木通与车前，这是在淡利的方中又加了渗利的药物；他还在治疗小便血分病变的桃仁汤中仍用滑石，实在是令我无法理解。

◎三一、温病燥热，欲解燥者，先滋其干，不可纯用苦寒也，服之反燥甚。

　　此用苦寒之禁也。温病有余于火，不用淡渗犹易明，并苦寒亦设禁条，则未易明也。举世皆以苦能降火，寒能泻热，坦然用之而无疑，不知苦先入心，其化以燥，服之不应，愈化愈燥。宋人以目为火户，设立三黄汤，久服竟至于瞎，非化燥之明征乎？吾见温病而恣用苦寒，津液干涸不救者甚多。

　　盖化气比本气更烈。故前条冬地三黄汤，甘寒十之八、九，苦寒仅十之一、二耳。至茵陈蒿汤之纯苦，止有一用，或者再用，亦无屡用之理。吴又可屡诋用黄连之非，而又恣用大黄，借乎其未通甘寒一法也。

温病多见燥热症状，如要解除这些燥热证，首先要滋养阴液，不可单纯使用苦寒清热之药，否则干燥的症状还会加重。此条是温病使用苦寒药之禁忌。温病多见邪热太过，不用淡渗利尿之药容易理解，但苦寒之药也有禁用的时候，这就不容易理解了。所有的医生都知道苦能降火，寒能清热，温病用苦寒药，不容置疑，可大胆使用，却不知苦能入心，又能化燥，服后不仅不能清热，反而化燥，能使燥热症状加重。

宋代医家们认为眼睛是火的门户，故设置三黄汤来泻火，长期服它则往往导致双目失明，这就是苦能化燥的最好证明。我遇到过患温病的人，因医生滥用苦寒导致津液干涸，无法救治的病人有很多，这是化气治病比本气治病更为严重的缘故。因此在前条冬地三黄汤当中，甘寒的药物占有十之八九，苦寒的药物仅占十之一二。至于全用苦寒药物的茵陈蒿汤，仅用一次，最多两次，没有反复使用的情况。吴又可多次指责使用黄连的错误，但自己又恣意使用大黄，说明它对甘寒的应用并不精通。

◎三二、阳明温病，下后热退，不可即食，食者必复；周十二时后，缓缓与食，先取清者，勿令饱，饱则必复，复必重也。

　　此下后暴食之禁也。下后虽然热退，余焰尚存，盖无形质之邪，每惜有形质者以为根据附，必须坚壁清野，勿令即食。一日后，稍可食清而又清之物，若稍重浊，犹必复也。勿者，禁止之词，必者，断然之词也。

　　阳明温病，用过通下法后身热已退，但不可马上进食，否则又会复发。是不可马上吃东西，说白了，要经过一昼夜后方可多次少量进食，宜先进食清淡的易于消化的食物，且不宜过饱；过饱也会引起复发，复发后的症状将比以前更加的严重。

　　这一条是运用下法后进食的禁忌。下后虽然热退，但余火仍在，无形之邪往往依附在有形的糟粕之上，必须采用坚壁清野之法，不可立即进食，以免引起食复。一日之后才可少量进食清淡易消化食物，如食物稍显重浊，也会引发食复。食是食物的食，复是复发的复，是因为食物引发的复发疾病。

◎三三、阳明温病，下后脉静，身不热，舌上津回，十数日不大便，可与益胃、增液辈，断不可再与承气也。下后舌苔未尽退，口微渴，面微赤，脉微数，身微热，日浅者亦与增液辈，日深舌微干者，属下焦复脉法也（方见下焦）。勿轻与承气，轻与者肺燥而咳，脾滑而泄，热反不除，渴反甚也，百日死。

　　此数下亡阴之大戒也。下后不大便十数日。甚至二十日，乃肠胃津液受伤之故，不可强责其便，但与复阴，自能便也。此条脉静身凉，人犹易解，至脉虽不燥而未静，身虽不壮热而未凉，俗医必谓邪气不尽，必当再下，在又可法中亦必再下。

　　不知大毒治病，十衰其六，但与存阴退热，断不误事（下后邪气复聚，大热大渴，面正赤，脉躁甚，不在此例）。若轻与苦燥，频伤胃阴，肺之母气受伤，阳明化燥，肺无秉气，反为燥逼，焉得不咳。燥咳久者，必身热而渴也。若脾气为快利所伤，必致滑泄，滑泄则阴伤而热渴愈加矣，迁延三月，天道小变之期，其势不能再延，故曰百日死也。

阳明温病，用过通下法后，病人脉象正常，身体不热，舌上津回，但十多天不大便，可用益胃汤或增液汤治疗，但不可再用承气汤攻下。如用过通下法后，舌苔未退尽，口微渴，面微红，脉稍数，身微热，病情逐步好转的可用增液汤之类的方剂治疗。病情与日加重，舌苔微干，这属下焦症，宜用复脉法治疗，在下焦篇讲。不要随便使用承气汤攻下，否则会导致肺燥咳嗽，或者脾虚泄泻，身热不仅不退，口渴反而加重，百日后就会无法救治而死亡。

这一条是反复使用攻下导致亡阴的禁忌证。用通下法后，大便又有十几天，甚至二十天不解，这是胃肠津液受伤的缘故，不可强行通便。只给予滋阴养液的药物，大便自然会通畅。

此条的前面说脉象平静，身体不热，不再用下法，人们很容易理解，如果脉虽然不急，但并不平静，湿热虽然不高，但未退尽，一般医生一定会认为是邪没有除尽，仍然用下法治疗，在吴又可的治法中，也主张再下，他们不懂，最重的邪气伤人，在治疗上也只能十去其六，治疗以存阴为主，热邪自然会退，也肯定不会贻误病情。通下后邪气又聚结，出现身大热、口大渴、面红、脉数有力的不包括在内，就这种情况不属于我们刚才所说的在内。如果随便使用苦燥之剂，多次损伤胃阴，以致肺之母气受伤，肺失去了脾土的滋润，又被燥热邪逼，怎么会不致咳嗽呢？燥咳太久又会引起身热和口渴，如脾胃因峻下受伤，必致中气下陷出现大泻不止，大泄以后又会加重伤阴，那么身热口渴就会继续加重，拖延三个月之后病情更加地恶化，救治更为困难。所以说，过百日之后就死了。

◎三四、阳明温病，渴甚者，雪梨浆沃之。

雪梨浆

（方法见前）

阳明温病口渴明显用雪梨浆治疗。雪梨浆方法同前。

◎三五、阳明温病，下后微热，舌苔不退者，薄荷末拭之。

<blockquote>以新布蘸新汲凉水，再蘸薄荷细末，频擦舌上。</blockquote>

阳明温病，用过通下法后，病人仍有微热，舌苔不退，可用薄荷末擦拭舌面，用棉布在刚从井下取出的凉水中，浸润一下，然后蘸薄荷的细末在舌面上反复地擦拭。

◎三六、阳明温病，斑疹温痘、温疮、温毒，发黄、神昏谵语者，安宫牛黄丸主之。

<blockquote>心居膈上，胃居膈下，虽有膜隔，其浊气太甚，则亦可上干包络，且病自上焦而来，故必以芳香逐秽开窍为要也。</blockquote>

安宫牛黄丸

（方见上焦篇）

阳明温病，不论斑疹、温痘、温疮、温毒、发黄，只要出现神昏谵语，都可用安宫牛黄丸治疗。心位于膈膜上，胃在膈膜之下，虽然之间有膈膜分开，如果胃中的浊气太盛，仍然可向上犯，累及心包络。阳明病是从上焦传来的，所以仍然要用芳香逐秽开窍的方法治疗。安宫牛黄丸上焦篇已经讲了，这里就不讲了。

◎三七、风温、温热、温疫、温毒、冬温之在中焦，阳明病居多；湿温之在中焦，太阴病居多；暑温则各半也。

<blockquote>此诸温不同之大关键也。温热等皆因于火，以火从火，阳明阳土，以阳从阳，故阳明病居多。湿温则以湿从湿，太阴阴土，以阴从阴，则太阴病居多。暑兼湿热，故各半也。</blockquote>

风温、温热、瘟疫、温毒、冬温等温病，邪在中焦，病变以阳明胃为主；湿温病，病邪在中焦，病变以太阴脾为主；暑热病在中焦，阳明证和太阴证各占一半。

这是分辨各种温病，邪在中焦不同类型的关键。

温热类温病的病因都属于火盛。阳明胃为阳土，火热过盛自然会影响到阳土，所以阳明胃的症状多见。湿温病则以湿邪为主，太阴脾为阴土，湿热过盛必然影响到阴土，所以太阴脾的症状多见。暑温是由暑气所致，暑气夹有湿和热。所以既有阳明胃的症状，又有太阴脾的症状，各占一半。

好，这节课我们就讲到这里，下节课我们讲暑温、伏暑。

我们接着讲《温病条辨·中焦篇》，这节课我们讲暑温、伏暑。

◎三八、脉洪滑，面赤身热头晕，不恶寒，但恶热，舌上黄滑苔，渴欲凉饮，饮不解渴，得水则呕，按之胸下痛，小便短，大便闭者，阳明暑温，水结在胸也，小陷胸汤加枳实主之。

　　脉洪面赤，不恶寒，病已不在上焦矣。暑兼温热，热甚则渴，引水求救。湿郁中焦，水不下行，反来上逆，则呕。胃气不降，则大便闭。故以黄连、栝蒌清在里之热痰，半夏除水痰而强胃，加枳实者，取其苦辛通降，开幽门而引水下行也。

小陷胸加枳实汤方
（苦辛寒法）

　　黄连（二钱）　栝蒌（三钱）　枳实（二钱）　半夏（五钱）
急流水五杯，煮取二杯，分二次服。

　　病人出现脉浮而颜面发红，周身发热、不怕冷而怕热，舌上有黄滑苔，口渴喜冷饮，饮后口渴不解却出现呕吐，在胸前下部按诊，有疼痛的感觉，小便短少，大便闭结，这是阳明暑温，水饮结在胸中的证候，宜用小陷胸加枳实汤治疗。

　　脉洪面赤、不怕冷，这表明病已不在上焦。暑兼湿和热两种病邪，热邪亢盛就会出现口渴，以引火自救；湿邪郁于中焦水湿不能下行，如果上逆就会产生呕吐；胃气不降则腑气不通，大便就会闭结；所以方中用黄连、瓜蒌清泻在里的热痰，半夏祛痰湿，又能健脾和胃，加枳实是取其苦辛通降的作用，开幽门引水下行。

好，我们看一下小陷胸加枳实汤方这个苦辛寒法，黄连二钱、瓜蒌三钱、枳实二钱、半夏五钱。

上方加急流水五杯，煎煮后取药汁两杯，分两次服用。我们之前有讲过井水、甘澜水、逆流水。这里呢，用的是急流水。那每种水都不一样吗？为什么要用急流水呢？因为急流水呀，在这个方当中，是配合这些药物达到快速引水下行的目的。在李时珍的《本草纲目》里面，把这个水，讲得非常详细，如果大家想对这个水有了解，可以看一下李时珍的《本草纲目》，里面还有阴水、阳水、长流水、无根水，等等。

◎三九、阳明暑温，脉滑数，不食不饥不便，浊痰凝聚，心下痞者，半夏泻心汤去人参、干姜、大枣、甘草加枳实、杏仁主之。

不饥不便，而有浊痰，心下痞满，湿热互结而阻中焦气分。故以半夏、枳实开气分之湿结；黄连、黄芩开气分之热结、杏仁开肺与大肠之气痹；暑中热甚，故去干姜；非伤寒误下之虚痞，故去人参、甘草、大枣，且畏其助湿作满也。

半夏泻心汤去干姜甘草加枳实杏仁方
（苦辛寒法）

半夏（一两）　黄连（二钱）　黄芩（三钱）　枳实（二钱）
杏仁（三钱）

水八杯，煮取三杯，分三次服。虚者复纳人参二钱，大枣三枚。

阳明暑温，脉滑数，病人不思饮食、不觉饥饿、大便不通，这是浊痰凝聚，心下痞满的病症，应用半夏泻心汤去人参、干姜、大枣、甘草，加枳实、杏仁治疗。不觉饥饿又不大便，而有浊痰，心下痞满，这是痰热互结，阻滞中焦，气机不畅的表现。因此用半夏、枳实理气化痰，宣开气分的湿滞；黄连、黄芩清气泄热，宣通气分的热结；杏仁宣降肺与大肠的气痹。暑温热盛，去味辛大热的干姜。本证型不是伤寒误下后导致的虚痞，所以减去人参、甘草、大枣，以免助湿产生胀满。

好，我们看一下这个苦辛寒法的半夏泻心汤去干姜甘草加枳实杏仁方：

半夏一两、黄连二钱、黄芩三钱、枳实二钱、杏仁三钱。

上药加水八杯，煎煮后取药汁三杯，分三次服用，体虚之人加人参三钱、大枣三枚。

◎ 四十、阳明暑温，湿气已化，热结独存，口燥咽干，渴欲饮水，面目俱赤，舌燥黄，脉沉实者，小承气汤各等分下之。

　　暑兼湿热，其有体瘦质燥之人，感受热重湿轻之证，湿先从热化尽，只余热结中焦，具诸下证，方可下之。

小承气汤

（方义并见前。此处不必以大黄为君，三物各等分可也）

阳明暑温，湿邪已化，热结仍存，病人口燥咽干，口渴喜饮，颜面发红，眼白发赤，舌苔黄燥，脉象沉实，宜用小承气汤通下，但方中的药物应等量使用。暑邪中有湿、热两种病邪，其中形体消瘦，阴虚火旺的病人，感受的病邪热重湿轻，如果湿邪已全部化热，热邪与糟粕互结，成中焦里实证，也可用下法治疗。

小承气汤，之前已经说了，这里不啰嗦，但是这个地方，药量会有变化，这里不必以大黄为君药，所有的药等量就可以了。

◎ 四一、暑温蔓延三焦，舌滑微黄，邪在气分者，三石汤主之；邪气久留，舌绛苔少，热搏血分者，加味清宫汤主之；神识不清，热闭内窍者，先与紫雪丹，再与清宫汤。

　　蔓延三焦，则邪不在一经一脏矣，故以急清三焦为主。然虽云三焦，以手太阴一经为要领。盖肺主一身之气，气化则暑湿俱化，且肺脏受生于阳明，肺之脏象属金色白，阳明之气运亦属金色白。

故肺经之药多兼走阳明，阳明之药多兼走肺也。再肺经通调水道，下达膀胱，肺痹开则膀胱亦开，是虽以肺为要领，而胃与膀胱皆在治中，则三焦俱备矣，是邪在气分而主以三石汤之奥义也。若邪气久羁，必归血络，心主血脉，故以加味清宫汤主之。内窍欲闭，则热邪盛矣，紫雪丹开内窍而清热最速者也。

三石汤方

飞滑石（三钱）　生石膏（五钱）　寒水石（三钱）　杏仁（三钱）　竹茹（炒，二钱）　银花（三钱，花露更妙）　金汁（一酒杯，冲）　白通草（二钱）

水五杯，煮成二杯，分二次温服。

〔方论〕此微苦辛寒兼芳香法也。盖肺病治法，微苦则降，过苦反过病所，辛凉所以清热，芳香所以败毒而化浊也。按三石，紫雪丹中之君药，取其得庚金之气，清热退暑利窍，兼走肺胃者也；杏仁、通草为宣气分之用，且通草直达膀胱，杏仁直达大肠；竹茹以竹之脉络，而通人之脉络；金汁、银花，败暑中之热毒。

加味清宫汤方

即于前清宫汤内加知母三钱、银花二钱、竹沥五茶匙冲入。

〔方论〕此苦辛寒法也。清宫汤前已论之矣，加此三味者；知母泻阳明独胜之热，而保肺清金；银花败毒而清络；竹沥除胸中大热，止烦闷消渴；合清宫汤为暑延三焦血分之治也。

暑温弥漫三焦，舌苔滑，舌微黄，这是邪在气分，宜用三石汤治疗。如果邪气久留，舌质红绛，舌苔少，这是热入血分的表现，可用加味清宫汤治疗；如热闭心包，出现神志不清，宜先服紫雪丹，再用清宫汤治疗。

暑湿能弥漫三焦，这时病邪不在一经一腑，所以应以清利三焦为主。虽然说清利三焦，但主要还是治手太阴肺经。肺主一身之气，肺的功能正常则暑湿可以清化。又肺脏禀受阳明胃的精气，肺属金，主白色，阳明之气也属金，色白。故走肺经的药，大多兼走阳明，走阳明经的药物，大多也兼走肺。肺和阳明胃，比方说沙参麦冬汤，既能治疗肺阴虚，也能治疗胃阴虚，因为这些药好多都归肺胃两经。石膏也是这样，比方说麻杏石甘汤，它本来治疗在肺的上焦病证，但是，你说白虎汤，它也是石膏，它也治疗胃热，而在卫气营血上，又属于气分热，所以它们都是相关联的。再说，肺能通调水道，下输膀胱，肺气通，膀胱才能开，因此虽说治肺为主，但胃和膀胱也包括在其中，三焦都能全面地调理。这就是暑湿病邪在气分，用三石汤治疗的道理。如邪气久留，必深入血络，心主血脉，所以用加味清宫汤治疗。内窍欲闭是邪热内盛的缘故，紫雪丹清心开窍的作用最快，所以先用紫雪丹。

好，我们看一下微苦辛寒兼芳香法的三石汤方。

三石有哪三种石呢？滑石三钱、石膏五钱、寒水石三钱，这就是三石，杏仁三钱、竹茹二钱、金银花三钱、金汁一酒杯、通草二钱。

加水五杯，煎煮后取药汁两杯，分两次温服。

肺病在治疗时，用微苦的药就能够降肺气，过苦则药过病所。辛凉之清热，而芳香之药是用来解毒化浊的。三种矿石类的药物在紫雪丹中是君药，是取它们禀受了庚金之气，这个庚，是庚子年的庚，庚金之气，金是金木水火土的金，能清热退暑，利窍兼走肺胃；通草、杏仁是宣气药，通草能直达膀胱，杏仁能直通大肠；竹茹是竹子的脉络，故能通人的脉络，金汁和金银花都具有清热解毒的作用。

好，我们看一下苦辛寒法的加味清宫汤方。

就在清宫汤内加上知母三钱、金银花二钱、竹沥五茶匙冲服。

清宫汤呢，我们在前面已经论述过，之所以加这三味药是因为知母能清阳明之热，又能保肺金，清肺热；知母，最开始它就是一个止咳用的药，由于肺热肺经亏损，肺阴不足所引起的咳嗽，它最开始是这个。关于知母这个典故，我也讲过多次，一个老奶奶咳嗽了很久治不好，他儿子就拿了一种药给她吃，结果呢，很快就不咳嗽了。由于是这个男人给他母亲吃的，所以叫知母嘛，是这个意思。知母，它虽然能够止咳，能够润肺养肺经，清肺热，但是它不是说所有的咳嗽都能治疗，它对治疗肺经亏损，肺阴不足有热的这种咳嗽是有效的。而白虎汤里面是生石膏加知母，大家都知道，它这种药对的治疗是针对胃的，所以说，知母能清阳明热，它对肺和胃都有作用。这是我们讲的这个题外话。金银花清热解毒，兼能通络；竹沥能清胸中之热，止烦解渴；配合清宫汤治疗暑邪蔓延三焦血分之证。

◎四二、暑温伏暑，三焦均受，舌灰白，胸痞闷，潮热呕恶，烦渴自利，汗出溺短者，杏仁滑石汤主之。

　　舌白胸痞，自利呕恶，湿为之也。潮热烦渴，汗出溺短，热为之也。热处湿中，湿蕴生热，湿热交混，非偏寒偏热可治，故以杏仁、滑石、通草、先宣肺气，由肺而达膀胱以利湿，厚朴苦温而泻湿满，芩、连清里而止湿热之利，郁金芳香走窍而开闭结，桔、半强胃而宣湿化痰以止呕恶，俾三焦混处之邪，各得分解矣。

杏仁滑石汤方
（苦辛寒法）

　　杏仁（三钱）　滑石（三钱）　黄芩（二钱）　橘红（一钱五分）　黄连（一钱）　郁金（二钱）　通草（一钱）　厚朴（二钱）半夏（三钱）

　　水八杯，煮取三杯，分三次服。

暑温和伏暑，邪气弥漫三焦，病人舌苔灰白，胸中痞闷，潮热呕吐，心烦口渴，大便泄泻，汗出，小便短，用杏仁滑石汤治疗。

舌苔白，胸痞闷，大便泄泻，恶心呕吐，这都是湿邪内阻的表现。潮热烦渴汗出尿短，这是热血引起的。热处于湿当中，湿蕴而生热，湿热交蒸，在治疗时不如单纯的寒邪或单纯的热邪易治，不如单纯的证型好治。只有用杏仁、滑石、通草清宣肺气，肺气通，湿才能下达膀胱得以清除；厚朴苦温能燥湿消满；黄芩、黄连清热燥湿，可止湿热痢；郁金芳香走窜，而且能开郁启闭；橘红、半夏燥湿和胃，化痰止呕，诸药合用才能使弥漫三焦的湿热之邪得以清除。

好，我们看一下苦辛寒法的杏仁滑石汤方。

杏仁三钱、滑石三钱、黄芩二钱、橘红一钱五分、黄连一钱、郁金二钱、通草一钱、厚朴二钱、半夏三钱。

上药加水八杯，煎煮后取药汁三杯，分三次服用。

好，我们接着来讲中焦篇的寒湿。

◎ 四三、湿之入中焦，有寒湿，有热湿，有自表传来，有水谷内蕴，有内外相合。其中伤也，有伤脾阳，有伤脾阴，有伤胃阳，有伤胃阴，有两伤脾胃。伤脾胃之阳者十常八、九，伤脾胃之阴者十居一、二。彼此混淆，治不中款，遗患无穷，临证细推，不可泛论。

此统言中焦湿证之总纲也。寒湿者，湿与寒水之气相搏也，盖湿水同类，其在天之阳时为雨露，阴时为霜雪，在江河为水，在土中为湿，体本一源，易于相合，最损人之阳气。热湿者，在天时长夏之际，盛热蒸动湿气流行也；在人身湿郁；本身阳气久而生热也，兼损人之阴液。自表传来，一由经络而脏腑，一由肺而脾胃。水谷内蕴，肺虚不能化气，脾虚不能散津，或形寒饮冷，或酒客中虚。内外相合，客邪既从表入，而伏邪又从内发也。伤脾阳，在中则不运痞满，传下则洞泄腹痛。伤胃阳，则呕逆不食，膈胀胸痛。两伤脾胃，既有脾证，又有胃证也。其伤脾胃之阴若何？湿久生热，热必伤阴，古称湿火者是也。伤胃阴，则口渴不饥。伤脾阴，则舌先灰滑，后反黄燥，大便坚结。湿为阴邪，其伤人之阳也，得理之正，故多而常见。其伤人之阴也，乃势之变，故罕而少见。治湿者必须审在何经何脏，兼寒兼热，气分血分，而出辛凉、辛温、甘温、苦温、淡渗、苦渗之治，庶所投必效。若脾病治胃，胃病治脾，兼下焦者，单治中焦，或笼统混治，脾胃不分，阴阳寒热不辨，将见肿胀、黄胆、洞泄、衄血、便血，诸证蜂起矣。惟在临证者细心推求，下手有准的耳。盖土为杂气，兼证甚多，最难分析，岂可泛论湿气而已哉！

中焦的湿邪有寒湿和湿热的区别。有的是从外传入的，有的是水湿不运产生的，也有的是水饮内停与外湿相合而成。所伤的脏腑，有的是损伤脾阳，有的是损伤脾阴，有的是伤及胃阳，有的是伤及胃阴，也有既伤脾也伤胃的。伤脾胃阳气的占十之八九，伤脾胃阴液的占十之一二。如不能明确辨证，彼此混淆不清，治疗不对证，则后患无穷。临证时当仔细推敲，不可泛泛而论。

这是辨证中焦湿证的总纲。寒湿是湿与寒水相合，湿邪和水都同属于一类的物质。在炎热的时候为雨露，在寒冷冬天时为霜雪，在江河之中是水，在土壤里面是湿，其本源相同，故寒与湿，易于结合最易损伤人体的阳气。湿热多在长夏季节产生，这时天气炎热，雨水又多，热蒸湿动，流行致病。体内湿邪停聚，阳气旺的病人，湿从热化，损伤人体的阴液。从表传入中焦的湿邪，一方面从经络传至脏腑，一方面从肺传入脾胃。饮食停积，或因感受寒邪、过食生冷，或因饮酒过度导致肺虚不能化气行水，脾虚不能输布津液；也有湿邪从表入，引动体内的湿饮，内外相合而发病，中焦的脾阳受伤则水湿不运，气机不畅产生胸腹胀满，水湿传下还会出现腹泻、腹痛。胃阳受伤，则呕吐不能进食，脘腹胸痛。脾胃都伤，就会出现既有脾湿不运，又有胃失和降的病变。那么脾胃的阴液又是如何受损的呢？湿郁太久就会发热，热盛必伤阴，古人称之为湿火，伤胃阴就会出现口渴，不感觉饥饿；伤脾阴，舌苔先见灰色而滑，后见苔黄干燥，大便干结。湿为阴邪，容易伤人体的阳气，这是浅显的道理，也是临床常见的病变。湿邪伤人体的阴液，这属于变证，临床也比较罕见。治疗湿证时，医生必须辨清湿在何经？脉在何脏腑？是兼寒还是兼热？是气分病还是血分病？这样才能确定采用什么方法治疗。那采用什么方法呢，怎么才能确定采用辛凉、辛温、甘温、苦温、淡渗、苦渗中的哪一种方法，才能够取得比较好的效果？如果是脾脏的病变却治疗胃，或胃的病变却去治疗脾，或兼有下焦的病，却单治疗中焦或者笼统地治疗，脾胃不分，阴阳寒热不辨，必将会引起肿胀、黄疸、洞泄、衄血、便血等病症，层出不穷。临床医生只有全面地收集病史，认真地分析病情，才能诊断准确，用药合理。脾胃的病变复杂，兼证又多，最难分辨，怎么能够泛泛地认为都是湿气所产生的呢。

◎四四、足太阴寒湿，痞结胸满，不饥不食，半苓汤主之。

　　此书以温病名，并列寒湿者，以湿温紧与寒湿相对，言寒湿而湿温更易明析。

　　痞结胸满，仲景列于太阴篇中，乃湿郁脾阳，足太阴之气，不为鼓动营运。脏病而累及腑，痞结于中，故亦不能食也。故以半夏、茯苓培阳土以吸阴土之湿，厚朴苦温以泻湿满，黄连苦以渗湿，重用通草以利水道，使邪有出路也。

半苓汤方

（此苦辛淡渗法也）

半夏（五钱）　茯苓块（五钱）　川连（一钱）　厚朴（三钱）

通草（八钱，煎汤煮前药）

水十二杯，煮通草成八杯，再入余药煮成三杯，分三次服。

足太阴寒湿证，出现胸脘痞满，不知饥饿，不思饮食，宜用半苓汤治疗。

本书命名为温病，这里却列出了寒湿，是因为湿温与寒湿是相对的，讲寒湿可以加深对湿温的理解。胸脘痞闷，张仲景在《伤寒论》中太阴篇记载，湿邪困阻脾阳，脾失健运，脾病影响到胃腑，会导致中焦痞塞不通，所以也不能进食。故用半夏、茯苓健脾祛湿，厚朴苦温化湿消满，黄连苦能燥湿，重用通草淡渗利尿使邪有去路。

好，我们看一下苦辛淡渗法的半苓汤方，半夏五钱、茯苓五钱、黄连一钱、厚朴三钱、通草八钱。

先用水十二杯，加入通草煎成八杯，再加入其他的药，煎煮后取药汁三杯，分三次服用。

◎四五、足太阴寒湿，腹胀，小便不利，大便溏而不爽，若欲滞下者，四苓加厚朴秦皮汤主之，五苓散亦主之。

经谓太阴所至，发为胀，又谓厥阴气至为胀，盖木克土也。太阴之气不运，以致膀胱之气不化，故小便不利。四苓辛淡渗湿，使膀胱开而出邪，以厚朴泻胀，以秦皮洗肝也。其或肝气不热，则不用秦皮，仍用五苓中之桂枝以和肝，通利三焦而行太阳之阳气，故五苓散亦主之。

四苓加厚朴秦皮汤方
（苦温淡法）

茅术（三钱）　厚朴（三钱）　茯苓块（五钱）　猪苓（四钱）
秦皮（二钱）　泽泻（四钱）

水八杯，煮成八分三杯，分三次服。

五苓散
（甘温淡法）

猪苓（一两）　赤术（一两）　茯苓（一两）　泽泻（一两六钱）　桂枝（五钱）

共为细末，百沸汤和服三钱，日三服。

足太阴寒湿，症见腹部作胀，小便不利，大便溏薄，泻下不爽，如里急后重一样，用四苓加厚朴秦皮汤治疗，也可以用五苓散治疗。

《黄帝内经》说太阴病发作时会出现胀满，又说厥阴病也可以出现胀满，这是木克土的缘故，太阴病后湿气不运，也可以导致膀胱不能气化，所以小便不利。四苓散可以渗淡利湿使膀胱气化水湿下行。用厚朴消胀，用秦皮泻肝。如果肝热不盛，可不用秦皮，仍然用五苓散中的桂枝温经通阳，通利三焦，行太阳经的阳气，所以也可以用五苓散来治疗。

好，我们看一下苦温淡法的四苓加厚朴秦皮汤方。

苍术三钱、厚朴三钱、茯苓五钱、猪苓四钱、秦皮二钱、泽泻四钱。

上药加水八杯，煎煮后取药汁三杯，分三次服用。

好，我们看一下甘温淡法的五苓散。

猪苓一两、白术一两、赤白术（原方用的是赤术）一两、茯苓一两、泽泻一两六钱、桂枝五钱。

上药和在一起，研为细末，每次用反复煮沸的开水和药末三钱调服，一日三次。

◎ 四六、足太阴寒湿，四肢乍冷，自利，目黄，舌白滑，甚则灰，神倦不语，邪阻脾窍，舌蹇语重，四苓加木瓜草果厚朴汤主之。

　　脾主四肢，脾阳郁故四肢乍冷。湿渍脾而脾气下溜，故自利。目白精属肺，足太阴寒则手太阴不能独治，两太阴同气也，且脾主地气，肺主天气，地气上蒸，天气不化，故目睛黄也。白滑与灰，寒湿苔也。湿困中焦，则中气虚寒，中气虚寒，则阳光不治，主正阳者心也，心藏神，故神昏。心主言，心阳虚故不语。脾窍在舌，湿邪阻窍，则舌蹇而语声迟重。湿以下行为顺，故以四苓散驱湿下行，加木瓜以平木，治其所不胜也。厚朴以温中行滞，草果温太阴独胜之寒，芳香而达窍，补火以生土，驱浊以生清也。

四苓加木瓜草果厚朴汤方

（苦热兼酸淡法）

　　生于白术（三钱）　猪苓（一钱五分）　泽泻（一钱五分）　赤苓块（五钱）　木瓜（一钱）　厚朴（一钱）　草果（八分）　半夏（三钱）

水八杯，煮取八分三杯，分三次服。阳素虚者，加附子二钱。

足太阴寒湿，症见四肢湿冷，大便稀溏，双目发黄，舌苔白滑，甚至呈灰色，精神疲惫，不想说话，如寒湿阻滞舌窍，可致舌体转动不灵活，语音重浊，用四苓加木瓜草果厚朴汤治疗。

脾主四肢，脾阳被寒湿所困，则四肢时觉发冷。湿邪困脾中气下陷，可导致大便稀溏。眼白属肺，足太阴为寒湿所困，手太阴的功能也会失常，这是两太阴相互影响的缘故。另外，脾主地气，肺主天气，地湿上蒸，天气不化，也会导致眼睛发黄。舌苔白滑或灰，均是寒湿内盛的表现。湿困中焦使中焦虚寒，中气虚寒，则阳气不运。主君火的是心阳，心藏神，心阳虚则神昏，心又主言语，心阳虚所以不喜讲话。

舌为脾之外窍，湿阻舌窍，使舌体转动不利，故语音重浊。湿以下行为顺，所以四苓散引湿下行，加木瓜平抑肝木，以免克土。厚朴行气温中，草果温中燥温散寒，其气芳香，又能通窍，补火生土，驱湿浊以生清气。

好，我们看一下，苦热兼酸淡法的这个四苓加木瓜草果厚朴汤方。

生白术三钱、猪苓一钱五分、泽泻一钱五分、赤茯苓五钱、木瓜一钱、厚朴一钱、草果八分、半夏三钱。

上药加水八杯，煎煮后取药汁三杯，分三次服。平素阳气虚的病人，加附子二钱。

◎四七、足太阴寒湿，舌灰滑，中焦滞痞，草果茵陈汤主之；面目俱黄，四肢常厥者，茵陈四逆汤主之。

湿滞痞结，非温通而兼开窍不可，故以草果为君。茵陈因陈生新，生发阳气之机最速，故以之为佐。广皮、大腹、厚朴，共成泻痞之功。猪苓、泽泻，以导湿外出也。若再加面黄肢逆，则非前汤所能济，故以四逆回厥，茵陈宣湿退黄也。

草果茵陈汤方
（苦辛温法）

草果（一钱）　茵陈（三钱）　茯苓皮（三钱）　厚朴（二钱）
广皮（一钱五分）　猪苓（二钱）　大腹皮（二钱）　泽泻（一钱五分）

水五杯，煮取二杯，分二次服。

茵陈四逆汤方
（苦辛甘热复微寒法）

附子（三钱，炮）　干姜（五钱）　炙甘草（二钱）　茵陈（六钱）

水五杯，煮取二杯。温服一杯，厥回止后服；仍厥，再服；尽剂，厥不回，再作服。

足太阴寒湿证，出现舌苔色灰而滑润，中焦气滞痞满，用草果茵陈汤治疗；如颜面双目发黄，四肢厥冷，则用茵陈四逆汤治疗。

寒湿阻滞，导致四肢痞结，非温通开窍方法不可，所以以辛温大热的草果为君药，茵陈推陈出新，生发阳气最快，故用它作为佐药，陈皮、大腹皮、厚朴都能行气消痞，猪苓、泽泻渗淡利尿，能引导湿气外出。如病人出现面黄，四肢逆冷，那么前面的方子就不能用了。应该用四逆汤回阳救逆，茵陈祛湿退黄。

好，我们看一下草果茵陈汤方，它是苦辛温法。

草果一钱、茵陈三钱、茯苓皮三钱、厚朴二钱、陈皮一钱五分、猪苓二钱、大腹皮二钱、泽泻一钱五分。

上药加水五杯，煎煮后取药汁两杯，分两次服。

好，我们再看一下苦辛甘热复微寒法的茵陈四逆汤方。

炮附子三钱、干姜五钱、炙甘草二钱、茵陈六钱。

上药加水五杯，煎煮后取药汁两杯，趁热服一杯，四肢转温则停服；如四肢仍然很冷，那么继续服用；一剂服完，肢冷仍不能转温，再按前法再服一剂。

◎四八、足太阴寒湿，舌白滑，甚则灰，脉迟，不食，不寐，大便窒塞，浊阴凝聚，阳伤腹痛，痛甚则肢逆，椒附白通汤主之。

此足太阴寒湿，兼足少阴、厥阴证也。白滑灰滑，皆寒湿苔也。脉迟者，阳为寒湿所困，来去俱迟也。不食，胃阳痹也。不寐，中焦湿聚，阻遏阳气不得下交于阴也。大便窒塞，脾与大肠之阳，不能下达也。阳为湿困，返逆位于浊阴，故浊阴得以蟠踞中焦而为痛也；凡痛皆邪正相争之象，虽曰阳困，究竟阳未绝灭，两不相下，故相争而痛也（后凡言痛者仿此）。椒附白通汤，齐通三焦之阳，而急驱浊阴也。

椒附白通汤方

生附子（炒黑，三钱）　川椒（炒黑，二钱）　淡干姜（二钱）

葱白（三茎）　猪胆汁（半烧酒杯，去渣后调入）

水五杯，煮成二杯，分二次凉服。

〔方论〕此苦辛热法复方也。苦与辛合，能降能通，非热不足以胜重寒而回阳。附子益太阳之标阳，补命门之真火，助少阳之火热。盖人之命火，与太阳之阳少阳之阳旺，行水自速。三焦通利，湿不得停，焉能聚而为痛，故用附子以为君，火旺则土强。干姜温中逐湿痹，太阴经之本药，川椒燥湿除胀消食，治心腹冷痛，故以二物为臣。葱白由内而达外，中空通阳最速，亦主腹痛，故以为之使。浊阴凝聚不散，有格阳之势，故反佐以猪胆汁，猪水畜，属肾，以阴求阴也；胆乃甲木，从少阳，少阳主开泄，生发之机最速。此用仲景白通汤，与许学士椒附汤，合而裁制者也。

足太阴寒湿证，出现舌苔白滑，甚至灰滑，脉搏迟缓，不思饮食，不能入睡，大便闭塞，这是浊阴凝聚的缘故，阳气虚则腹痛，疼痛严重，就会伴四肢发冷，可用椒附白通汤治疗。

这是足太阴寒湿兼足少阴、足厥阴的病证。舌苔白滑或灰滑，都属寒湿证的舌苔。脉迟是阳气被寒湿困制困阻。不思饮食是胃阳痹阻。不能入睡是中焦的寒湿结聚，阻遏阳气不能下交于阴所致。大便不通，是脾与大肠的阳气被阻，不能下达的缘故。阳气被湿邪困住，影响了湿浊的运化。湿浊与寒邪互结，中焦气机不畅故腹痛。凡是疼痛，都是邪气与正气相争的征象。本证虽说是阳气被困，但阳气并未消耗殆尽，阳气与寒湿相争则发为疼痛。椒附白通汤能温通三焦之阳气，可迅速驱除浊阴。

好，我们看一下苦辛热法的椒附白通汤。

川椒（就是花椒）二钱、生附子三钱、干姜二钱、葱白三根、猪胆汁半酒杯。

上药加水五杯，煎煮后取药汁两杯，分两次凉后服用。

这是苦辛热的复方。苦味药与辛味药配合，能降能通，不用热药不能去除阴寒促使阳气恢复。附子呢，能温肾阳补命门真火，助少阳相火。凡是人体命门的真火，太阳和少阳的阳气旺盛，祛水湿自然迅速。三焦通利，水湿就不会停留，也就无寒湿聚集而产生疼痛。所以用附子作为方中的君药，阳气旺盛，脾胃功能才正常。干姜温中祛除湿邪，是足太阴本经的药物。花椒能燥湿，能除满，助消化，治疗胃脘和腹部冷痛，所以选用这两味药做臣药。葱白是中空通阳，能迅速促使阳气由内向外，也能主治腹痛，是方中的使药。葱白能够迅速使阳气由内向外，我相信很多北方人是非常清楚的。北方人吃葱，吃了之后就流汗，为什么呢？吃了之后，它迅速地让阳气外达，迫津外泄，就出现了流汗。湿浊凝聚不散，有格拒阳气的可能，故用苦寒的猪胆汁反佐。猪是水畜，属肾，这是用阴药治疗阴证。胆乃甲木而属少阳，少阳主开泄，生发的速度最快。这是张仲景的白通汤，与许叔微的椒附汤相合加减变化而成的方剂。

◎ 四九、阳明寒湿，舌白腐，肛坠痛，便不爽，不喜食，附子理中汤去甘草加广皮厚朴汤主之。

　　九窍不和，皆属胃病。胃受寒湿所伤，故肛门坠痛而便不爽；阳明失阖，故不喜食。理中之人参补阳明之正，苍术补太阴而渗湿，姜、附运坤阳以劫寒，盖脾阳转而后湿行，湿行而后胃阳复。

　　去甘草，畏其满中也。加厚朴、广皮，取其行气。合而言之，辛甘为阳，辛苦能通之义也。

附子理中汤去甘草加厚朴广皮汤方
（辛甘兼苦法）
　　生茅术（三钱）　人参（一钱五分）　炮干姜（一钱五分）　厚朴（二钱）　广皮（一钱五分）　生附子（一钱五分，炮黑）

　　水五杯，煮取八分二杯，分二次服。

阳明寒湿，见舌苔白腐，肛门有坠胀和疼痛感觉，大便不爽，食欲不好，可用附子理中汤去甘草加广皮厚朴汤治疗。

人的九窍不和，都与胃有关。寒湿伤胃，故肛门有坠胀和疼痛感觉，且大便不爽；胃不能受纳，故食欲不好，理中汤中用人参益气健脾，补阳明胃的正气，苍术燥湿，补太阴脾，干姜附子温运脾肾，除去寒湿，脾阳充实，脾湿才能运化，湿祛胃阳才能恢复。

减去能导致中满的甘草。加上厚朴、陈皮，以行气消胀。诸药合在一起，符合辛甘化阳，辛苦能通的原则。

好，我们看一下辛甘兼苦法的附子理中汤去甘草加广皮厚朴汤。

苍术三钱、人参一钱五分、炮干姜一钱五分、厚朴二钱、广陈皮一钱五分、生附子一钱五分。

上药加水五杯，煎煮后取药汁两杯，分两次服用。

◎五十、寒湿伤脾胃两阳，寒热，不饥，吞酸，形寒，或脘中痞闷，或酒客湿聚，苓姜术桂汤主之。

此兼运脾胃，宣通阳气之轻剂也。

苓姜术桂汤方

（苦辛温法）

茯苓块（五钱）　生姜（三钱）　炒白术（三钱）　桂枝（三钱）

水五杯，煮取八分二杯，分温再服。

寒湿损伤脾阳和胃阳，症见恶寒发热，不觉饥饿，泛酸水，肢体怕冷，胃脘痞闷，或长期饮酒，里湿聚结的用苓姜术桂汤治疗。

这是健脾和胃，宣通阳气，作用比较轻的方剂。

我们看一下苦辛温法的苓姜术桂汤。

茯苓五钱、生姜三钱、炒白术三钱、桂枝三钱。

上药加水五杯，煎煮后取药汁两杯，趁热分两次服用。

◎五一、湿伤脾胃两阳，既吐且利，寒热身痛，或不寒热，但腹中痛，名曰霍乱。寒多，不欲饮水者，理中汤主之。热多，欲饮水者，五苓散主之。吐利汗出，发热恶寒，四肢拘急，手足厥逆，四逆汤主之。吐利止而身痛不休者，宜桂枝汤小和之。

按霍乱一证，长夏最多，本于阳虚寒湿凝聚，关系非轻，伤人于顷刻之间。奈时医不读《金匮》，不识病源，不问轻重，一概主以藿香正气散，轻者原有可愈之理，重者死不旋踵；更可笑者，正气散中加黄连、麦冬，大用西瓜治渴欲饮水之霍乱，病者岂堪命乎！瑭见之屡矣，故将采《金匮》原文，备录于此。胃阳不伤不吐，脾阳不伤不泻，邪正不争不痛，营卫不乖不寒热。以不饮水之故，知其为寒多；主以理中汤（原文系理中丸，方后自注云：然丸不及汤，盖丸缓而汤速也；且恐丸药不精，故直改从汤），温中散寒。人参甘草，胃之守药；白术甘草，脾之守药；干姜能通能守，上下两泄者，故脾胃两守之；且守中有通，通中有守，以守药作通用，以通药作守用。若热欲饮水之证，饮不解渴，而吐泄不止，则主以五苓。邪热须从小便去，膀胱为小肠之下游，小肠，火腑也，五苓通前阴，所以守后阴也。太阳不开，则阳明不阖，开太阳正所以守阳明也。此二汤皆有一举两得之妙。吐利则脾胃之阳虚，汗出则太阳之阳亦虚；发热者，浮阳在外也；恶寒者，实寒在中也；四肢拘急，脾阳不荣四末；手足厥冷，中土湿而厥阴肝木来乘病者，四逆汤善救逆，故名四逆汤。人参甘草守中阳，干姜附子通中阳，人参附子护外阳，干姜甘草护中阳，中外之阳复回，则群阴退避，而厥回矣。吐利止而身痛不休者，中阳复而表阳不和也，故以桂枝汤温经络而微和之。

理中汤方

（甘热微苦法，此方分量以及后加减法，悉照《金匮》原文，用者临时斟酌）

人参　甘草　白术　干姜（各三两）

水八杯，煮取三杯，温服一杯，日三服。

〔加减法〕若脐上筑者，肾气动也，去术加桂四两。吐多者，去术加生姜三两。下多者还用术。

悸者加茯苓二两。渴欲饮水者，加术足前成四两半。腹中痛者，加人参足前成四两半。寒者，加干姜足前成四两半。腹满者，去术加附子一枚。服汤后，如食顷，饮热粥一升许，微自汗，勿发揭衣服。

五苓散方

（见前）

〔加减法〕腹满者，加厚朴、广皮各一两。渴甚面赤，脉大紧而急，扇扇不知凉，饮冰不知冷，腹痛甚，时时躁烦者，格阳也，加干姜一两五钱（此条非仲景原文，余治验也）。

百沸汤和，每服五钱，日三服。

四逆汤方（辛甘热法，分量临时斟酌）

炙甘草（二两）　干姜（一两半）　生附子（一枚，去皮）　加人参（一两）

水五茶碗，煮取二碗，分二次服。

按：原方无人参，此独加人参者，前条寒多不饮水，较厥逆尚轻，仲景已用人参；此条诸阳欲脱，中虚更急，不用人参，何以固内。柯韵伯伤寒注云：仲景凡治虚证，以里为重，协热下利，脉微弱者，便用人参；汗后身痛，脉沉迟者，便加人参。此脉迟而利清谷，且不烦不咳，中气大虚，元气已脱，但温不补，何以救逆乎！观茯苓四逆之烦躁，且以人参；况通脉四逆，岂得无参。是必有脱落耳，备录于此存参。

湿邪损伤脾阳和胃阳，症见呕吐，腹泻，恶寒发热，周身疼痛，有的虽然没有恶寒发热，但腹中疼痛，这种病我们称之为霍乱。如恶寒重，不思饮的，用理中汤治疗；如发热重喜饮的，用五苓散治疗；如呕吐腹泻，出汗发热，恶寒，四肢筋脉拘急，手足厥冷的用四逆散治疗；如呕吐，腹泻已止，但周身疼痛不止的用桂枝汤治疗。

霍乱这种病，长夏季节最多，发病的病因是阳虚，寒湿凝聚，病情严重的往往在顷刻之间危及人的性命。现在的医生不读《金匮要略》，就不知道病源，无论病轻病重，一概用藿香正气散治疗，病情轻的还有治愈的希望，病情重的当场死亡。更可笑的是在藿香正气散中加入黄连、麦冬，或用大量的西瓜来治口渴喜饮的霍乱，这样处理病人不是让人命丧黄泉吗！我遇到这种病很多，现在选录《金匮要略》的原文，仅供大家参考。

如果胃阳不伤就不会呕吐，脾阳不伤就不会腹泻，邪正相争，气血不通才会疼痛。营卫不合，才会出现恶寒发热。病人不饮水则可判断属寒重，故选理中汤治疗。理中汤可以温中散寒，方中的人参、甘草能益胃，白术、甘草能健脾，干姜能补能行，本病是上吐下泻，所以既要温脾，又要温胃。这首方剂中，补中有通，用补药作通阳药用，用通阳药来补益脾胃。如发热重、喜饮水，饮后仍不解渴，且呕吐、泄泻不止，宜用五苓散治疗，邪热必从小便中排出。膀胱位于小肠之后，小肠是火腑，五苓散能利尿，故可止泻。膀胱气化失常，则小便不利，大便就会泻下不止，利尿就是为了止泻。理中汤和五苓散都有一举两得的特点。

在这里我就说个题外话，这里的五苓散利尿，它的目的是止泻。也就是说，小便增多之后，那么肠道里的水分自然而然就会减少，那么就达到了止泻的目的。那么我们有另外一个方剂，能够以通大便的方法来治疗尿频呢，这个就叫作脾弱证。麻子仁丸是治疗脾弱证的，也就是说那个水分，它往膀胱里面输，但输膀胱，所以导致的小便很多，大便干结，那么，我们用麻子仁丸，把大便通了之后，小便自然而然就减少了。那么就可以达到通大便而减少小便的目的。而这里的五苓散呢，利小便以止泻。

好，我们接着讲。呕吐和泄泻都可以导致脾胃阳虚，汗出过多也可导致太阳经的阳气虚。发热是浮阳在外的表现，就是浮在外面的阳气；恶寒是寒邪犯中焦；四肢经脉拘急，是由于脾阳虚不能濡养四肢所致；手足厥冷是中焦脾土被湿邪所困，厥阴肝木克伐脾阳的缘故，四逆汤主治四肢厥冷，所以称为四逆汤。方中的人参、甘草守中阳，干姜、附子通中阳，人参、附子补外阳，干姜、甘草护中阳，里外的阳气都恢复了，阴寒之邪被驱散，四肢厥冷自然就恢复了。如呕吐腹泻已停，周身疼痛不止，就是中焦的阳气恢复了，但肌表的阳气仍然不和，所以用桂枝汤温经络，调和内外。

好，我们看一下理中汤方，甘热微苦法。

人参、甘草、白术、干姜各三两。

上药加水八杯，煎煮后取药汁三杯，每次温服一杯，每天服三次。

若肚脐眼的上部时有波动，这是肾气上攻，应该减去白术加桂枝四两；如呕吐频繁，应减去白术，加生姜三两；如腹泻严重，仍使用白术；如心悸不安，加茯苓二两；如口渴喜饮，白术增加到四两半；如腹中痛，人参增加到四两半；如恶寒重，干姜增加到四两半；如腹部胀满，减去白术，加附子一枚。服药后立即饮热粥一升。如有微汗出，请不要脱衣服，请不要揭被，也就是你盖被子的不要揭被子，你穿衣服的不要脱衣服。

五苓散我们之前已经讲过，这里就不说了。如腹部胀满加厚朴、广陈皮一两。这个是我们说的五苓散，五苓散的加减法。如腹部胀满加厚朴、陈皮各一两；如口渴明显，颜面发红，脉大紧而急，扇扇不知凉，就是用扇子扇一下也不知道凉快，饮冰水也不觉得冷，腹痛得很厉害，时时觉得躁烦，就是阴寒内盛，阳气被格拒于外，加干姜一两五钱。这一条呢不是张仲景原文，而是我吴鞠通的经验。用反复煮沸的开水调和，每次服用五钱，每天三次。这段是五苓散的加减。

好，我们看一下四逆散，辛甘热法的四逆散。

炙甘草二两、干姜一两半、生附子一枚、人参一两。

上药加水五茶碗，这个茶碗，农村人可能知道，城市人不一定能知道，喝茶的碗，比我们现在吃饭的那种小碗还大，加水五茶碗，煎煮后取药汁二碗，分二次服用，如果不知道这个茶碗有多大的，可以看一下这个古装电视剧里面，喝茶的那个碗，就跟武松在景阳冈打虎喝酒一样，就是那么大的一个碗。他的碗既能喝茶又能喝酒，所以叫茶碗。

这个四逆散方呢，原方中没有人参，这里加人参的原因是，前条寒重不想饮水，但此条呢，但比厥逆证要轻，张仲景在理中汤中用了人参；本条阳气欲脱，阳虚更加严重，不用人参阳气怎么能固守于内呢。柯韵伯在《伤寒注》这本书中说：张仲景凡治疗虚证，以里证为主的，有邪热下利，脉象虚弱者的，都用人参；汗出以后周身疼痛，脉象沉迟的，也要加人参。此处脉迟而且泻下完谷不化，不心烦不咳嗽，这是中阳不振，元气已脱的表现，只用温药不用补药，怎么能救命呢！茯苓四逆汤证中有烦躁，也用了人参；难道通脉四逆汤就不能用人参吗。这种病症肯定是会用的，这个是我吴鞠通的观点，记录在此，仅供大家参考。

◎五二、霍乱兼转筋者，五苓散加防己桂枝薏仁主之；寒甚脉紧者，再加附子。

　　肝藏血，主筋，筋为寒湿搏急而转，故于五苓和霍乱之中，加桂枝温筋，防己急驱下焦血分之寒湿，薏仁主湿痹脚气，扶土抑木，治筋急拘挛。甚寒脉紧，则非纯阳之附子不可。

五苓散加防己桂枝薏仁方

　　即于前五苓散内，加防己一两，桂枝一两半，足前成二两，薏仁二两。寒甚者，加附子大者一枚。

　　杵为细末，每服五钱，百沸汤和，日三，剧者日三夜一，得卧则勿令服。

霍乱转筋的病人，用五苓散加防己桂枝薏仁汤治疗，恶寒重者，脉象紧的，再加附子。

肝脏具有藏血的功能，主筋，如寒湿搏急，四肢经脉就会拘急，引起疼痛，所以在五苓散治霍乱之中加桂枝温经，防己能祛除下焦血分的寒湿，薏苡仁能健脾祛湿，扶土抑木，治筋急拘挛。如恶寒重脉紧，非用大辛大热的附子不可。

好，我们看一下五苓散加防己桂枝薏仁方。

就是在五苓散内，加防己一两、桂枝一两半、薏苡仁二两，如恶寒重，加大个的附子一枚。

上药共捣为细末，每次服五钱，用开水调服，一日三次。病情重的，白天服三次，晚上服一次，睡后就不必再服药了。

◎五三、卒中寒湿，内挟秽浊，眩冒欲绝，腹中绞痛，脉沉紧而迟，甚则伏，欲吐不得吐，欲利不得利，甚则转筋，四肢欲厥，俗名发痧，又名干霍乱，转筋者，俗名转筋火，古方书不载（不载者，不载上三条之俗名耳；若是证，当于《金匮》腹满、腹痛、心痛、寒疝、诸条参看自得），蜀椒救中汤主之，九痛丸亦可服；语乱者，先服至宝丹，再与汤药。

按此证夏日湿蒸之时最多，故因霍乱而类记于此。中阳本虚，内停寒湿，又为蒸腾秽浊之气所干，由口鼻而直行中道，以致腹中阳气受逼，所以相争而为绞痛；胃阳不转，虽欲吐而不得；脾阳困闭，虽欲利而不能，其或经络亦受寒湿，则筋如转索，而后者向前矣；中阳虚而肝木来乘，则厥。俗名发痧者何？盖以此证病来迅速，或不及延医，或医亦不识，相传以钱，或用瓷碗口，蘸姜汤或麻油，刮其关节，刮则其血皆分，住则复合，数数分合，动则生阳，关节通而气得转，往往有随手而愈者，刮处必现血点，红紫如沙，故名痧也。但刮后须十二时不饮水，方不再发。不然则留邪在络，稍受寒发怒，则举发矣。以其欲吐不吐，欲利不利而腹痛，故又名干霍乱。其转筋名转筋火者，以常发于夏月，夏月火令，又病迅速如火也，其实乃伏阴与湿相搏之故。以大建中之蜀椒，急驱阴浊下行，干姜温中，去人参、胶饴者，畏其满而守也，加厚朴以泻湿中浊气，槟榔以散结气，直达下焦，广皮通行十二经之气，改名救中汤，急驱浊阴，所以救中焦之真阳也。九痛丸一面扶正，一面驱邪，其驱邪之功最迅，故亦可服。再按前吐泻之霍乱，有阴阳二证，干霍乱则纯有阴而无阳，所谓天地不通，闭塞而成冬，有若否卦之义。若语言乱者，邪干心包，故先以至宝丹，驱包络之邪也。

救中汤方

（苦辛通法）

蜀椒（炒出汗，三钱）　淡干姜（四钱）　厚朴（三钱）　槟榔

（二钱）　广皮（二钱）　水五杯，煮取二杯，分二次服。兼转筋者，加桂枝（三钱）　防己（五钱）　薏仁（三钱）。厥者加附子二钱。

九痛丸方

（治九种心痛，苦辛甘热法）

附子（三两）　生野狼牙（一两）　人参（一两）　干姜（一两）　吴茱萸（一两）　巴豆（去皮心熬碾如膏，一两）

蜜丸梧子大，酒下，强人初服三丸，日三服，弱者二丸。

兼治卒中恶，腹胀痛，口不能言；又治连年积冷，流注心胸痛，并冷、冲上气，落马、坠车、血病等证皆主之。忌口如常法。

〔方论〕《内经》有五脏胃腑心痛，并痰虫食积，即为九痛也。心痛之因，非风即寒，故以干姜、附子驱寒壮阳，吴茱萸能降肝脏浊阴下行，生野狼牙善驱浮风，以巴豆驱逐痰虫陈滞之积，人参养正驱邪，因其药品气血皆入，补泻攻伐皆备，故治中恶腹胀痛等证。

附录《外台》走马汤，治中恶、心痛、腹胀、大便不通，苦辛热法。沈目南注云：中恶之证，俗谓绞肠乌痧，即秽臭恶毒之气，直从口鼻，入于心胸肠胃脏腑，壅塞正气不行，故心痛腹胀，大便不通，是为实证。非似六淫侵入而有表里清浊之分。故用巴豆极热大毒峻猛之剂，急攻其邪，佐杏仁以利肺与大肠之气，使邪从后阴，一扫尽除，则病得愈。若缓须臾，正气不通，营卫阴阳机息则死，是取通则不痛之义也。

巴豆（去心皮熬，二枚）杏仁（二枚）上二味，以绵缠槌令碎，热汤二合，捻取白汁饮之，当下。老小强弱量之。通治飞尸鬼击病。

按《医方集解》中，治霍乱用阴阳水一法，有协和阴阳，使不相争之义。又治干霍乱用盐汤探吐一法，盖闭塞至极之证，除针灸之外，莫如吐法通阳最速。夫呕，厥阴气也，寒痛，太阳寒水气也，否，冬象也，冬令太阳寒水，得厥阴气至，风能上升，则一阳开泄，万象皆有生机矣。至针法，治病最速，取祸亦不缓，当于《甲乙经》中求之，非善针者，不可令针也。

突然遭受寒湿加秽浊之邪的侵袭，症见头晕目眩、腹部绞痛、脉象沉紧而迟，严重时出现伏脉，病人想吐不得吐，想泻泻不出，甚至四肢筋脉拘急疼痛，手足发冷，这种病症一般称为发痧，也叫作干霍乱。有转筋症状，又称之为转筋火，这三种病名，在古代的医书上都没有记载。这种病可以用蜀椒救中汤。蜀椒就是川椒，四川产的花椒，说白了。蜀椒救中汤治疗，也可服九痛丸。如语无伦次，就先服至宝丹，再服这些汤药。

此种病证在夏至湿气蒸腾时候最多见，本病与霍乱症状相似，所以列在此处便于比较。此病发生的原因是中焦阳气素虚，寒湿内停，又受蒸腾的秽浊之气侵袭，病邪从口鼻直入中焦，正邪交争，腹部疼痛如绞；脾胃的阳气被困，胃阳受损，导致想吐吐不出；脾阳受损，导致要泻泻不出，如寒湿伤及经络，四肢出现抽搐拘急，常见小腿抽筋，中气虚衰，肝木乘土，则四肢厥冷。又为何称为发痧呢？这是因为这种病发展迅速，有的来不及就医，有的医生也认不得此证，民间呢，常用铜钱或是瓷碗边，或者用瓷造的汤匙、茶匙，沾上姜汁水或者麻油，反复刮病人的关节处进行急救。被刮的皮肤，往往出现紫红色的斑点，有如沙粒状，所以称之为痧。刮后关节疏通，气血流动，常常可以达到手到病除的效果。也是说刮痧对于这种病是有效的。但必须要注意，在刮完痧后，一昼夜不能吃东西。否则邪留在络，稍受寒邪或者发怒就会复发。这种病虽想吐，想泻，又腹痛，与霍乱相似，但无明显的吐泻。因为霍乱又吐又泻，这个是想吐吐不出，想泻泻不了，所以呢，我们称为干霍乱。又因为本病有转筋的症状，又发于炎热的夏季，且致病迅速，故又称为转筋火。其实是中焦内伏的寒湿，与秽浊相搏的病变，用大建中汤中的花椒，温阳降气，急驱阴浊下行，干姜温中散寒，去人参、饴糖，是恐其有致邪之病。加厚朴燥湿行气，槟榔散结气，直达下焦，陈皮通行十二经之气。改建中汤为救中汤，急驱浊阴，救中焦之阳气。九痛丸既有扶正，又有祛邪的作用，而且它祛邪的作用最强，所以也能服用。另外，前面介绍的又吐又泻的霍乱，有阴阳两种证型。干霍乱全属阴证而无阳证。如出现语无伦次，这是邪犯心包神志失常的表现，所以要先用至宝丹祛心包之邪。

好，我们看一下苦辛通法的救中汤。

蜀椒三钱、干姜四钱、厚朴三钱、槟榔二钱、陈皮二钱。

上药加水五杯，煎煮后取药汁两杯，分两次服用，如兼有转筋的，加桂枝三钱、防己五钱、薏苡仁三钱，四肢厥冷的加附子二钱。

这里有必要提一下，比方说我们在考试的时候，考中药，说下面药能够治疗小腿转筋的，你看薏苡仁就可以，薏苡仁是常用的治疗小腿转筋的药。考试当中还会有木瓜，有牛膝，有防己这些药。但是考试，最大的缺点就是咬文嚼字。从某一段原文当中摘取一个点来考，根本就没有在一个大的环境中去考试。即使是用强行记忆的方法记住了，也没有用，因为你用不到临床。所以真正应用到临床的，是理解了它最开始的出处，是用于什么情况下的转筋，才用薏苡仁，才用防己，这样才能真正地学到，才能学到东西，才能用到临床。你死记硬背，薏苡仁能治小腿转筋，薏苡仁能治小腿转筋，拼命地念，拼命地背，背了之后考试考了满分，结果狗屁不懂。都不知道它治什么情况下的小腿转筋。

好，我们看一下苦辛甘热法的九痛丸方。

附子三两、生野狼牙一两、人参一两、干姜一两、吴茱萸一两、巴豆一两。

上药研为细末，炼蜜为丸，如梧桐子大，用酒送服，身体强壮的，每次服三丸，身体比较虚弱的，每次服二丸，每天服三次。本丸能够治九种心痛，又兼治中恶，腹部胀满，不能讲话，又治疗长期积冷而引起的心胸疼痛，以及冷气上冲引起的各种心痛，以及治疗各种外伤瘀血疼痛。《黄帝内经》称五脏和胃腑的气血失调，以及痰从食积所致的瘀阻，都可以导致心胸疼痛，这就是九痛。疼痛的原因，不是风就是寒，所以用干姜附子驱寒壮阳，吴茱萸能温中暖肝，降肝脏浊阴使其下行，生狼牙善于驱浮风，巴豆驱逐痰虫，除陈旧的滞积，人参扶正祛邪，这些药物既能够入气又能够入血，有补泻攻伐的作用，所以也能够治疗中恶腹胀痛等病。

附录一条《外台秘要》这本书中写的走马汤。走马汤属苦辛热法，主治中恶、心痛、腹胀、大便不通。沈目南认为中恶这种病，民间称为绞肠乌痧，是秽浊与恶毒之邪，由口鼻直入心胸、肠胃等脏腑，阻滞了正气使之不通，所以出现了心痛腹胀，大便不通，这个是实证。不像六淫致病有表里清浊的区别。方中用大热大毒药力峻猛的巴豆，急攻病邪，佐以杏仁清肺润肠，使邪从大便一扫而尽，病就会迅速地治愈。如果延误片刻，正气不通，营卫阴阳失调，就难治疗，这是一种通则不痛的治法。

我们看一下苦辛热法的走马汤。

走马汤就是巴豆二枚、杏仁二枚。

上两味药用布包，然后用锤子锤，锤碎，加入两合开水中，捻取白汁服。服药后会出现腹泻，药量多少应根据年龄的大小及体质的强弱而定。这个方子还可以治一切飞尸鬼击病。《医方集解》这本书中，治霍乱有用阴阳水的方法。阴阳水有调和阴阳的作用，使阴阳协调。又记载治干霍乱用盐汤探吐的方法。因为闭塞到极点的病症，除针灸之外，没有比涌吐法，涌吐通阳更迅速了。呕吐属厥阴气滞，腹中冷痛，是太阳寒水之气引起的。否卦为冬天的景象，冬天主太阳寒水，厥阴之气出现，这能促使万物的升发开谢，万物都会出现生机，病就会好。用针法治疗，效果更快，但造成的副作用也不小，应从《针灸甲乙经》中去寻求治法。不是精通针术的人，不要胡乱扎针。

好，这节课我们就讲到这里，下一节课我们讲中焦篇的湿温。

好，这节课我们讲《温病条辨·中焦篇》的湿温，并附疟、痢、疸、痹。疟是疟疾的疟，痢是痢疾的痢，疸是黄疸的疸，就是黄疸的意思，痹是痹证的痹，就是宣痹不通，疼痛的意思。所以这节课我们讲的是湿温附带疟、痢、疸、痹。

◎五四、湿热上焦未清，里虚内陷，神识如蒙，舌滑脉缓，人参泻心汤加白芍主之。

湿在上焦，若中阳不虚者，必始终在上焦，断不内陷；或因中阳本虚，或因误伤于药，其势必致内陷。湿之中人也，首如裹，目如蒙，热能令人昏，故神识如蒙，此与热邪直入包络谵语神昏有间。里虚故用人参护里阳，白芍以护真阴；湿陷于里，故用干姜、枳实之辛通；湿中兼热，故用黄芩、黄连之苦降。此邪已内陷，其势不能还表，法用通降，从里治也。

人参泻心汤方

（苦辛寒兼甘法）

人参（二钱）　干姜（二钱）　黄连（一钱五分）　黄芩（一钱

五分） 枳实（一钱） 生白芍（二钱）

水五杯，煮取二杯，分二次服，渣再煮一杯服。

湿热病上焦的邪气未清，病人里虚，病邪内陷，症见神识如蒙，舌滑脉缓，用人参泻心汤加芍药治疗。

湿热之邪在上焦，如果中焦阳气不虚，必然始终在上焦，绝不会内陷。由于中焦阳气虚或者因用药失误，中阳受损就会导致湿热内陷。湿热侵袭人体，可以出现头重如裹，眼睛模糊，视物不清；湿热蒸蕴，可以导致神志异常，出现神识如蒙，这与热邪内陷心包的神昏谵语不同。因为里虚，所以用人参益气保护里阳，白芍生津来养护阴津。湿邪内陷，用干姜、枳实辛通祛湿；湿中兼热，所以用黄芩、黄连来苦寒清热以燥湿，此时邪已内陷，不能从表来透邪，只能用通降的方法从里来治疗。

好，看一下苦辛寒兼甘法的人参泻心汤方。

人参两钱、干姜两钱、黄连一钱五分、黄芩一钱五分、枳实一钱、生白芍两钱。

上药加水五杯，煎煮后取药汁两杯，分两次服用，药渣再煮一次，取药汁一杯服用。

◎五五、湿热受自口鼻，由募原直走中道，不饥不食，机窍不灵，三香汤主之。

三香汤方

（微苦微辛微寒兼芳香法）

栝蒌皮（三钱） 桔梗（三钱） 黑山栀（二钱） 枳壳（二钱） 郁金（二钱） 香豉（二钱） 降香末（三钱）

水五杯，煮取二杯，分二次温服。

〔方论〕按此证由上焦而来，其机尚浅，故用蒌皮、桔梗、枳壳微苦微辛开上，山栀轻浮微苦清热，香豉、郁金、降香化中上之秽浊而开郁。上条以下焦为邪之出路，故用重；此条以上焦为邪之出路，故用轻；以下三焦均受者，则用分消。彼此互参，可以知叶氏之因证制方，心灵手巧处矣！惜散见于案中而人多不察，兹特为拈出，以概其余。

湿热从口鼻而入，经过募原，直达中焦。病人不知饥饿，不思饮食，清窍不灵通，用三香汤治疗。本证湿热之邪是从上焦传入中焦的，故仍从上焦治疗。

看一下微苦微辛微寒兼芳香法的三香汤。

瓜蒌皮三钱、桔梗三钱、黑栀子二钱、枳壳二钱、郁金两钱、香豆豉两钱、降香末三钱。

上药加水五杯，煎煮后取药汁两杯，分两次服用。

本证的湿热病邪是从上焦来的，病变部位仍然较浅，所以用瓜蒌皮、桔梗、枳壳等微辛微苦的药物，宣开上焦气机；用质轻味苦能走上的栀子清热；用香豆豉、郁金、降香化中上两焦的这个秽浊，理气开郁。

上条的病证是以下焦为湿热的去路，所以用沉重的药物为主。本条以上焦为湿热的去路，所以用质轻芳香走上的药物为主。下面的数条都是三焦均受邪，则用分消的治法。这里分别指出以便比较。

从这些治法中可以看到叶天士因证治方，心灵手巧的特点。可惜他的这些经验都散见于叶天士的医案当中，一般人不容易发现，现在呢，我吴鞠通特地指出来，以引导读者的重视。

◎五六、吸受秽湿，三焦分布，热蒸头胀，身痛呕逆，小便不通，神识昏迷，舌白，渴不多饮，先宜芳香通神利窍，安宫牛黄丸；续用淡渗分消浊湿，茯苓皮汤。

　　按此证表里经络脏腑三焦，俱为湿热所困，最畏内闭外脱，故急以牛黄丸宣窍清热而护神明；但牛黄丸不能利湿分消，故继以茯苓皮汤。

安宫牛黄丸

（方法见前）

茯苓皮汤

（淡渗兼微辛微凉法）

茯苓皮（五钱）　生薏仁（五钱）　猪苓（三钱）　大腹皮（三钱）　白通草（三钱）　淡竹叶（二钱）

水八杯，煮取三杯，分三次服。

湿热秽浊侵袭弥漫三焦，病人身如热蒸，头部作胀，周身疼痛，恶心呕吐，小便不利，神识昏迷，舌苔白腻，口渴不欲多饮，先用芳香开窍的安宫牛黄丸使其神志清醒，再用淡渗利水，分消湿浊的茯苓皮汤。本证为湿热之邪困阻表里、经脉、脏腑，弥漫三焦，这时最怕出现内闭外脱的变化，所以，首先选用安宫牛黄丸开窍清热，保护心神。但是，安宫牛黄丸不能分消湿热，所以，必须再用茯苓皮汤。安宫牛黄丸之前我们有讲过，这里不啰嗦。

看一下淡渗兼微辛微凉法的茯苓皮汤：

茯苓皮五钱、生薏苡仁五钱、猪苓三钱、大腹皮三钱、白通草三钱、淡竹叶两钱。

上药加水八杯，煎煮后取药汁三杯，分三次服用。

大家可以看到这里有通草、薏苡仁。通草和薏苡仁，是三仁汤里面常用的。竹叶也是三仁汤里面有的。也就是说祛湿，通草可以通过把湿气从小便导走。薏苡仁祛湿，在祛湿的方子里面长期运用，而且薏苡仁也是一个药食同源的一味中药，这味中药既可以当药，也可以当食物，它属于药食同源。

◎五七、阳明湿温，气壅为哕者，新制橘皮竹茹汤主之。

按《金匮》橘皮竹茹汤，乃胃虚受邪之治，今治湿热壅遏胃气致哕，不宜用参甘峻补，故改用柿蒂。按柿成于秋，得阳明燥金之主气，且其形多方，他果未之有也，故治肺胃之病有独胜（肺之脏象属金，胃之气运属金）。柿蒂乃柿之归束处，凡花皆散，凡子皆降，凡降先收，从生而散而收而降，皆一蒂为之也，治逆呃之能事毕矣（再按：草木一身，芦与蒂为升降之门户，载生气上升者芦也，受阴精归藏者蒂也，格物者不可不于此会心焉）。

<h1 align="center">新制桔皮竹茹汤</h1>

（苦辛通降法）

桔皮（三钱）　竹茹（三钱）　柿蒂（七枚）　姜汁（三茶匙，冲）

水五杯，煮取二杯，分二次温服；不知，再作服。有痰火者，加竹沥、栝蒌霜。有瘀血者，加桃仁。

阳明湿温，胃气壅滞，导致呃逆，用新加橘皮竹茹汤治疗。《金匮要略》的橘皮竹茹汤是治疗胃虚感邪导致呃逆的方剂。本证为湿热内阻，胃气不降导致呃逆，所以，不宜用人参、甘草等温补的药物，而改用柿蒂。柿子在秋天成熟，它秉承了阳明燥金的主气，且形状呈方形，这是其他果实少有的，它治疗肺胃病有特殊的作用。柿蒂，是柿子归束之处。凡是花都主散，凡是籽实都能降，一般在降之前都收聚，而柿，生长过程中出生、开花、结果都是柿蒂在起作用，所以，治疗呃逆的效果最好。这个芦是芦苇的芦，芦根的芦，芦和蒂，蒂是柿蒂的蒂，是草木气机升降的门户，芦能载升发之气上升，蒂能收集阴津，研究这个生物特性的人，不能不掌握这些知识。

好，看一下苦辛通降法的新制橘皮竹茹汤。

橘皮三钱、竹茹三钱、柿蒂七枚、姜汁三茶匙。

上药加水五杯，煎煮后取药两杯，分两次温服。如呃逆不止的再服一剂；如果有痰火的病人加竹沥、瓜蒌霜；如有瘀血者加桃仁。

◎五八、三焦湿郁，升降失司，脘连腹胀，大便不爽，一加减正气散主之。

再按此条与上第五十六条同为三焦受邪，彼以分消开窍为急务，此以升降中焦为定法，各因见证之不同也。

<h2 align="center">一加减正气散方</h2>

藿香梗（二钱）　浓朴（二钱）　杏仁（二钱）　茯苓皮（二钱）　广皮（一钱）　神曲（一钱五分）　麦芽（一钱五分）　绵茵

陈（二钱）　大腹皮（一钱）

水五杯，煮二杯，再服。

〔方论〕正气散本苦辛温兼甘法，今加减之，乃苦辛微寒法也。去原方之紫苏、白芷，无须发表也。去甘桔，此证以中焦为扼要，不必提上焦也。只以藿香化浊，浓朴、广皮、茯苓、大腹泻湿满，加杏仁利肺与大肠之气，神曲、麦芽升降脾胃之气，茵陈宣湿郁而动生发之气，藿香但用梗，取其走中不走外也。茯苓但用皮，以诸皮皆凉，泻湿热独胜也。

湿邪阻滞三焦，气机升降失常，脘腹气胀，大便不爽快，用一加减正气散治疗，本条与本讲前面第五十六条同为三焦病变，但治疗方法不同。第五十三条，用的是分消开窍的方法，而这一条，是以升降中焦气机为主。这是因为它们的病机不同。

看一下苦辛微寒法的一加减正气散方。

藿香两钱、厚朴两钱、杏仁两钱、茯苓皮两钱、广陈皮一钱、神曲一钱五分、麦芽一钱五分、茵陈二钱、大腹皮一钱。

上药加水五杯，煎煮后取药汁二杯，分二次服用。

藿香正气散属苦辛温兼甘法，现在的一加减正气散为苦辛微寒法，本方减去原方中的紫苏、白芷，是因无表证，不需要解表；减去甘草、桔梗是因为本证属中焦病变，不必要升提上焦。只用藿香化湿浊，厚朴、陈皮、茯苓皮、大腹皮行气祛湿消满，加杏仁宣利肺和大肠之气，神曲、麦芽升降脾胃之气，茵陈疏肝祛湿，能启动升发之气，藿香只用藿香梗取其走中不走外。茯苓只用皮，因皮性凉，清泄湿热有独特之功效。

◎五九、湿郁三焦，脘闷，便溏，身痛，舌白，脉象模糊，二加减正气散主之。

上条中焦病重，故以升降中焦为要。此条脘闷便溏，中焦证也，身痛舌白，脉象模糊，则经络证矣，故加防己急走经络中湿郁；以便溏不比大便不爽，故加通草、薏仁，利小便所以实大便也；大豆黄卷从湿热蒸变而成，能化蕴酿之湿热，而蒸变脾胃之气也。

二加减正气散

（苦辛淡法）

藿香梗（三钱）　广皮（二钱）　浓朴（二钱）　茯苓皮（三钱）　木防己（三钱）　大豆黄卷（二钱）　川通草（一钱五分）薏苡仁（三钱）

水八杯，煮三杯，三次服。

湿邪郁滞三焦，症见胸脘痞闷，大便稀溏，周身疼痛，舌苔色白，脉象模糊，用二加减正气散治疗。上条中焦的症状重，所以，主要用升降中焦的治疗方法。本条胸脘痞闷，大便稀溏，都属中焦的病变，但又有周身疼痛，舌苔色白，脉象模糊，这为经络的病变，所以，加防己除经络中的湿邪。大便稀溏不同于大便不爽，故加通草、薏仁利小便、实大便。大豆黄卷是从湿热蒸变而酿成的，能化湿清热。

我们看苦辛淡法的二加减正气散。

藿香梗三钱、广陈皮三钱、厚朴两钱、茯苓皮三钱、木防己三钱、大豆黄卷两钱、通草一钱五分、薏苡仁三钱。

上药加水八杯，煎煮后取药汁三杯，分三次服用。

◎六十、秽湿着里，舌黄脘闷，气机不宣，久则酿热，三加减正气散主之。

前两法，一以升降为主，一以急宣经隧为主；此则以舌黄之故，预知其内已伏热，久必化热，而身亦热矣，故加杏仁利肺气，气化则湿热俱化，滑石辛淡而凉，清湿中之热，合藿香所以宣气机之不宣也。

三加减正气散方

（苦辛寒法）

藿香（连梗叶，三钱）　茯苓皮（三钱）　浓朴（二钱）　广皮

（一钱五分） 杏仁（三钱） 滑石（五钱）

水五杯，煮二杯，再服。

湿邪和秽浊留在体内，病人舌苔黄腻，脘腹胀闷，这是气机不利，久郁化热的缘故，用三加减正气散治疗。前面两种治法一种是升降中焦气机为主，一种是宣通经络中的湿邪为主，本条舌苔黄可判断病人内有伏热，湿邪和秽浊郁久都会化热，也会出现周身发热，方中加杏仁宣通肺气，气化湿热才可清化；滑石辛淡性凉能清湿中之热，配合藿香即可宣通郁闭之气机。

所以，我们用苦辛寒法的三加减正气散方。

藿香三钱、茯苓皮三钱、厚朴两钱、广陈皮一钱五分、杏仁三钱、滑石五钱。

上药加水五杯，煎煮后取药汁两杯，分两次服用。

◎六一、秽湿着里，邪阻气分，舌白滑，脉右缓，四加减正气散主之。

以右脉见缓之故，知气分之湿阻，故加草果、楂肉、神曲，急运坤阳。使足太阴之地气不上蒸手太阴之天气也。

四加减正气散方

（苦辛温法）

藿香梗（三钱） 浓朴（二钱） 茯苓（三钱） 广皮（一钱五分） 草果（一钱） 楂肉（炒，五钱） 神曲（二钱）

水五杯，煮二杯，渣再煮一杯，三次服。

湿邪和秽浊留在体内，邪气阻滞气机出现舌苔白滑，右手脉缓，宜用四加减正气散治疗。右手脉缓，可知气分被湿邪阻滞，故加草果、山楂、神曲通阳化气祛湿，使足太阴之脾湿不上蒸影响到手太阴肺。

我们看一下苦辛温法的四加减正气散方。

藿香梗三钱、厚朴两钱、茯苓皮三钱、广陈皮一钱五分、草果一钱、山楂肉（炒一炒）五钱、就是炒山楂肉，神曲两钱。

上药加水五杯，煎煮后取药汁两杯，药渣再煮取药汁一杯，分三次服用。

◎六二、秽湿着里，脘闷便泄，五加减正气散主之。

秽湿而致脘闷，故用正气散之香开；便泄而知脾胃俱伤，故加大腹运脾气，谷芽升胃气也。以上二条，应入前寒湿类中，以同为加减正气散法，欲观者知化裁古方之妙，故列于此。

五加减正气散

（苦辛温法）

藿香梗（二钱）　广皮（一钱五分）　茯苓块（三钱）　浓朴（二钱）　大腹皮（一钱五分）　谷芽（一钱）　苍术（二钱）

水五杯，煮二杯，日再服。

按今人以藿香正气散，统治四时感冒，试问四时止一气行令乎？抑各司一气，且有兼气乎？况受病之身躯脏腑，又各有不等乎？历观前五法，均用正气散，而加法各有不同，亦可知用药非丝丝入扣，不能中病，彼泛论四时不正之气，与统治一切诸病之方，皆未望见轩岐之堂室者也，乌可云医乎！

湿邪秽浊留着体内，出现脘部胀闷，大便泄泻，用五加减正气散治疗。湿邪和秽浊引起脘部胀满，所以用正气散芳香开泄，大便泄泻是脾胃受伤的表现，所以加大腹皮理气祛湿，谷芽消食健胃。本条和上条都应该列入前面的寒湿类，因为都是用加减正气散，为便于掌握化裁古方之妙用，所以放在一起论述。

看一下苦辛温法的五加减正气散。

藿香梗两钱、广陈皮一钱五分、茯苓三钱、厚朴两钱、大腹皮一钱五分、谷芽一钱、苍术两钱。

上药加水五杯，煎煮后取药汁两杯分两次服用。

现在的医生用藿香正气散，来通治四季感冒。试问，一年四季只有一种主气流行吗？不仅每一季各司一气，且有兼气，更何况受病机体的脏腑各不相同，体质又有差异，综合前面五种治法，虽都为正气散，但加减的方法各不相同。从这里可以看出，用药如果不能丝丝入扣，绝不能治好病。那些泛泛地谈论四时不正之气，用一方通治四时感冒的医生，根本就没有掌握《黄帝内经》的理论，这样的人能称得上好医生吗？

◎ 六三、脉缓身痛，舌淡黄而滑，渴不多饮，或竟不渴，汗出热解，继而复热，内不能运水谷之湿，外复感时令之湿，发表攻里，两不可施，误认伤寒，必转坏证，徒清热则湿不退，徒祛湿则热愈炽，黄芩滑石汤主之。

　　脉缓身痛，有似中风，但不浮，舌滑不渴饮，则非中风矣。若系中风，汗出则身痛解而热不作矣；今继而复热者，乃湿热相蒸之汗，湿属阴邪，其气留连，不能因汗而退，故继而复热。内不能运水谷之湿，脾胃困于湿也；外复受时令之湿，经络亦困于湿矣。倘以伤寒发表攻里之法施之，发表则诛伐无过之表，阳伤而成痉；攻里则脾胃之阳伤，而成洞泄寒中，故必转坏证也。湿热两伤，不可偏治，故以黄芩、滑石、茯苓皮清湿中之热，蔻仁、猪苓宣湿邪之正，再加腹皮、通草，共成宣气利小便之功，气化则湿化，小便利则火腑通而热自清矣。

黄芩滑石汤方

（苦辛寒法）

黄芩（三钱）　滑石（三钱）　茯苓皮（三钱）　大腹皮（二钱）　白蔻仁（一钱）　通草（一钱）　猪苓（三钱）

　　水六杯，煮取二杯，渣再煮一杯，分温三服。

病人脉缓，周身疼痛，舌苔淡黄而滑，口渴不愿多饮，甚至口不渴，汗出以后身热减退，但不久后又发热，这是脾虚不能运化体内的水湿，又外感当时的湿热所致。本证用发汗和攻下的方法都不适合，若误作伤寒诊治，必然会变成坏证；只清热，则湿邪不能除，只祛湿，则热势更甚，所以应该选用黄芩滑石汤治疗。病人脉象迟缓，周身疼痛，类似中风证，但脉不浮。这个中风是太阳中风，并不是中风偏瘫的意思。舌苔滑润，口不渴或渴不多饮，这些又不属于中风证，如果是中风，汗出以后则周身疼痛消失，而且热退后也不会再热，现在既然热退之后又发热，这表明是湿热蒸腾引起的汗出。湿为阴邪，湿邪留连气分，不会因汗出而热退，所以再次发热。内湿不能运化，是脾胃被湿所困，外又感当时之湿气，经络也会被湿邪困阻。如果按照伤寒的治法，用发汗或通下的方法，发汗就会伤卫表，导致阳气受损，而成痉病。如果攻下，又会伤及脾胃的阳气，导致大泄不止，所以说必会转化成坏证。既然是湿热两伤就不可偏执一方，因此，用黄芩、滑石、茯苓皮清泄湿中之热邪，用蔻仁、猪苓、大腹皮、通草宣展气机，化湿利小便，小便利，火腑通，则热邪自然会清除。

看一下苦辛寒法的黄芩滑石汤方。

黄芩三钱、滑石三钱、茯苓皮三钱、大腹皮三钱、白蔻仁一钱、通草一钱、猪苓三钱。

上药加水六杯，煎煮后取药汁两杯，药渣再煮一次，再取药汁一杯，分三次服用。

◎六四、阳明湿温，呕而不渴者，小半夏加茯苓汤主之；呕甚而痞者，半夏泻心汤去人参、干姜、大枣、甘草加枳实、生姜主之。

　　呕而不渴者，饮多热少也，故主以小半夏加茯苓，逐其饮而呕自止。呕而兼痞，热邪内陷，与饮相抟，有固结不通之患，故以半夏泻心，去参、姜、甘、枣之补中，加枳实、生姜之宣胃也。

小半夏加茯苓汤

半夏（六钱）　茯苓（六钱）　生姜（四钱）

水五杯，煮取二杯，分二次服。

半夏泻心汤去人参干姜甘草大枣加枳实生姜方

半夏（六钱）　黄连（二钱）　黄芩（三钱）　枳实（三钱）

生姜（三钱）

水八杯，煮取三杯，分三次服，虚者复纳人参、大枣。

阳明湿温，病人呕吐，但口不渴，宜用小半夏加茯苓汤治疗，呕吐剧烈兼胃脘痞闷的，用半夏泻心汤去人参、干姜、大枣、甘草，加枳实、生姜治疗。病人呕吐，但口不渴，这是痰饮重而邪热轻的表现，所以，用小半夏加茯苓汤逐除痰饮，则呕吐自止。呕吐兼胃脘痞闷，这是热邪内陷与痰饮相搏，固结不通所致，因此，用半夏泻心汤减去人参、干姜、甘草、大枣等补益脾胃的药物，再加枳实、生姜宣通卫气。

看一下小半夏加茯苓汤。

半夏六钱、茯苓六钱、生姜四钱。

上药加水五杯，煎煮后取药汁两杯，分两次服用。

好，看一下半夏泻心汤去人参干姜甘草大枣加枳实生姜方。

半夏六钱、黄连两钱、黄芩三钱、枳实三钱、生姜三钱。

上药加水八杯，煎煮后取药汁三杯，分三次服用，体质虚的人加人参、大枣。

◎六五、湿聚热蒸，蕴于经络，寒战热炽，骨骱烦疼，舌色灰滞，面目萎黄，病名湿痹，宣痹汤主之。

经谓：风寒湿三者合而为痹。《金匮》谓：经热则痹。盖《金匮》诚补《内经》之不足。痹之因于寒者固多，痹之兼乎热者，亦复不少，合参二经原文，细验于临证之时，自有权衡。本论因载湿温而类及热痹，见湿温门中，原有痹证，不及备载痹证之全，学人欲求全豹，当于《内经》、《金匮》、喻氏、叶氏以及宋元诸名家，合而参之自得。大抵不越寒热两条，虚实异治。寒痹势重而治反易，热痹势缓而治反难，实者单病躯壳易治，虚者兼病脏腑夹痰饮腹满等证，则难治矣，犹之伤寒两感也。此条以舌灰目黄，知其为湿中生热，寒战热炽，知其在经络；骨骱疼痛，知其为痹证。若泛用治湿之药，而不知循经入络，则罔效矣。故以防己急走经络之湿，杏仁开肺气之先，连翘清气分之湿热，赤豆清血分之湿热，滑石利窍而清热中之湿，山栀肃肺而泻湿中之热，薏苡淡渗而主挛痹，半夏辛平而主寒热，蚕砂化浊道中清气，痛甚加片子姜黄、海桐皮者，所以宣络而止痛也。

宣痹汤方

（苦辛通法）

防己（五钱）　杏仁（五钱）　滑石（五钱）　连翘（三钱）山栀（三钱）　薏苡（五钱）　半夏（醋炒，三钱）　晚蚕砂（三钱）　赤小豆皮（三钱，赤小豆乃五谷中之赤小豆，味酸肉赤，凉水浸取皮用。非药肆中之赤小豆，药肆中之赤豆乃广中野豆，赤皮蒂黑肉黄，不入药者也）

水八杯，煮取三杯，分温三服。痛甚加片子姜黄二钱，海桐皮三钱。

湿热蕴结在经络，出现寒战高热，全身骨节疼痛，舌苔色灰而晦暗，颜面和双目呈萎黄色，这种病称为湿痹，用宣痹汤治疗。

《黄帝内经》说风、寒、湿三种邪气同时致病称为痹证。那么这个痹证在我们普通的医生，或者普通的老百姓当中，就相当于风湿，风湿痹痛，而风寒湿三种邪气同时致病称为痹证，这是《黄帝内经》说的。《金匮要略》说：经脉有热也叫痹，《金匮要略》补充了《黄帝内经》的内容。痹证由寒湿引起的虽然很多，因湿热引起的也不少，应结合这两本书的原文在临床上认真体验，权衡运用。这个痹证由湿热引起的，比方说，风湿热痹，比如说痛风啊，类风湿关节炎属湿热的，也叫痹证。治疗风湿热痹的，我们常用的方剂有白虎加桂枝汤，有四妙散，等等，这也是一种痹。《黄帝内经》说风、寒、湿邪称为痹。《金匮要略》说有热的也有叫痹的。所以，结合起来，我们将痹证分为热痹和寒痹。

当然，后世医家总结了有寒痹、湿痹、行痹、热痹。比方说，着痹是湿引起的用薏苡仁汤，行痹用防风汤，因为行痹可以到处跑，所以，用防风汤；寒痹用乌头汤；就是由寒引起的，以寒为主的用乌头汤；这个热痹用白虎加桂枝汤，等等，各种各样的都有。而本篇因为记载了湿温，因而谈到热痹，但在湿温门内，湿热的痹证极不全面，读者如果想要了解痹证的全貌，还应该学习《黄帝内经》《金匮要略》的有关章节。掌握喻嘉言、叶天士及宋元时期诸多名家的观点，综合起来考虑，这样治疗痹证才得心应手。

痹证一般分为寒痹和热痹两个大的门类，根据虚实进行治疗，寒痹，病势严重；热痹，病势虽缓，但治疗反而困难。体质壮实，证型单纯，病在肌肉关节的容易治疗；体质虚弱，并兼有脏腑病变，夹杂有痰饮腹胀等证的，如同伤寒中的凉感证一样，治疗就比较困难。本条，舌苔色灰，双目发黄，这是湿中蕴热的表现，从身体发抖，肌肤烫手，可知这是邪在经络所致。从骨节疼痛，可知这是痹证，如乱用祛湿的药物，却不懂得病邪会循经入络，治疗时不疏通经络也不会有效，所以用防己除经络中的湿邪，杏仁宣开肺气以化湿，连翘清气分的湿热，赤小豆清血分的湿热，滑石利窍清热利湿，栀子肃肺泄湿中之热，薏苡仁淡渗利湿，主治挛痹，半夏辛平，主治恶寒发热，蚕沙化湿浊，疼痛严重加姜黄、海桐皮，宣络止痛。

好，看一下苦辛通法的宣痹汤。

防己五钱、杏仁五钱、滑石五钱、连翘三钱、栀子三钱、薏苡仁五钱、半夏（用醋炒）三钱、蚕沙三钱、赤小豆皮三钱。

赤小豆是指五谷中的赤小豆，味酸肉红，用冷水浸泡后取皮用，这种豆不是药店中的赤小豆，后者是产于两广的野豆，两广是广东、广西，皮虽然是红的，但有黑蒂，皮内的肉是黄的，不入药用。

上药加水八杯，煎煮后取药汁三杯，分三次温服。疼痛严重的加姜黄两钱，海桐皮三钱。所以在风湿病，就是痹证，我们现在叫风湿，这个海桐皮和姜黄，长期都可以辨证加减使用。

◎六六、湿郁经脉，身热身痛，汗多自利，胸腹白疹，内外合邪，纯辛走表，纯苦清热，皆在所忌，辛凉淡法，薏苡竹叶散主之。

　　上条但痹在经脉，此则脏腑亦有邪矣，故又立一法。汗多则表阳开，身痛则表邪郁，表阳开而不解表邪，其为风湿无疑，盖汗之解者寒邪也，风为阳邪，尚不能以汗解，况湿为重浊之阴邪，故虽有汗不解也。学人于有汗不解之证，当识其非风则湿，或为风湿相搏也。自利者小便必短，白疹者，风湿郁于孙络毛窍。此湿停热郁之证，故主以辛凉解肌表之热，辛淡渗在里之湿，俾表邪从气化而散。里邪从小便而驱，双解表里之妙法也，与下条互勘自明。

薏苡竹叶散方

（辛凉淡法，亦轻以去实法）

薏苡（五钱）　竹叶（三钱）　飞滑石（五钱）　白蔻仁（一钱五分）　连翘（三钱）　茯苓块（五钱）　白通草（一钱五分）

共为细末，每服五钱，日三服。

湿邪淤阻经络，病人全身发热，周身疼痛，出汗多，大便稀溏，胸腹长满白色的小疮疹，这是内外受邪引起的，如果纯用辛散药解表，或纯用苦寒药清热都不适宜，只宜清凉淡渗法。用薏苡竹叶散治疗。上条呢，是湿邪淤阻经络，本条脏腑也有湿邪，所以，重新设列了另一种治法。出汗多是卫阳开泄的表现，出汗以后，表邪应随汗而解，现在病人仍然全身发热，周身疼痛，这说明了表邪仍没有解除，应属于风湿证。只有寒邪才能随汗而解，故汗出虽多，但表证仍然不除，医生如遇到汗出而表证不解的时候，应该考虑到这不是风邪就是湿邪，或是风湿相搏。大便稀溏，小便少，皮肤见白色的疱疹，是风湿郁于孙络毛窍所致，这是湿热瘀滞的证型，应用辛凉解肌的方法清表热，用辛凉淡渗湿的方法祛里湿，使表邪随气化消散，里邪从小便排出。这种是表里双解的治法，与下条比较自然会更加清楚。

好，我们也看一下辛凉淡渗法，也叫轻以去实法的薏苡竹叶散方。我们把这个讲了再讲下条，因为下条与这个要比较才更加清楚。

薏苡仁五钱、竹叶三钱、滑石五钱、白蔻仁一钱五分、连翘三钱、茯苓五钱、通草一钱五分。

上药共碾为细末，每次服五钱，每天三次。

◎六七、风暑寒湿，杂感混淆，气不主宣，咳嗽头胀，不饥舌白，肢体若废，杏仁薏苡汤主之。

杂感混淆，病非一端，乃以气不主宣四字为扼要。故以宣气之药为君。既兼雨湿中寒邪，自当变辛凉为辛温。此条应入寒湿类中，列于此者，以其为上条之对待也。

杏仁薏苡汤

（苦辛温法）

杏仁（三钱）　薏苡（三钱）　桂枝（五分）　生姜（七分）
浓朴（一钱）　半夏（一钱五分）　防己（一钱五分）　白蒺藜（二钱）

水五杯，煮三杯，渣再煮一杯，分温三服。

风、暑、寒、湿四种病邪，错杂致病，导致气机不能宣通，病人咳嗽，头胀，不知饥饿，舌苔色白，四肢无力，用杏仁薏苡汤治疗。那么，几种病邪错杂侵袭人体的病候，比一种病邪引起的更为复杂，本条的病机主要是气机不宣，所以用宣通气机的药物为主，既兼有寒湿，就应该改上条辛凉法为辛温法，此条本应该列入寒湿类中讨论，放在此处是为了便于与上条相比较。

好，看一下苦辛温法的杏仁薏苡汤。

杏仁三钱、薏苡仁三钱、桂枝五分、生姜七分、厚朴一钱、半夏一钱五分、防己一钱五分、白蒺藜两钱。

上药加水五杯，煎煮后取药汁三杯，药渣再煎煮一次取一杯，分三次温服。

◎六八、暑湿痹者，加减木防己汤主之此治痹之祖方也。风胜则引，引者（吊痛掣痛之类，或上或下，四肢游走作痛，经谓行痹是也）加桂枝、桑叶。湿胜则肿，肿者（土曰敦阜。加滑石、萆、苍术。寒胜则痛，痛者加防己、桂枝、姜黄、海桐皮。面赤口涎自出者（《灵枢》谓：胃热则廉泉开。）重加石膏、知母。绝无汗者，加羌活、苍术，汗多者加黄、炙甘草。兼痰饮者，加半夏、浓朴、广皮。因不能备载全文，故以祖方加减如此，聊示门径而已。

加减木防己汤

（辛温辛凉复法）

防己（六钱）　桂枝（三钱）　石膏（六钱）　杏仁（四钱）

滑石（四钱）　白通草（二钱）　薏仁（三钱）

水八杯，煮取三杯，分温三服。见小效不即退者，加重服，日三夜一。

暑湿闭阻经络，用加减木防己汤治疗。木防己汤是治疗痹证的主方，风邪偏盛，四肢牵引掣痛，游走不定，《黄帝内经》称行痹，宜加桂枝、桑叶；湿邪偏重，局部肿胀加滑石、萆薢、苍术；寒邪偏重，关节疼痛厉害的加防己、桂枝、姜黄、海桐皮；颜面发红，口流涎水重用石膏、知母；全身无汗加羌活、苍术；汗出较多加黄芪、甘草；兼有痰饮者加半夏、厚朴、陈皮。因为，不能完整地录下全文，所以只能用主方进行加减，这里仅仅是提示加减的方法而已。

好，我们看一下辛温辛凉复法的加减木防己汤。

防己六钱、桂枝三钱、石膏六钱、杏仁四钱、滑石四钱、通草两钱、薏苡仁三钱。

上药加水八杯煎煮后，取药汁三杯，分三次服用，疗效不显著的时候，加重剂量再服，白天服三次，晚上再服一次。

◎六九、湿热不解，久酿成疸，古有成法，不及备载，聊列数则，以备规矩（下疟、痢等证仿此）。

本论之作，原补前人之未备，已有成法可循者，安能尽录。因横列四时杂感，不能不列湿温，连类而及，又不能不列黄胆、疟、痢，不过略标法则而已。按湿温门中，其证最多，其方最伙；盖土居中位，秽浊所归，四方皆至，悉可兼证，故错综参伍，无穷极也。即以黄胆一证而言，《金匮》有辨证三十五条，出治一十二方，先审黄之必发不发，在于小便之利与不利；疸之易治难治，在于口之渴与不渴；再察瘀热入胃之因，或因外并，或因内发，或因食谷，或固酗酒，或因劳色，有随经蓄血，入水黄汗；上盛者一身尽热，下郁者小便为难；又有表虚里虚，热除作哕，火劫致黄。知病有不之因，故治有不紊之法：于是脉弦胁痛，少阳未罢，仍主以和；渴饮水浆，阳明化燥，急当泻热；湿在上，以辛散，以风胜；湿在下，以苦泄，以淡渗；如狂蓄血，势以必攻；汗后溺白，自宜投补；酒客多蕴热，先用清中，加之分利，后必顾其脾阳；女劳有秽浊，始以解毒，继以滑窍，终当峻补真阴；表虚者实卫，里虚者建中；入水火劫，以及治逆变证，各立方论，以为后学津梁。至寒湿在里之治，阳明篇中，惟见一则，不出方论，指人以寒湿中求之。盖脾本畏木而喜风燥，制水而恶寒湿。今阴黄一证，寒湿相抟，譬如卑监之土，须暴风日之阳，纯阴之病，疗以辛热无疑，方虽不出，法已显然。奈丹溪云：不必分五疸，总是如酱相似。以为得治黄之扼要，殊不知以之治阳黄，犹嫌其混，以之治阴黄，恶乎可哉！喻嘉言于阴黄一证。竟谓仲景方论亡失，恍若无所循从。惟罗谦甫具有卓识，力辨阴阳，遵仲景寒湿之旨，出茵陈四逆汤之治。塘于阴黄一证，究心有年，悉用罗氏法而化裁之，无不应手取效。间有始即寒湿，从太阳寒水之化，继因其人阳气尚未十分衰败，得燥热药数帖，阳明转燥金之化而为阳证者，即从阳黄例治之。

　　湿热病邪久郁不解，往往可以酿成黄疸，治疗黄疸，古人已有了系统的方法，这里就不全部记载了，只列举了几条作为治疗本病的准则。下面有关于疟疾和痢疾的记述，也是与此一样，只是举几条作为治疗本病的准则，因为古代先贤已经有了系统的记载，在这里呢，我就不重复了。

　　编写本书的目的，是想补充前人没有的内容，已经有了的治法就没有全部的收录。因为本书是讨论四时病邪引起的疾病，就不能不包括湿温病，论述湿温就不能不介绍与湿温有联系的黄疸、疟疾、痢疾。但是呢，又不能系统地讨论，只能简单地提一下它们的治疗法则。

　　湿温是四时外感中最常见的疾病，证型最多，治疗的方剂也最多，因为脾土位于中焦，四面八方的湿热秽浊都要存留于这里，各种兼夹证候错综复杂，不可胜数，仅就黄疸这一种病症来说，《金匮要略》中涉及的条文就多达三十五条，记载了十二个治疗黄疸的方剂。首先提出黄疸发病的关键，取决于小便是否通利，黄疸易治还是难治，要看口渴还是不渴，另外，分析郁热入胃的原因，有的是外邪传里；有的是由内产生；有的是因饮食不当或饮酒过多；有的是因为劳累太过后又伤女色；有的是邪热随经入血，瘀血与热邪互结；有的是汗出以后又受水湿而引发黄汗；若郁热上攻，那么全身发热明显；阻于下焦的小便多有不利，又有表虚里虚的情况，热退以后，因胃气虚弱发生呃逆，或因火熏治疗导致黄疸，掌握引起黄疸的各种原因，治疗时才会有条不紊。

如脉弦胁痛，说明少阳证仍然存在，应用和解的方法进行治疗；如口渴喜饮，这是阳明化燥的表现，应迅速泄热；如湿在上焦，则用辛散之药祛风胜湿；如湿在下焦，可用苦泄或淡渗的方法祛湿；如蓄血引起的神志如狂，一定要攻下郁热；如汗出以后小便清长，应温补；长期饮酒的人湿热重，应先清胃热，再用分利的方法清降湿热，最后还要温补脾阳；女色过度，内有秽浊，开始可以用清热解毒，接着用利尿的方法去除秽浊，最后滋补肾阴；表虚的病人应补卫阳，里虚的病人宜健中阳；汗出以后又受水湿或因误用火熏引起的各种坏病及变证，都应分别设定治法和方药，为后来的医生制订标准。

至于寒湿在里的治法，《伤寒论》阳明篇中有一条文也指出，但没有具体的方剂，提示人们在寒湿篇中寻找方药。脾的特性是畏肝木的克伐，畏就是怕，却喜欢风燥，能制约肾水，但厌恶寒湿，现在的阴黄证是寒与湿相搏所致，就像在潮湿的地方需用风吹或太阳暴晒一样，这样属阴盛的疾病，无疑要用辛温的药治疗，这里虽然没有具体的方剂，但治疗的方法已经十分清楚。

根据朱丹溪所说：黄疸病不必分五疸施治，他认为黄疸的形成如同酿酒一样，自以为掌握了治疗黄疸的要领，用他的方法治疗阳黄，因治法过于笼统，显得混杂，若用于治疗阴黄是绝对不行的。

喻嘉言说，张仲景关于治疗阴黄的方药都已经失传，因此无所适从，没有提出更好的方法，只有罗谦甫独具慧眼，辨黄疸主张阴阳分类，并按张仲景之旨意制订了茵陈四逆汤治疗阴黄。我对阴黄证研究多年，都是采用罗谦甫的治疗加减变化，没有不药到病除的。其中，有的开始就是寒湿，是由太阳寒水引起的，因病人的阳气还没有完全衰败，用了两剂热药后，寒湿就化燥生热，而转为阳黄证，再按照阳黄证的治疗方法治疗就行了。

◎七十、夏秋疸病，湿热气蒸，外干时令，内蕴水谷，必以宣通气分为要。失治则为肿胀。由黄疸而肿胀者，苦辛淡法，二金汤主之。

　　此揭疸病之由，与治疸之法，失治之变，又因变制方之法也。

二金汤方
（苦辛淡法）

　　鸡内金（五钱）　海金沙（五钱）　浓朴（三钱）　大腹皮（三钱）　猪苓（三钱）　白通草（二钱）

　　水八杯，煮取三杯，分三次温服。

夏秋期间发生的黄疸病，大多是由湿热之邪蕴蓄所致，一方面是感受了外界时气的湿热，另一方面是由脾胃功能失常，水谷不能运化，蕴湿生热，内外之湿相合，就会酿成黄疸，治疗以宣通气分为主；如果失治就会导致全身肿胀，腹胀，黄疸病出现身肿腹胀，用苦辛淡法，宜二金汤治疗。本条揭示了黄疸的病因和病机，并指出了治疗黄疸的法则和失治后的变证及处理的方法。

我们看一下，苦辛淡法的二金汤方。二金是哪二金呢？鸡内金、海金沙。

鸡内金五钱、海金沙五钱、厚朴三钱、大腹皮三钱、猪苓三钱、白通草两钱。

上药加水八杯，煎煮后取药汁三杯，分三次服用。

这个二金汤，治疗的和我们平时大家所熟知的三金排石汤治疗的不一样，但是用的药呢，都用到了鸡内金和海金沙，在三金排石汤里加了金钱草，是治疗结石的。他这里并不是治疗结石，而是治疗黄疸，湿热之邪引起的黄疸。

但是呢，这里我有必要提一提结石，为什么要用三金排石汤？是由于结石大多是由于湿热蕴结引起的，湿热蕴结于胆腑，就会形成胆结石，湿热蕴结在肾，就会出现肾结石，它们的病机类似，都是湿热引起，所以三金排石汤，可以治疗湿热引起的黄疸。而《温病条辨》里面记载的二金汤，通过加减之后也可以治疗结石，如果治疗胆结石和肾结石，就加不同的引经药，胆结石呢，我们可以加茵陈，当然都加金钱草，因为加了金钱草才能是三金，都加金钱草，治疗胆结石可以加茵陈、虎杖、郁金、琥珀。鸡内金、海金沙、金钱草、郁金再加一个金铃子，如果是由肝胆火旺引起胁痛的，那么加金铃子，这个叫五金排石汤。金钱草、鸡内金、海金沙、郁金和金铃子，金铃子就是川楝子啊，这个叫五金，是能治疗胆结石的；而肾结石呢？肾结石也可以用三金排石汤加减，加这个金钱草、鸡内金、海金沙之后呢，再加上川牛膝，川牛膝引到下面去嘛，因为肾结石从小便排，所以多加点利尿的，比如萹蓄、瞿麦、车前草之类的。但胆结石不同，胆结石从肠道排出，所以说胆结石，在三金排石汤的基础上，我们刚才讲了五金排石汤，在此基础之上加通大便的，比如说大黄，芒硝，特别是治疗便秘的。因为这个胆结石从大便走，而肾结石从小便走，肾结石加利尿的，胆结石加通大便的，这个是必须要去分开的，但是不管是哪一种结石呢，都可以参照《医门推敲》第一部里面的"天下无石汤"来进行加减治疗。

　　好，我们看下一条。

◎七一、诸黄胆小便短者，茵陈五苓散主之。

　　　　沈氏目南云：此黄胆气分实证，通治之方也。胃为水谷之海，营卫之源，风入胃家气分，风湿相蒸，是为阳黄；湿热流于膀胱，气郁不化，则小便不利，当用五苓散宣通表里之邪，茵陈开郁而清湿热。

茵陈五苓散

（五苓散方见前。五苓散系苦辛温法，今茵陈倍五苓，乃苦辛微寒法）

　　茵陈末（十分）　五苓散（五分）

共为细末，和匀，每服三钱，日三服。

《金匮》方不及备载，当于本书研究，独采此方者，以其为实证通治之方，备外风内湿一则也。

各种黄疸出现小便短少，宜用茵陈五苓散治疗，沈目南说：茵陈五苓散是治疗黄疸气分实证的基本方，胃受纳水谷，是化生营气和卫气的地方，如风邪入里，则外风与胃中水谷湿热相熏蒸，就会形成阳黄证，湿热之邪下流膀胱，膀胱气化失常会导致小便不利，这时用五苓散宣散表里的邪气，再用茵陈清热利湿。

好，我们看一下，苦辛温寒法的茵陈五苓散。

用茵陈十分、五苓散五分，共碾为细末和匀，每次服三钱，每日服三次。

◎七二、黄胆脉沉，中痞恶心，便结溺赤，病属三焦里证，杏仁石膏汤主之。

前条两解表里，此条统治三焦，有一纵一横之义。杏仁、石膏开上焦，姜、半开中焦，枳实则由中驱下矣，山栀通行三焦，黄柏直清下焦。凡通宣三焦之方，皆扼重上焦，以上焦为病之始入，且为气化之先，虽统宣三焦之方，而汤则名杏仁石膏也。

杏仁石膏汤方

（苦辛寒法）

杏仁（五钱）　石膏（八钱）　半夏（五钱）　山栀（三钱）黄柏（三钱）　枳实汁（每次三茶匙，冲）　姜汁（每次三茶匙，冲）

水八杯，煮取三杯，分三次服。

黄疸病出现脉沉，胸腹痞闷，恶心欲吐，大便秘结，小便黄赤，这是湿热弥漫三焦的里证，用杏仁石膏汤治疗。

前条是表里双解的治法，本条是三焦同治的方法，两条一治表里，一治上下，有互补的作用，杏仁、石膏开上焦，生姜半夏开中焦，枳实由中走下，栀子通行上中下三焦，黄柏直清下焦，凡是宣通上焦的方剂，治疗的重点都在上焦，因为病邪最先要从上焦侵入，而且人身的气化也是从上焦开始，虽说是统治三焦的方剂，但是以走上焦的杏仁石膏命名。

好，我们看一下苦辛寒法的杏仁石膏汤方。

杏仁五钱、石膏八钱、半夏五钱、栀子三钱、黄柏三钱、枳实（磨成）汁三茶匙、生姜汁三茶匙。

上药加水八杯，煎煮后，取药汁三杯，分三次服用。

◎七三、素积劳倦，再感湿温，误用发表，身面俱黄，不饥溺赤，连翘赤豆饮煎送保和丸。

前第七十条，由黄而变他病，此则由他病而变黄，亦遥相对待。证系两感，故方用连翘赤豆饮以解其外，保和丸以和其中，俾湿温、劳倦、治逆，一齐解散矣。保和丸苦温而运脾阳，行在里之湿；陈皮、连翘由中达外，其行湿固然矣。兼治劳倦者何？经云：劳者温之。盖人身之动作云为，皆赖阳气为之主张，积劳伤阳。劳倦者，困劳而倦也，倦者，四肢倦怠也。脾主四肢，脾阳伤，则四肢倦而无力也。再肺属金而主气，气者阳也；脾属土而生金，阳气虽分内外，其实特一气之转输耳。劳虽自外而来，外阳既伤，则中阳不能独运，中阳不运，是人之赖食湿以生者，反为食湿所困，脾即困所食湿，安能不失牝马之贞，而上承干健乎！古人善治劳者，前者有仲景，后则有东垣，均从此处得手。奈之何后世医者，但云劳病，辄用补阴，非惑于丹溪一家之说哉！本论原为外感而设，并不及内伤，兹特因两感而略言之。

连翘赤豆饮方

（苦辛微寒法）

连翘（二钱）　山栀（一钱）　通草（一钱）　赤豆（二钱）
花粉（一钱）　香豆豉（一钱）　煎送保和丸三钱。

保和丸方

（苦辛温平法）

山楂　神曲　茯苓　陈皮　卜子　连翘　半夏

平时劳累过度，再感湿邪引发的湿温病，又误用发汗解表的药物出现了身黄、目黄、小便黄、不知饥饿，用连翘赤豆饮，煎取药汁送服保和丸治疗。本讲前面的七十条是讨论黄疸病因误治变生他病的情况，本条这是讨论他病误治后而变生黄疸的情况，这两条是互相对应的，本证属于内伤脾胃，外感湿热的两感证，所以方中运用连翘赤豆饮以解外邪，用保和丸调和中焦脾胃，使湿热、劳倦和误治后的症状一并消除。

保和丸味苦性温，能健脾和胃，祛在里的食滞，方中的陈皮、连翘行气宽中，使病邪从里出外，所以保和丸祛湿是无疑的，为何能兼治劳倦呢？《黄帝内经》说：劳则温之。人体的动作行为都要依靠阳气，损伤阳气，劳倦，疲倦，倦就是指四肢的困倦，脾主四肢，脾阳受伤，则四肢怠倦无力。另外，肺属金，主气，气属阳，脾属土而生金，阳气虽然有内外之分，但是都是依赖肺气的传输，劳累太过虽然损伤的是主外的阳气，但是在里的阳气也不能正常地运行，中焦的脾胃不能运化水谷，反被水谷之湿所困，更不能行使运化水湿的功能。

善治虚劳内伤的张仲景和李东垣却是从温补脾胃的阳气着手，后世的医生治疗劳倦内伤，动则皆用滋阴的方法，这难道不是受朱丹溪滋阴理论的影响而造成的严重后果吗？本书是讨论四时外感，并不涉及内伤杂病，但因出现了内伤和合并外感的情况，故简单地作一下论述。

这里，金元四大家最有成就的就是朱丹溪，也被吴鞠通狠狠地反问了一下，这简直是中医界跨时空的对话。自古文人相轻，但是呢，也不能完全这么说，因为有一些观点在特定的时候可能不受用，这样去诋毁一个前辈，我张某人认为也不太好，可以说出你的观点，但是诋毁得太严重也不太妥吧？

好，我们看一下苦辛微凉法的连翘赤豆饮。

连翘两钱、栀子一钱、通草一钱、赤豆两钱、天花粉一钱、香豆豉一钱。

上药加水，煎煮药汁送保和丸三钱。

好，看一下苦辛温法的保和丸：山楂、神曲、茯苓、陈皮、莱菔子、连翘、半夏。

◎七四、湿甚为热，疟邪痞结心下，舌白口渴。烦躁自利，初身痛，继则心下亦痛，泻心汤主之。

湿邪久郁化热，疟邪与湿热结于胃脘，出现舌苔白，口渴烦躁，大便泄，初起周身疼痛，后来累及胃脘，可用泻心汤治疗。泻心汤是治疗疟疾与湿热结于胃脘阻滞气机的方剂。泻心汤之前有讲过，我们这里就不再啰嗦了。

这里呢，我啰嗦一下保和丸，因为保和丸是我们平时常用的，保和丸也做成了中成药，大量的在市面上销售。保和丸，由于里面有二陈汤的成分，有半夏、茯苓和陈皮，所以它能化痰湿；由于里面有山楂和神曲，所以它能健胃消食；它里面还有莱菔子，莱菔子能降气嘛，既能降气，又能消食，连翘还能清热散结，所以说，但凡是由食积，或者湿气，或者痰湿阻滞于中焦引起的各种症状都可以用保和丸治，比方说，由于痰湿和食积引起的腹痛，可以用保和丸；引起的便溏，可以用保和丸；引起的便秘，可以用保和丸；厌食、挑食也可以用保和丸，都可以用它。

◎七五、疮家湿疟，忌用发散，苍术白虎汤加草果主之。

《金匮》谓疮家忌汗，发汗则病痉。盖以疮者血脉间病，心主血脉，血脉必虚而热，然后成疮；既成疮以后，疮脓又系血液所化，汗为心液，由血脉而达毛窍，再发汗以伤其心液，不痉何待！故以白虎辛凉重剂，清阳明之热湿，由肺卫而出；加苍术、草果，温散脾中重滞之寒湿，亦由肺卫而出。阳明阳土，清以石膏、知母之辛凉；太阴阴土，温以苍术、草果之苦温；适合其脏腑之宜，矫其一偏之性而已。

苍术白虎汤加草果方

（辛凉复苦温法）

即前白虎汤内加苍术，草果。

素患疮疡的人得了湿疟病，治疗时忌用发散的方法和药物，宜用苍术白虎汤加草果治疗。

《金匮要略》说，素患疮疡的人忌用发汗的方法，发汗后会导致痉病，因为疮疡属血脉的病变，心主血脉，血脉虚而邪热盛就会形成疮疡；疮疡流出的脓血也是血液变生的。汗是心液，心液由血脉到毛孔就变成了汗。如果素患疮疡的人再发汗，心液更伤，经脉失养怎么会不引发痉病呢？所以用辛凉重剂白虎汤，清泄阳明，使湿热从肺卫外出，加苍术、草果温散脾中的寒湿，使其也从肺卫出。阳明胃属阳土，用石膏、知母辛凉药清胃热；太阴脾属阴土，用苍术、草果苦味药温脾燥湿；这是根据脏腑禀性纠正因病变产生的偏盛的方法。

好，我们看一下，辛凉复苦温法的苍术白虎汤加草果方。

就是在白虎汤内加苍术和草果两味药。在临床当中，我们常常会碰到这样的病人，胃有热，而脾有寒。我们也会见到胃阴虚，而脾阳虚，虽然脾胃都属土，一个是阴土，一个是阳土。那么我们碰到了胃有热而脾有寒这种情况，很多医生就不知道怎么弄，包括很多人都问我这样的问题。那么这个地方呢，就给出了答案。阳土，阳明胃阳土，太阴脾阴土，阴土呢，我们温它燥它的时候，这里用的是苍术和草果，而阳土呢，胃属阳土，用的是石膏和知母。所以，当阳土有热，阴土有寒的时候，我们可以参照本条的苍术白虎汤加草果方的机制。说白了，也就是药物的归经的问题。苍术、草果可以归脾经、太阴脾，而苍术和草果都是温性的药。而知母和石膏可以归阳明胃，它们能清阳明胃的阳土之火。同理，对于脾阳虚而胃阴虚怎么办呢？脾阳虚，我们很多时候都用到了附子理中丸，对吧？那么针对脾阳虚的时候，你看我们用草果、苍术，我们针对脾阳虚还可以用到苍术，可以用到砂仁、蔻仁，这都是温性的。因为它是芳香类的药嘛，芳香类的、温性的药大部分都能走脾而温脾阳。而胃阴虚我们可以用益胃汤、沙参麦冬汤，那么有的人就会想了，我又用了滋阴的药，是不是又加重了湿气呢？我又用了健脾的药又去湿，这不矛盾吗？这并不矛盾，各行其职，各走其经就可以了。

◎七六、背寒，胸中痞结，疟来日晏，邪渐入阴，草果知母汤主之。

此素积烦劳，未病先虚，故伏邪不肯解散，正阳馁弱，邪热固结。是以草果温太阴独胜之寒，知母泻阳明独胜之热，浓朴佐草果泻中焦之湿蕴，合姜、半而开痞结，花粉佐知母而生津退热；脾胃兼病，最畏木克，乌梅、黄芩清热而和肝；疟来日晏，邪欲入阴，其所以升之使出者，全赖草果（俗以乌梅、五味等酸敛，是知其一，莫知其他也。酸味秉厥之气，居五味之首，与辛味合用，开发阳气最速，观小青龙汤自知）。

草果知母汤方

（苦辛寒兼酸法）

草果（一钱五分）　知母（二钱）　半夏（三钱）　浓朴（二钱）　黄芩（一钱五分）　乌梅（一钱五分）　花粉（一钱五分）姜汁（五匙，冲）

水五杯，煮取二杯，分二次温服。

按此方即吴又可之达原饮去槟榔，加半夏、乌梅、姜汁。治中焦热结阳陷之证，最为合拍；吴氏乃以治不兼湿邪之温疫初起，其谬甚矣。

再按前贤制方，与集书者选方，不过示学人知法度，为学人立模范而已，未能预测后来之病证，其变幻若何？其兼证若何？其年岁又若何？所谓大匠诲人，能与人规矩，不能使人巧；至于奇巧绝伦之处，不能传，亦不可传，可遇而不可求，可暂而不可常者也。学人当心领神会，先务识其所以然之故，而后增减古方之药品分量，宜重宜轻，宜多宜寡，自有准的，所谓神而明之，存乎其人！

后背发冷，胸中痞塞作胀，疟疾发作的时间日渐后延，这是疟邪逐渐向阴分深入的表现，宜用草果知母汤治疗。

病人平素劳作太过，未病之前正气已虚，感邪以后阳气更虚，所以伏邪不易清除，邪热固结不解。因此用草果温散脾脏之寒邪，知母清泻胃热，厚朴协同草果祛湿，去中焦的湿邪，配合生姜、半夏开胸中的痞塞，散结消痞，天花粉协助知母生津清热；脾胃有病，最怕肝木的克伐，故用乌梅、黄芩清热和肝；疟疾发作的时间日渐延后，说明病已深入到阴，要使疟邪外出，也要靠草果起作用。

好，我们看一下苦辛寒兼酸法的草果知母汤。

草果一钱五分、知母二钱、半夏三钱、厚朴二钱、黄芩一钱五分、乌梅一钱五分、天花粉一钱五分、生姜汁（冲）五茶匙。

上药加水五杯，煎煮后取药汁两杯，分两次温服。

本方是由吴又可的达原饮去掉槟榔，加半夏、乌梅、生姜汁组成的。是治疗中焦湿热互结，阳气内陷的方剂。吴又可却用达原饮治疗瘟疫初起而无湿邪的证候，这显然是错误的。这里呢，他又把吴又可批驳了一番，而他自己又是在吴又可的方子的基础之上，变化加减成了这个方。所以说，他认为自己是站在前人肩膀上，所以比前人的成就更高。但是我个人认为他也必须要感谢吴又可，没有吴又可的达原饮，他怎么能创草果知母汤方呢？草果、知母、黄芩、厚朴这些药本来就是达原饮的方子里面的药。草果走脾，知母走胃，草果走太阴脾，知母走阳明胃。当时他也是这么考虑的。所以吴鞠通他也是参照了这个吴又可的思路嘛。所以说他的的确确受到了吴又可的影响，但是呢，可能会比吴又可更加地完善一些。正所谓长江后浪推前浪，但是你没有必要把吴有可推在沙滩上嘛。

古代高明的医生，创方剂、编书的人选录方剂，主要是提示学医的人要掌握制方的原则和规律，不可能预先就知道未来的病人的年龄、夹杂症以及其变化症，这正如高明的工匠只能教你做木匠的准则，不能传授你心灵手巧的方法，对于那些精巧细微的地方，只可意会而不可言传。学医的人对于条文要认真去体会，对于病人要仔细地诊查，做到心领神会以后，再根据实际情况对古方进行加减化裁，确定药物、药量才能够有的放矢，所谓神而明则完全在于医生的随机应变。吴鞠通的这段话正是我张某人平时对庸胜堂弟子长期说的话，甚至我有的徒弟问过我，说方剂那么多，我要背，我要背多少！有的把大学教材方剂学背完，有的甚至把《医方集解》《医方解》全背了，背了几千条方剂和歌诀，他说我要花几年的时间先把方剂学背会了之后再来学医的理论。这是走入了邪门呐，不说是歪道吧，至少已经邪了门。方剂贵在掌握它组方的原理，而不是让你去死记硬背。这里吴鞠通和我本人的想法是完全一致的。我从来不鼓励我的弟子去背方剂，有一些方剂你背下固然是可以，但是你背了方剂，不知道方剂的组方原理，你背了，第一，有时候甚至会误导你，长期会开原方，不懂得灵活运用，辨证加减。第二，就成了死读书，读死书，成了书呆子。中医虽然有很多东西需要去记和背，但是绝对不是那种死记硬背，而是要灵活地掌握和运用，活学活用。为什么中医很难出一个高手和大师？其难点就在这里，当你收集了很多的知识点，掌握了中医的理论之后，你要灵活地运用，如果不灵活地运用，就算你把古往今来所有的书背会了，也是狗屁不懂。

◎七七、疟伤胃阳，气逆不降，热劫胃液，不饥不饱，不食不便，渴不欲饮，味变酸浊，加减人参泻心汤主之。

此虽阳气受伤，阴汁被劫，恰偏于阳伤为多。故救阳立胃基之药四，存阴泻邪热之药二，喻氏所谓变胃而不受胃变之法也。

加减人参泻心汤

（苦辛温复咸寒法）

人参（二钱）　黄连（一钱五分）　枳实（一钱）　干姜（一钱五分）　生姜（二钱）　牡蛎（二钱）

水五杯，煮取二杯，分二次温服。

按大辛大温，与大苦大寒合方，乃厥阴经之定例。盖别脏之与腑，皆分而为二，或上下，或左右，不过经络贯通，膜膜相连耳，惟肝之与胆，合而为一，胆即居于肝之内，肝动则胆亦动，胆动而肝即随。肝宜温，胆宜凉，仲景乌梅丸、泻心汤，立万世法程矣；于小柴胡，先露其端。此证疟邪扰胃，致命胃气上逆，而亦用此辛温寒苦合法者何？盖胃之为腑，体阳而用阴，本系下降，无上升之理；其呕吐哕痞，有时上逆，升者胃气，所以使胃气上升者，非胃气也，肝与胆也，故古人以呕为肝病，今人则以为胃病已耳。

疟邪损伤了胃阳，导致气逆不降，热邪又消耗了胃阴，出现不知饥饱、不欲进食，也不大便、口渴但不欲饮水，口中泛酸，宜用加减人参泻心汤治疗。

本条的病变，虽然有胃中阳气受伤和胃中阴液被劫，但仍以阳气受伤为主。所以方中有四味温阳和胃的药，泄热存胃阴的药才两味，这正是喻嘉言所说的治胃的病变，而不一定用治胃的方法。

好，我们看一下苦辛温复咸寒法的加减人参泻心汤。

人参二钱、黄连一钱五分、枳实一钱、干姜一钱五分、生姜二钱、牡蛎二钱。

上药加水五杯，煎煮后取药汁两杯，分两次温服。

大辛大热和大苦大寒的药合用组方，这是厥阴经用药的规律。其他脏和腑一般分两处，有的一个在上，另一个在下，有的左右各一，通过经络相互贯通，或靠筋膜互相连接而已，只有肝和胆合在一处，胆位于肝的中间，肝有病变，胆也有变动，胆有病，肝也随之有病。

肝性喜温，胆性喜凉，张仲景的乌梅丸、泻心汤是寒热并用的典范；而小柴胡汤是寒热并用的开端。本证是疟邪妨胃，导致胃气上逆，为何也用辛温寒苦合法治疗呢？原因是胃腑性质属阳，而功能属阴，胃气应下降，绝不可上逆；胃气上逆就会出现呕吐呃逆，胃脘痞闷等症，胃气上逆并不是胃本身的病，主要是受肝和胆的影响，所以古人认为呕吐是肝的病变，现在的医生才认为呕吐是属胃病。

◎七八、疟伤胃阴，不饥不饱，不便，潮热，得食则烦热愈加，津液不复者，麦冬麻仁汤主之。

　　暑湿伤气，疟邪伤阴，故见证如是。此条与上条不饥不饱不便相同。上条以气逆味酸不食辨阳伤，此条以潮热得食则烦热愈加定阴伤也。阴伤既定，复胃阴者莫若甘寒，复酸味者，酸甘化阴也。

　　两条胃病，皆有不便者何？九窍不和，皆属胃病也。

麦冬麻仁汤方

（酸甘化阴法）

麦冬（连心，五钱）　火麻仁（四钱）　生白芍（四钱）　何首乌（三钱）　乌梅肉（二钱）　知母（二钱）

水八杯，煮取三杯，分三次温服。

疟邪损伤了胃阴，病人不知饥饱，又不大便，午后潮热，进食后心烦发热等症状加重，津液不能恢复的应该用麦冬麻仁汤治疗。

暑邪，病邪容易伤阳气，疟邪往往伤阴液，所以出现以上证候。本条与上条比较不知饥饿、不解大便等证候相同，但上条有气逆反酸、不喜饮食等症，故可诊断为阳伤，本条有午后潮热，进食后心烦燥热加重。进食后心烦，燥热加重，可辨之属阴虚。既然是阴虚，而治胃阴没有比甘寒法更好的，再加上酸味药物来酸甘化阴滋阴，两条都讲的是胃病为何都有大便不通呢，因为九窍不调和，都与胃的气机失常有关。

我们看一下酸甘化阴法的麦冬麻仁汤方。

麦冬五钱、火麻仁四钱、生白芍四钱、何首乌三钱、乌梅肉二钱、知母二钱。

上药加水八杯，煎煮后取药汁三杯，分三次温服。

◎七九、太阴脾疟，寒起四末，不渴多呕，热聚心胸，黄连白芍汤主之，烦躁甚者，可另服牛黄丸一丸。

脾主四肢，寒起四末而不渴，故知其为脾疟也。热聚心胸而多呕，中土病而肝木来乘，故方以两和肝胃为主。此偏于热甚，故清热之品重，而以芍药收脾阴也。

黄连白芍汤方

（苦辛寒法）

黄连（二钱）　黄芩（二钱）　半夏（三钱）　枳实（一钱五分）　白芍（三钱）　姜汁（五匙，冲）

水八杯，煮取三杯，分三次，温服。

疟邪伤及足太阴脾，发作时四肢首先出现怕冷，口不渴，频繁呕吐，这是邪热聚在心胸的表现，宜用黄连白芍汤治疗。如烦躁明显，可加服安宫牛黄丸。

脾主四肢，怕冷从四肢开始，口不渴，可断定是疟邪伤了脾土。热邪聚结心胸，内扰可导致频繁呕吐，这是中焦脾土有病，又受肝木克伐的缘故，所以治疗应以调和肝胃为主。

本证偏热，因此用清热之药较重，并用芍药收敛脾阴。

看一下苦辛寒法的黄连白芍汤方。

黄连二钱、黄芩二钱、半夏三钱、枳实一钱五分、白芍三钱、姜汁（冲）五茶匙。

上药加水八杯，煎煮后取药汁三杯，分三次温服。

◎八十、太阴脾疟，脉濡寒热，疟来日迟。腹微满，四肢不暖，露姜饮主之。

　　此偏于太阴虚寒，故以甘温补正。其退邪之妙，全在用露，清肃能清邪热，甘润不伤正阴，又得气化之妙谛。

露姜饮方
（甘温复甘凉法）

人参（一钱）　生姜（一钱）

水两杯半，煮成一杯，露一宿，重汤温服。

疟邪伤及足太阴脾，病人脉象濡缓，恶寒发热，疟疾发作时间日渐后延，腹部微觉胀满，四肢不温的，宜用露姜饮治疗。

本条属于足太阴虚寒证，因此用甘温的药扶正气，本方祛邪的特点主要是用"露"，药物经过夜露以后，其气清凉，能清邪热，其味甘润，不会伤阴，还能促进人体的气化作用。

好，我们看一下甘温复甘凉法的露姜饮方：

人参一钱、生姜一钱。

上药加水两杯半，煎煮后取药汁一杯，放在野外，露宿一夜再煮热了服。

这个方子就有点意思。露姜饮就是用人参加生姜，煮了之后放在野外露一宿，然后再喝。是为什么呢？是因为药物经过夜露以后，其气清凉，能清邪热，其味甘润不会伤阴，还能促进人体的气化作用。说白了，这副药如果是按照吴鞠通的方法的话，那可能当天看病只能第二天取药，因为它要在晚上露宿一夜。只是我个人认为露一夜肯定是有它的道理。但是要放到野外去露一夜，是否有这个必要？为什么呢？因为这时我想到了蛋炒饭。为什么想到蛋炒饭呢？因为炒饭只有用隔夜饭炒的才好吃，哪怕早上煮的饭到晚上炒，它都没那么好吃。只有放了一夜，通过夜露之后的这个饭，然后再去炒的话，就特别好吃。但是我们也没有将饭放到野外去露宿一夜，再拿来炒蛋啊，说白了，我个人认为它不一定要放到野外，只要通过晚上这一夜，因为晚上属于阴，白天属阳，通过了"阴时"之后的这个饭，在到达阳时去炒，那么它就会炒得好吃。而这一个露姜饮呢，我个人认为，放一夜，第二天再煮，热了再喝，应该是一样的道理。它这个药物经过夜露以后，我个人认为不一定是夜露，而是由于经过了"阴气"以后，通过一晚上，放一晚上，第二天它就不一样了。况且夜露如果没有露水呢？你不可能每天晚上都有夜露，没有露水怎么办？那么这个药废了？所以我个人认为放一晚上即可，不必放到野外去。这一点不知道吴鞠通当时有没有考虑过？我不知道他在给别人熬药的时候将多少药放在野外露宿一宿。

◎八一、太阴脾疟，脉弦而缓，寒战，甚则呕吐噫气，腹鸣溏泄，苦辛寒法，不中与也；苦辛温法，加味露姜饮主之。

上条纯是太阴虚寒，此条邪气更甚，脉兼弦则土中有木矣，故加温燥泄木退邪。

加味露姜饮方

（苦辛温法）

人参（一钱）　半夏（二钱）　草果（一钱）　生姜（二钱）

广皮（一钱）　青皮（醋炒，一钱）

水二杯半，煮成一杯，滴荷叶露三匙，温服，渣再煮一杯服。

疟邪伤及足太阴脾，病人脉象弦而缓，寒战，甚至出现呕吐、嗳气、腹中肠鸣，大便溏泻，不宜用苦辛寒法，宜用苦辛温法。用加味露姜饮治疗。

上条是单纯的足太阴虚寒证，本条不仅脾土虚寒，而且邪气更甚，脉象兼弦，是脾病影响到肝，所以用温燥的药物温暖脾土，且清泄肝木以祛邪气，用苦辛温法的加味露姜饮。

人参一钱、半夏二钱、草果一钱、生姜二钱、广陈皮一钱、青皮（醋炒）一钱。

上药加水两杯半，煎煮后取药汁一杯，滴入荷叶露（荷叶上的露水）三茶匙温服，药渣加水再煮，取药汁一杯再服。

◎八二、中焦疟，寒热久不止，气虚留邪，补中益气汤主之。

留邪以气虚之故，自以升阳益气立法。

补中益气汤方

炙黄蓍（一钱五分）　人参（一钱）　炙甘草（一钱）　白术（炒，一钱）　广皮（五分）　当归（五分）　升麻（炙，三分）　柴胡（炙，三分）　生姜（三片）　大枣（去核，二枚）

水五杯，煮取二杯，渣再煮一杯，分温三服。

疟邪伤及中焦，病人恶寒发热，日久不愈，这是中气虚，邪留体内不能外出的表现，可用补中益气汤治疗。

本条中邪留体内不能外出是因为中气虚弱，不能出邪，应当用升阳益气的方法治疗。

补中益气汤

炙黄芪一钱五分、人参一钱、炙甘草一钱、白术（炒）一钱、广陈皮五分、当归五分、升麻（炙）三分、柴胡（炙）三分、生姜三片、大枣（去核）二枚。

上药加水五杯，煎煮后取药汁两杯，药渣加水，再取药汁一杯，分三次温服。

◎八三、脉左弦，暮热早凉，汗解渴饮，少阳疟偏于热重者，青蒿鳖甲汤主之。

少阳切近三阴，立法以一面领邪外出，一面防邪内入为要领。小柴胡汤以柴胡领邪，以人参、大枣、甘草护正；以柴胡清表热，以黄芩、甘草苦甘清里热：半夏、生姜两和肝胃，蠲内饮，宣胃阳，降胃阴，疏肝，用生姜大枣调和营卫。使表者不争，里者内安，清者清，补者补，升者升，降者降，平者平，故曰和也。青蒿鳖甲汤，用小柴胡法而小变之，却不用小柴胡之药者，小柴胡原为伤寒立方，疟缘于暑湿，其受邪之源，本自不同，故必变通其药味，以同在少阳一经，故不能离其法。青蒿鳖甲汤以青蒿领邪，青蒿较柴胡力软，且芳香逐秽，开络之功，则较柴胡有独胜。寒邪伤阳，柴胡汤中之人参、甘草、生姜，皆护阳者也；暑热伤阴，故改用鳖甲护阴，鳖甲乃蠕动之物，且能入阴络搜邪。柴胡汤以胁痛、干呕为饮邪所致，故以姜、半通阳降阴而清饮邪；青蒿鳖甲汤以邪热伤阴，则用知母、花粉以清热邪而止渴，丹皮清少阳血分，桑叶清少阳络中气分。宗古法而变古方者，以邪之偏寒偏热不同也，此叶氏之读古书，善用古方，岂他人之死于句下者，所可同日语哉！

病人左手脉弦，夜间发热，清晨热退汗出，口渴喜饮，这是疟邪在少阳，邪热偏重的证候，用青蒿鳖甲汤治疗。在这里我不得不说一下，当时我们考研究生的时候啊，考这个青蒿鳖甲汤，就用了四个字来记忆它，夜热早凉！夜晚发热，早上起来就不发热，用青蒿鳖甲汤，而这就是出自于《温病条辨》中焦篇第八十三条，夜间发热、清晨热退汗出，口渴喜饮，这是疟邪在少阳，邪热偏重之后，用青蒿鳖甲汤治疗。

少阳与三阴相近，少阳证的治法，一方面要引导病邪外出，一方面要注意防止病邪内入。例如小柴胡汤就是柴胡引导病邪外出，用人参、大枣、甘草补益正气；用柴胡清表热，用苦甘的黄芩、甘草清里热；半夏、生姜调和肝胃，祛痰饮，宣通胃阳，和胃降逆，疏理肝气；生姜配大枣调和营卫，这样使得外感的邪气能够祛除，在里的正气能够安宁，该清的清，该补的补，该升的升，该降的降，该平的平，所以称小柴胡汤为和解剂。青蒿鳖甲汤是小柴胡汤的变法，不是它的变方，是它的变法，因为是有其法但没有其中的药物。小柴胡汤是为治疗伤寒病而设立的方剂，疟疾是由暑湿引起的，二者病因不同，因此治疗的药物也有区别，但都是少阳证，治疗的方法也大致相同。青蒿鳖甲汤用青蒿引导病邪外出，青蒿虽然比柴胡的力量弱，但其气味芳香，能够逐秽，通络的作用也比柴胡强。寒邪容易伤人阳气，小柴胡汤中的人参、甘草、生姜都能补益阳气。暑邪容易伤阴液，所以用鳖甲护阴液，鳖是能够蠕动的动物，因此鳖甲能入阴络搜邪。小柴胡汤证有胁痛干呕，这是痰饮所致，用生姜、半夏宣通阳气降浊阴，祛痰饮，而青蒿鳖甲汤证是邪热伤阴，因此用知母、天花粉清热止渴，丹皮清少阳血分之邪，桑叶清少阳经络中气分之邪热。叶天士读古书而善用古方，他根据病邪偏寒偏热的不同情况，依照古人立法的原则，却变化了其中的药物，创造了青蒿鳖甲汤。那些读死书的人、拘泥古法的人是完全无法与他相提并论的。说白了青蒿鳖甲汤，原创叶天士，而吴鞠通是叶天士的超级粉丝，无时无刻不在歌颂、赞扬叶天士。为什么吴鞠通这么崇拜叶天士呢？因为他认为叶天士师古而不泥古，而且有创新，创新之后，针对于对证的病情又效如桴鼓。所以叶天士它不仅是一个能够很好地继承前人的医家，他也是一个非常有创新精神的医家。他做到了承前启后，可以说是古今全才。因此叶天士也被称为清朝神医排行榜第一名。哪怕就是吴鞠通他写了《温病条辨》，他的排名也远远比不上叶天士，而吴鞠通自己也自愧不如。

◎八四、少阳疟如伤寒证者，小柴胡汤主之。渴甚者去半夏，加栝蒌根；脉弦迟者，小柴胡加干姜陈皮汤主之。

　　少阳疟如伤寒少阳证，乃偏于寒重而热轻，故仍从小柴胡法。若内躁渴甚，则去半夏之燥，加栝蒌根生津止渴。脉弦迟则寒更重矣，金匮谓脉弦迟者，当温之，故于小柴胡汤内，加干姜、陈皮温中，且能由中达外，使中阳得伸，逐邪外出也。

青蒿鳖甲汤方

（苦辛咸寒法）

青蒿（三钱）　知母（二钱）　桑叶（二钱）　鳖甲（五钱）
丹皮（二钱）　花粉（二钱）

水五杯，煮取二杯。疟来前，分二次温服。

小柴胡汤方

（苦辛甘温法）

柴胡（三钱）　黄芩（一钱五分）　半夏（二钱）　人参（一
钱）　炙甘草（一钱五分）　生姜（三片）　大枣（去核，二枚）

水五杯，煮取二杯，分二次，温服。加减如伤寒论中法。渴甚
者去半夏，加栝蒌根三钱。

小柴胡加干姜陈皮汤方

（苦辛温法）

即于小柴胡汤内，加干姜（二钱），陈皮（二钱）。

水八杯，煮取三杯，分三次，温服。

疟邪伤及少阳，如出现伤寒少阳证，仍然可用小柴胡汤治疗。口渴明显，
应去半夏，加天花粉；如脉象弦迟，用小柴胡汤加干姜陈皮汤治疗。

疟邪伤及少阳，如出现伤寒少阳证，这是寒重热轻的表现，仍然用小柴
胡汤治疗。如果体内出现了燥热，口渴明显，就应该去温燥的半夏，加天花
粉生津止渴；如脉象弦迟，这说明寒邪偏重，《金匮要略》说病人脉象弦迟，
应当用温法治疗，所以要在小柴胡汤内加上干姜、陈皮来温补中焦的阳气，
并且能驱散在里的寒邪，使其外出。

好，我们看一下苦辛咸寒法的青蒿鳖甲汤。

青蒿三钱、知母二钱、桑叶二钱、鳖甲五钱、丹皮二钱、天花粉二钱。

上药加水五杯，煎煮后取药汁两杯，疟疾发作前分两次服用。

有必要说明的是，不管是不是疟疾，只要是夜热早凉，全部用青蒿鳖甲汤。我在临床当中用青蒿鳖甲汤，只要是夜热早凉的全用，包括有一些癌症病人，他也出现了夜热早凉。按照西医的说法就是感染性发热，但是感染性发热，不一定是夜热早凉，有的是其他的时候发热，比如说午后发热我就选用三仁汤；夜热早凉，我就用青蒿鳖甲汤！所以说有一些方剂要活学活用，因为我治疗癌症病人比较多，癌症病人的发热我们一样可以参考温病里的方子，有些癌症病人是有口苦咽干、寒热往来而发热，这种我也一样用小柴胡汤，所以说我们临床看病时，要讲究对证，你不要死记，这是温病的方子，癌症病人不是温病，我们就不能用温病的方子，小柴胡汤是《伤寒论》的方子，它不是伤寒，所以我们不用小柴胡汤，全部都是错误的想法，都没有活学活用。

好，我们看一下苦辛甘温法的小柴胡汤方。

柴胡三钱、黄芩一钱五分、半夏二钱、人参一钱、炙甘草一钱五分、生姜三片、大枣（去核）二枚。

上药加水五杯，煎煮后取药汁两杯，分两次温服。请注意柴胡是黄芩的两倍！

按照《伤寒论》中的小柴胡汤的加减法加减，口渴明显减半夏加天花粉三钱，你看这个小柴胡汤，寒热往来，少阳证的用小柴胡汤。其实我在临床当中又扩大了小柴胡汤的用法，比如说偏头痛，偏头痛它一般都是太阳穴周围疼痛，我一样把它用小柴胡汤加减治疗，请注意是加减治疗，不是用小柴胡汤原方，为什么呢？因为它的机制属于少阳经，所以我一样从少阳入手，就这么简单。这个偏头痛不是叫少阳头痛吗？小柴胡汤是和解少阳的，所以当然可以用小柴胡汤，从少阳入手来加减来治疗偏头痛，所以大家以后碰到偏头痛，用小柴胡汤加减，根据症状来加减治疗，几乎没有无效的。

好，我们看一下苦辛温法的小柴胡加干姜陈皮汤。

就在小柴胡汤里面加干姜二钱、陈皮二钱。

上药加水八杯，煎煮后取药汁三杯，分三次温服。

◎八五、舌白脘闷，寒起四末，渴喜热饮，湿蕴之故，名曰湿疟，浓朴草果汤主之。

此热少湿多之证。舌白脘闷，皆温为之也；寒起四末，湿郁脾阳，脾主四肢，故寒起于此；渴，热也，当喜凉饮，而反喜热饮者，湿为阴邪，弥漫于中，喜热以开之也。故方法以苦辛通降，纯用温开，而不必苦寒也。

浓朴草果汤方

（苦辛温法）

浓朴（一钱五分）　杏仁（一钱五分）　草果（一钱）　半夏（二钱）　茯苓块（三钱）　广皮（一钱）

水五杯，煮取二杯，分二次，温服。

按中焦之疟，脾胃正当其冲。偏于热者胃受之，法则偏于救胃；偏于湿者脾受之，法则偏于救脾。胃，阳腑也，救胃必用甘寒苦寒；脾，阴脏也救脾必用甘温苦辛。两平者，两救之。本论列疟证，寥寥数则，略备大纲，不能偏载。然于此数条反复对勘，彼此互印，再从上焦篇究来路，下焦篇阅归路，其规矩准绳，亦可知其大略矣。

病人舌苔色白、胸脘痞闷，疟疾发作时恶寒从四肢开始，口渴喜热饮，这是湿邪内蕴的缘故，这种病称为湿疟，用厚朴草果汤治疗。

这是热轻湿重的病证。舌苔色白，胸脘痞闷，这是湿邪内郁的表现。湿邪内郁，脾阳不能升长，脾主四肢，所以疟疾发作时，恶寒从四肢开始，口渴如果是由热邪引起的，必定喜冷饮，现在反而喜热饮，这是因为湿属阴邪，湿阻中焦，喜用热饮来驱散湿邪。治疗时应当用苦辛通降的方法，全部用温开的药物，不能用苦寒之品。

好，我们看一下苦辛温法的厚朴草果汤。

厚朴一钱五分、杏仁一钱五分、草果一钱、半夏二钱、茯苓三钱、陈皮一钱。

上药加水五杯，煎煮后取药汁两杯，分两次服用。

疟邪伤及中焦，脾胃首当其冲。疟邪偏于热，病变主要在胃，治疗重点在胃；疟邪偏于湿，病变部位在脾，重点治疗脾。胃属阳腑，治胃必用甘寒或者苦寒的药物，脾为阴脏，治脾多用甘温苦辛之品，如病邪湿热并重则脾胃同治。本篇列举的疟疾症治仅有几条，只简要地提出疟疾的辨证原则，不能全面地记载，然而只要把这几条进行反复地比较，再从上焦病中找到疟疾的病因，从下焦篇中弄清疟疾的转归，这样关于疟疾的情况也就基本上是掌握了。

◎八六、湿温内蕴，夹杂饮食停滞，气不得运，血不得行，遂成滞下，俗名痢疾，古称重证，以其深入脏腑也。初起腹痛胀者易治；日久不痛并不胀者难治。脉小弱者易治；脉实大数者难治。老年久衰，实大小弱并难治；脉调和者易治。日数十行者易治；一、二行或有或无者难治。面色便色鲜明者易治；秽暗者难治。噤口痢属实者尚可治；属虚者难治。先滞（俗所谓痢疾）后利（俗谓之泄泻）者易治；先利后滞者难治。先滞后疟者易治；先疟后滞者难治。本年新受者易治；上年伏暑，酒客积热，老年阳虚积湿者难治。季胁少腹无动气疝瘕者易治，有者难治。

此痢疾之大纲。虽罗列难治易治十数条，总不出邪机向外者易治，深入脏络者难治也。谚云：饿不死的伤寒，撑不死的痢疾。时人解云：凡病伤寒者，当禁其食，令病者饿，则不至与外邪相搏而死也。痢疾日下数十行，下者既多，肠胃空虚，必令病者多食，则不至肠胃尽空而死也。不知此二语，乃古之贤医金针度人处，后人不审病情，不识句读，以致妄解耳。按《内经》热病禁食，在少愈之际，不在受病之初。仲景《伤寒论》中，现有食粥却病之条，但不可食重浊肥腻耳。痢疾暑湿夹饮食内伤，邪非一端，肠胃均受其殃！古人每云淡薄滋味，如何可以恣食，与邪气团成一片，病久不解耶！

吾见痢疾不戒口腹而死者，不可胜数。盖此二语，饿字字，皆自为一句，谓患伤寒之人，尚知饿而思食，是不死之证；其死者，医杀之也。盖伤寒暴发之病，自外而来，若伤卫而未及于营，病患知饿，病机尚浅，医者助胃气，捍外侮，则愈，故云不死，若不饿则重矣。仲景谓："风病能食，寒病不能食"是也。痢疾久伏之邪，由内下注，若脏气有余；不肯容留邪气，彼此互争则，邪机向外，医者顺水推舟则愈，故云不死。若脏气已虚，纯逊邪气则不而寇深矣。

湿热之邪蕴藏体内，如果夹杂饮食积滞，导致气机不畅，血脉不行，就会形成滞下，也就是痢疾。古时候都认为此病属重证，因为本病的病邪已经深入到脏腑，痢疾初期出现腹痛，腹胀容易治，日久，腹部不胀不痛难治。脉小弱的容易治，脉象实大而数的则难治。老人体质虚弱，无论脉象是大还是小都难治，脉象平和的容易治。大便每天几十次的容易治，每天只有一两次欲解而不得出的反倒难治。面色和大便的颜色鲜明容易治，面色和大便的颜色灰暗则难治。患噤口痢的属实证的容易治，属虚证的难治。先患痢疾而后患泄泻的容易治，先患泄泻而后患痢疾的难治。先患痢疾后患疟疾的容易治，先患疟疾后患痢疾的难治。当年感受病邪所致的病容易治，上年伏暑或平素饮酒过多，体内积热，或老年人阳虚积湿的难治。两胁及少腹部无跳动感，无疝气，无癥块的容易治，若兼有以上证候的均难治。

本条是讨论辨证痢疾的大纲，虽然列举了容易治和难治的情况十几种，但归纳起来就是：病邪能向外透发的容易治，病邪深入到脏腑经络的难治。俗话说："饿不死的伤寒，膜（chēn）不死的痢疾。"现在有人解释为凡是患伤寒的病人应该禁食，让病人饥饿，这样病邪就不会与饮食相搏导致死亡，痢疾一天内泻下几十次，泻下的次数多胃肠自然空虚，这时一定要让病人多吃，才不致因胃肠空尽而引起死亡，这些人不懂得这两句话是古代名医告诉后人判断生死的诀窍，后人不审查病情，又不会断句，以致造成了误解。《黄帝内经》说热性病应禁食，这里指的是病在将愈的初期，而不是在刚发病的时候，张仲景在《伤寒论》记载有关食粥，就是吃稀饭的办法，祛除病邪治疗的条文当中，但不能进食重浊肥厚的食物。痢疾是由暑邪加饮食引起的，致病的邪气不止一种，肠胃受到多种病邪的侵害，所以古人治痢常要求吃清淡的食物，怎么能让病人暴饮暴食呢？以致饮食与病邪互结，病情久久不愈。

我遇到患痢疾，因不忌口而致死亡的病人不可胜数。这两句话中的饿和膜，本身就是单独的含义。这个膜是一个月字旁一个真。吃得膜到了，因为古时候月字是代表肉，月肉旁，加真假的真叫膜，这个字并不是仰卧撑那个在地上的撑，是这个一个月旁加一个真！这两句话中的饿和膜，本身就是单独的意义，讲的是患伤寒的人如果知道饿，想进食，这就是病有痊愈的希望，如果病死了一定是医生误治造成的。伤寒属急性外感病，初起只伤卫表，不会影响到营血，病人知道饥饿，说明病变比较浅，医生只需要护胃气祛邪气，病就会好，所以说不死。如果不知道饥饿表示病重，张仲景说："风病能食，寒病不能食"，正是这个意思。痢疾是由湿热内伏，下注胃肠所致，如脏器充实，不让邪气停滞于肠胃，正邪交争就会产生膜满。这说明病邪有向外的趋势，医生只要顺水推舟，驱邪外出病就会痊愈，所以说不死。如果脏器虚弱，不敌外邪，就不会出现膜，这时病邪已经深入了。

◎八七、自利不爽，欲作滞下，腹中拘急，小便短者，四苓合芩芍汤主之。

　　既自利（俗谓泄泻）矣，理当快利，而又不爽者何？盖湿中藏热，气为湿热郁伤，而不得畅遂其本性，故滞。脏腑之中，全赖此一气之转输，气既滞矣，焉有不欲作滞下之理乎！曰欲作，作而未遂也；拘急，不爽之象，积滞之情状也；小便短者，湿注大肠，阑门（小肠之末，大肠之始）不分水，膀胱不渗湿也。故以四苓散分阑门，通膀胱，开支河，使邪不直注大肠；合芩芍法宣气分，清积滞，预夺其滞下之路也。此乃初起之方，久痢阴伤，不可分利，故方后云：久利不在用之。

　　按浙人倪涵初，作疟痢三方，于痢疾条下，先立禁汗、禁分利、禁大下、禁温补之法，是诚见世之妄医者，误汗、误下、误分利、误温补，以致沉不起，痛心疾首而有是作也。然一概禁之，未免因噎废食；且其三方，亦何能包括痢门诸证，是安于小成，而不深究大体也。瑭勤求古训，静与心谋，以为可汗则汗，可下则下，可清则清，可补则补，一视其证之所现，而不可先有成见也。至于误之一字，医者时刻留心，犹恐思虑不及，学术不到，岂可谬于见闻而不加察哉！

四苓合芩芍汤方

（苦辛寒法）

苍术（二钱）　猪苓（二钱）　茯苓（二钱）　泽泻（二钱）

白芍（二钱）　黄芩（二钱）　广皮（一钱五分）　浓朴（二钱）

木香（一钱）

水五杯，煮取二杯，分二次温服，久痢不在用之。

病人大便溏泻，但不爽快，将有可能为痢疾，如腹痛、大便不爽、小便短少，用四苓合芩芍药汤治疗。

病人出现泄泻，大便应该很通畅，现在大便为何不爽利呢？这是因为湿中有热，湿热阻滞气机，所以大便滞阻不畅。脏腑的活动全靠气机的推动，若气机不畅，怎么可能不形成痢疾呢！欲作，是指要发未发；拘急是指大便不爽快，胃肠内有积滞的表现，小便短少是湿热流注大肠。这个阑门是大小肠的结合部，阑门不能分泌水谷，膀胱不能渗湿而形成的。因此用四苓散分利阑门水湿，通利膀胱、利小便，像开支河的方法那样，使水湿从小便排出而不直接流入大肠。加入黄芩和白芍可宣通气分，清理积滞，预先消除形成痢疾的根源。本方是治疗痢疾初起的方剂，如果下痢日久阴液受损，就不可用分利的方法。所以在本方的后面有久利不可用本方的记载。浙江人倪涵初医生，曾在制定治疟疾、痢疾的三个方中，指出治疗痢疾时首先要禁用发汗、分利、攻下、温补等法，这是他目睹庸医在治疗痢疾时误用、发汗、分利、温补以后导致沉疴不起，感到十分痛心而提出来的忠告，但一概禁用也未免因噎废食，再说，他创立的三首方剂，怎么能包治痢疾中的各种证型呢？这样就会因小失大了。我认真读过古人的有关著作，经过认真地思考，认为痢疾如适合发汗仍要发汗，适宜攻下必须攻下，内有邪热依然要清，体质虚弱的还应该要补，主要还是要看实际情况，而不能事先抱有成见。对于误治，医生特别要注意，最怕的是思考问题不周到，知识不全面，怎么能只相信见闻而不进行仔细地考察呢？

好，我们看一下苦辛寒法的四苓合芩芍汤。

苍术二钱、猪苓二钱、茯苓二钱、泽泻二钱、白芍二钱、黄芩二钱、陈皮一钱五分、厚朴二钱、木香一钱。

上药加水五杯，煎煮后取药汁两杯，分两次温服，久利的病人不能用。

◎ 八八、暑湿风寒杂感，寒热迭作，表证正盛，里证复急，腹不和而滞下者，活人败毒散主之。

　　此证乃伤水谷之酿湿，外受时令之风湿，中气本自不足之人，又气为湿伤，内外俱急。立方之法，以人参为君，坐镇中州，为督战之帅；以二活、二胡合川芎从半表半里之际，领邪出外，喻氏所谓逆流挽舟者此也；以枳壳宣中焦之气，茯苓渗中焦之湿，以桔梗开肺与大肠之痹，甘草和合诸药，乃陷者举之之法，不治痢而治致痢之源，痢之初起，憎寒壮热者，非此不可也。若云统治伤寒温疫痹气则不可，凡病各有所因，岂一方之所得而统之也哉！此方在风湿门中，用处甚多，若湿不兼风而兼热者，即不合拍，奚况温热门乎！世医用此方治温病，已非一日，吾只见其害，未见其利也。

活人败毒散

（辛甘温法）

　　羌活　独活　茯苓　川芎　枳壳　柴胡　人参　前胡　桔梗（以上各一两）　甘草（五钱）

　　共为细末，每服二钱，水一杯，生姜三片，煎至七分，顿服之。热毒冲胃噤口者，本方加陈仓米各等分，名仓廪散，服法如前，加一倍，噤口属虚者勿用之。

暑湿风寒夹杂伤人，恶寒发热交替发作，这时表证明显，里证又急迫，腹部不舒，而且下痢，宜用活人败毒散治疗。

本证是中气虚弱的人，水谷之湿不能运化，又感受了当时的风湿，湿邪阻滞气机，所以表证和里证都很急迫，方中用人参益气健脾为君药，用羌活、独活、柴胡、前胡配合川芎从半表半里处引导邪气外出，这正是喻嘉言所称的逆流挽舟的法则；用枳壳宣通中焦的气机，茯苓渗利湿邪，用桔梗宣开肺和大肠的郁痹，甘草调和诸药，这是升阳举陷的治法，这种治法虽然不是直接治痢，却治疗了引起痢疾的病因。痢疾初期出现恶寒发热，非用此法不可，但如果用它通治伤寒、温疫、痹结是不适宜的。疾病的发生都有一定的原因，一首方剂怎么能通治不同病因导致的疾病呢？本文在风湿类疾病中应用很广，如果只有湿邪而无风邪，却兼热邪就不适合了，更何况温热类疾病呢？那些医术一般的医生用本方治疗温病已经不止一天了，我只看到了用此给病人带来了危害，还没有发现它的好处。

我们看一下辛甘温法的活人败毒散。

羌活、独活、茯苓、川芎、枳壳、柴胡、人参、前胡、桔梗各一两，甘草五钱。

上药共研为细末，每次两钱，加水一杯，生姜三片，煎煮后取药汁七分，一次喝完。如热毒上冲于胃，以致不能进食，形成噤口痢的，用本方加陈仓米各等份，此方名仓廪散，服法同前面一样，药量增加一倍，属虚证的噤口痢不能用。

◎八九、滞下已成，腹胀痛，加减芩芍汤主之。

此滞下初成之实证，一以疏利肠间湿热为主。

加减芩芍汤方

（苦辛寒法）

白芍（三钱）　黄芩（二钱）　黄连（一钱五分）　浓朴（二钱）　木香（煨，一钱）　广皮（二钱）

水八杯，煮取三杯，分三次温服。忌油腻生冷。

〔加减法〕肛坠者，加槟榔二钱。腹痛甚欲便，便后痛减，再痛再便者，白滞加附子（一钱五分），酒炒大黄（三钱）；红滞加肉桂（一钱五分），酒炒大黄（三钱），通爽后即止，不可频下。如积未净，当减其制，红积加归尾（一钱五分），红花（一钱），桃仁（二钱）。舌浊脉实有食积者，加楂肉（一钱五分），神曲（二钱），枳壳（一钱五分）。湿重者，目黄舌白不渴，加茵陈（三钱），白通草（一钱），滑石一钱。

痢疾已形成，腹部灼胀疼痛，用加减芩芍汤治疗。这是痢疾刚刚形成的实证，治疗以疏利肠间湿热为主，用苦辛寒法的加减芩芍汤。

白芍三钱、黄芩两钱、黄连一钱、厚朴两钱、木香一钱、陈皮两钱。

上药加水八杯，煎煮后取药汁三杯，分三次服用。忌食油腻、生冷。如肛门下坠，加槟榔两钱；如腹痛剧烈，想解大便，便后疼痛减轻，不久后又出现腹痛欲解大便，大便白色黏液多，加附子一钱五分、酒炒大黄三钱；脓血便多，加肉桂一钱五分，酒炒大黄三钱，大便通后停止用药，不可反复攻下。如肠中的积滞未尽，当减小用量，有脓血便加当归一钱五分、红花一钱、桃仁两钱；如舌苔腻浊，脉象实，有食积的加山楂一钱五分、神曲两钱、枳壳一钱五分；如湿重出现双目发黄，舌苔白，口不渴，加茵陈三钱、通草一钱、滑石一钱。

◎九十、滞下湿热内蕴，中焦痞结，神识昏乱，泻心汤主之。

滞下由于湿热内蕴，以致中痞，但以泻心治痞结之所由来，而滞自止矣。

泻心汤

（方法并见前）

痢疾湿热内蕴，导致中焦气结，出现脘腹胀满，神识昏乱用泻心汤治疗。

痢疾由于湿热内蕴，出现中焦气机痞塞不通，用苦辛通降的泻心法，清除体内湿热，这样结滞可除，痢疾可止。泻心汤前面已讲了，这里就不多说了。

◎九十一、滞下红白，舌色灰黄，渴不多饮，小溲不利，滑石藿香汤主之。

此暑湿内伏，三焦气机阻窒，故不肯见积治积，乃以辛淡渗湿宣气，芳香利窍，治所以致积之因，庶积滞不期愈而自愈矣。

滑石藿香汤方

（辛淡合芳香法）

飞滑石（三钱）　白通草（一钱）　猪苓（二钱）　茯苓皮（三钱）　藿香梗（二钱）　浓朴（二钱）　白蔻仁（钱）　广皮（一钱）

水五杯，煮取二杯，分二次服。

下痢，出现红白冻子，舌苔色灰黄，口渴不多饮水，小便不利，用滑石藿香汤治疗。

本证是暑湿内伏，三焦气机不畅，在治疗时不可见积滞而治积滞，应当采用辛淡渗湿、宣畅气机、芳香利窍的方法，治疗形成积滞的病因，不治积滞而积滞治愈。

我们看一下辛淡合芳香法的滑石藿香汤：

滑石三钱、白通草一钱、猪苓二钱、茯苓三钱、藿香梗二钱、厚朴二钱、白蔻仁一钱、广皮一钱。

上药加水五杯，煎煮后取药汁两杯，分两次服用。

◎九十二、湿温下利，脱肛，五苓散加寒水石主之。

此急开支河，俾湿去而利自止。

五苓散加寒水石方

（辛温淡复寒法）

即于五苓散内加寒水石三钱，如服五苓散法，久痢不在用之。

湿温导致大便泄泻，出现脱肛，用五苓散加寒水石治疗。这是一种开支河以祛湿的治法，湿去，泻痢自然会痊愈，五苓散加寒水石方为辛温淡复寒法。

◎九十三、久痢阳明不阖，人参石脂汤主之。

　　　　九窍不和，皆属胃病，久痢胃虚，虚则寒，胃气下溜，故以堵截阳明为法。

人参石脂汤方

（辛甘温合涩法，即桃花汤之变法也）

人参（三钱）　赤石脂（细末，三钱）　炮姜（二钱）　白粳米（炒，一合）

水五杯，先煮人参、白米、炮姜令浓，得二杯，后调石脂细末和匀，分二次服。

患痢疾时间太久，阳明不固，大便滑脱不禁，用人参石脂汤治疗。九窍不和谐都属胃的病变，痢疾日久胃气虚弱，气虚则寒，不能固摄肠道导致大便滑脱不禁，所以用涩肠止泻的方法进行治疗。

我们看一下辛甘温合涩法的人参石脂汤。

这个是桃花汤的变方，因为这个赤石脂熬的汤剂，像桃花一样鲜红，所以叫桃花汤。人参石脂汤方呢，就是根据桃花汤的变法来的。方药是：

人参三钱、赤石脂（细末）三钱、炮姜二钱、粳米（炒）一合。

上药加水五杯，先煮人参、粳米、炮姜取浓汁两杯，服用时再加入赤石脂磨成细末和匀，分两次服用。

◎九十四、自利腹满，小便清长，脉濡而小，病在太阴，法当温脏，勿事通腑，加减附子理中汤主之。

　　　　此偏于湿，合脏阴无热之证，故以附子理中汤，去甘守之人参、甘草，加通运之茯苓、浓朴。

加减附子理中汤方

（苦辛温法）

白术（三钱）　附子（二钱）　干姜（二钱）　茯苓（三钱）　浓朴（二钱）

水五杯，煮取二杯，分二次温服。

患痢疾后腹满，小便清长，脉象濡而小，这是足太阴脾的病变，应当温补脾脏，切忌使用通腑的方法，可用加减附子理中汤治疗。本证属湿邪重，脾胃虚寒又无热象的证型，用附子理中汤减去甘缓守中的人参、甘草，加茯苓、厚朴，温通气机、运化水湿。

好，我们看一下苦辛温法的加减附子理中汤方：

白术三钱、附子二钱、干姜二钱、茯苓三钱、厚朴二钱。

上药加水五杯，煎煮后取药汁两杯，分两次温服。

◎九十五、自利不渴者属太阴，甚则哕（俗名呃忒），冲气逆，急救土败，附子粳米汤主之。

> 此条较上条更危，上条阴湿与脏阴相合，而脏之真阳未败，此则脏阳结而邪阴与脏阴毫无忌惮，故上条犹系通补，此则纯用守补矣。扶阳抑阴之大法如此。

附子粳米汤方
（苦辛热法）

人参（三钱）　附子（二钱）　炙甘草（二钱）　粳米（一合）

干姜（二钱）

水五杯，煮取二杯，渣再煮一杯，分三次温服。

大便泄泻口不渴，属足太阴脾的病变。严重时浊气上冲而出现呃逆，应迅速温补脾土，用附子粳米汤治疗。本条比上条的症状更危重，上条是阴寒之湿困脾土，但脾阳未衰，本条脾阳衰败，阴寒湿邪与体内的寒湿之气毫无制约，因此上条可用通补的方法，本条只能纯粹用温补守中的方法，这是补益阳气，制约阴寒邪气的一种方法。

我们看一下苦辛热法的附子粳米汤。

人参三钱、附子二钱、炙甘草二钱、粳米一合、干姜二钱。

上药加水五杯，煎煮后取药汁两杯，药渣再煎取一杯，分三次温服。

◎九十六、疟邪热气，内陷变痢，久延时日，脾胃气衰，面浮腹膨，里急肛坠，中虚伏邪，加减小柴胡汤主之。

　　疟邪在经者多，较之痢邪在脏腑者浅，痢则深于疟矣。内陷云者，由浅入深也。治之之法，不出喻氏逆流挽舟之议，盖陷而入者，仍提而使之出也。故以柴胡由下而上，入深出浅，合黄芩两和阴阳之邪，以人参合谷芽宣补胃阳，丹皮、归、芍内护三阴，谷芽推气分之滞，山楂推血分之滞。谷芽升气分故推谷滞，山楂降血分故推肉滞也。

加减小柴胡汤
（苦辛温法）

　　柴胡（三钱）　黄芩（二钱）　人参（一钱）　丹皮（一钱）
白芍（炒，二钱）　当归（土炒，一钱五分）　谷芽（一钱五分）
山楂（炒，一钱五分）

　　水八杯，煮取三杯，分三次温服。

　　疟邪夹热，内陷肠胃变为痢疾，延误日久，导致脾胃之气受损，出现面部浮肿，腹部胀满、里急后重等症，这是中气虚弱、邪气内伏的表现，可用加减小柴胡汤治疗。

　　疟疾之邪多犯经络，痢疾之邪常犯脏腑，所以疟邪致病，病位比较浅，痢疾之邪致病病位比较深。内陷就是病邪由浅入深，治疗的方法应遵循喻嘉言逆流挽舟的原则，邪陷入里仍需采用升提之法使病邪外出，所以用柴胡引导病邪由下向上、由里达外，配合黄芩清解内外之邪，用人参配谷芽宣补胃阳，丹皮、当归、白芍内护三阴，谷芽消导气之积滞，山楂畅通血分的积滞，也就说谷芽能够消导气分的积滞，山楂能够通血分的积滞。为什么山楂消血分，谷芽消气分呢？山楂它能够消化脂肪，脂肪为有形的东西，脂肪是血肉所在的地方；山楂能够畅通血分的积滞，所以我长期让病人去服用山楂来治疗高血脂、肥胖，因为山楂还可以有减肥的作用，还可以抗肿瘤，抗这种肿瘤主要是痰湿引起的，它能化痰。谷芽可以升胃气，所以能够消谷滞。山楂是入血的，可以去肉滞，谷芽可以升胃气。为什么它是能够消导气分呢？这个谷发芽它具有升发的性质，与气相关，它能够生胃中之气。当然我们说谷芽能生胃气，还有一个麦芽，麦芽针对肝气，谷芽针对胃气，至于麦芽能够针对肝气，在张锡纯的《医学衷中参西录》里面的镇肝熄风汤，就有用麦芽来针对肝气的。吴鞠通在这里提到了谷芽能够针对胃气，山楂能入血分。麦芽能够针对肝气，所以每一种药都有自己的归经和特性。这个呢，我们要从细微处去审察、去体会，在临床当中也可以去佐证。

好，我们看一下苦辛温法的加减小柴胡汤。

柴胡三钱、黄芩二钱、人参一钱、丹皮一钱、炒白芍两钱、炒当归一钱五分、谷芽一钱五分、炒山楂一钱五分。

上药加水八杯，煎煮后取药汁三杯，分三次服用。请注意：此处的柴胡、黄芩的用量就不是二比一了，又改变了，要根据情况的变动而变动。

◎九十七、春温内陷下痢，最易厥脱，加减黄连阿胶汤主之。

　　春温内陷，其为热多湿少明矣。热必伤阴，故立法以救阴为主。救阴之法，岂能出育阴坚阴两法外哉！此黄连之坚阴，阿胶之育阴，所以合而名汤也。从黄连者黄芩，从阿胶者生地、白芍也，炙草则统甘苦而并和之。此下三条，应列下焦，以与诸内陷并观，故列于此。

加减黄连阿胶汤
（甘寒苦寒合化阴气法）
黄连（三钱）　阿胶（三钱）　黄芩（二钱）　炒生地（四钱）
生白芍（五钱）　炙甘草（一钱五分）

水八杯，煮取三杯，分三次温服。

春温病邪，邪热内陷形成痢疾最容易出现厥证和脱证，用加减黄连阿胶汤治疗。春温病，邪热内陷，多表现为热多湿少的证候，热必会伤阴，所以治法以救阴为主。救阴的方法不外乎育阴和坚阴两种。这个育是教育的育，坚是坚强的坚，育阴和坚阴两种。本方中黄连可以坚阴，阿胶可以育阴，合起来就命名为黄连阿胶汤。黄芩协助黄连坚阴，生地、白芍辅助阿胶育阴，炙甘草调和诸药。本条与下面两条本应放在下焦篇讨论，为便于与各种内陷的证候进行比较，所以列在了这里。那么有的人可能要问了，什么叫坚阴，什么叫育阴呢？区别在哪里呢？我们从这个用药，大家应该看出来了，黄连、黄芩可以坚阴。生地、白芍、阿胶可以育阴。坚阴、育阴从字面上几乎就可以理解它的意思了。《黄帝内经》说"阳盛则阴病"，那么，但凡是这种清热的药，比如说黄连、黄芩、黄柏都是能坚阴的，它们是清除了邪热，保留了阴液，清邪热以保留阴液的这种方法，这种功能。清邪热而使阴能够保留，使阴得以坚实，这个叫坚阴。所以黄连、黄芩、黄柏都能够坚阴，清热以保留阴叫坚阴。育阴呢？顾名思义，育是孕育的意思，就能够生阴，生多的"阴"出来，而血属阴，所以一般补血就能够生阴。那么阿胶它能补血，生地、白芍也都能养血。所以生地、白芍、阿胶育阴。这个就是坚阴和育阴。这两种方法是救阴的方法。怎么救阴呢？要么清热救阴，这个叫坚阴。要么养阴、养血叫育阴，所以这里坚阴和育阴都采用了。这个方子叫黄连阿胶汤。

好，我们看一下甘寒苦寒合化阴气法的加减黄连阿胶汤。

黄连三钱、阿胶三钱、黄芩二钱、炒生地四钱、生白芍五钱、炙甘草一钱五分。

上药加水八杯，煎煮后取药汁三杯，分三次温服。

◎九十八、气虚下陷，门户不藏，加减补中益气汤主之。

此邪少虚多，偏于气分之证，故以升补为主。

加减补中益气汤

（甘温法）

人参（二钱）　黄蓍（二钱）　广皮（一钱）　炙甘草（一钱）

归身（二钱）　炒白芍（三钱）　防风（五分）　升麻（三分）

水八杯，煮取三杯，分三次温服。

病人中气虚弱，清气下陷，肠胃不能固摄的用加减补中益气汤治疗。本条属邪少虚多的证型，病变偏于气分，所以用益气升阳的方法治疗，用甘温法的加减补中益气汤。

人参二钱、黄芪二钱、广皮一钱、炙甘草一钱、当归二钱、炒白芍三钱、防风五分、升麻三分。

上药加水八杯，煎煮后取药汁三杯，分三次温服。

吴鞠通的加减补中益气汤里面有防风五分，就是少佐一点防风。这个呢，他是模仿了朱丹溪的痛泻要方里防风的作用。之前他也说朱丹溪的滋阴的方法，他的滋阴派，后世医家学到了走火入魔，不分青红皂白用滋阴派。这里又模仿朱丹溪的痛泻要方的防风的用法。所以他有时候啊很纠结，说别人不好的时候又用别人的东西，他说吴又可很多不好，但是他又用了吴又可很多东西。所以吴鞠通他就是这么个性格。

◎九十九、内虚下陷，热利下重，腹痛，脉左小右大，加味白头翁汤主之。

　　此内虚湿热下陷，将成滞下之方。仲景厥阴篇，谓热利下重者，白头翁汤主之。按热注下焦，设不瘥，必圊脓血；脉右大者，邪从上中而来；左小者，下焦受邪，坚结不散之象。故以白头翁无风而摇者，禀甲乙之气，透发下陷之邪，使之上出；又能有风而静，禀庚辛之气，清能除热，燥能除湿，湿热之积滞去而腹痛自止。秦皮得水木相生之气，色碧而气味苦寒，所以能清肝热。黄连得少阴水精，能清肠之热，黄柏得水土之精，渗湿而清热。加黄芩、白芍者，内陷之证，由上而中而下，且右手脉大，上中尚有余邪，故以黄芩清肠胃之热，兼清肌表之热；黄连、黄柏但走中下，黄芩则走中上，盖黄芩手足阳明、手太阴药也；白芍去恶血，生新血，且能调血中之气也。按仲景太阳篇，有表证未罢，误下而成协热下利之证，心下痞硬之寒证，则用桂枝人参汤；脉促之热证，则用葛根黄连黄芩汤，与此不同。

加味白头翁汤

（苦寒法）

白头翁（三钱）　秦皮（二钱）　黄连（二钱）　黄柏（二钱）

白芍（二钱）　黄芩（三钱）

水八杯，煮取三杯，分三次服。

病人里虚，湿热之邪下陷，形成热利，出现里急后重，腹部疼痛，左手脉小，右手脉大，用加味白头翁汤治疗。

这是病人里虚，湿热下陷，将形成痢疾的治法。张仲景在《伤寒论》厥阴篇中说，热痢出现里急后重用白头翁汤治疗。湿热流注下焦，假如没治好，大便必定会出现脓血；右手脉大说明病邪是从上焦和中焦陷入的；左手脉小是下焦受邪，邪气坚结不散的表现。白头翁无风也能摇曳，秉承了春木之气，有透发下陷的病邪从上而出的作用，也能吸风。此物又吸收了金秋之气，既能清热又能燥湿，湿热积滞清肃后，腹痛也就消失了。这是吴鞠通针对白头翁这味药说的，无风也能摇曳，无风起浪，秉承了春木之气，有透发下陷的病邪从上而出之作用，也能吸风。秦皮秉承了水木相生之气，为青色，气味苦寒，所以它能清肝热。黄连吸取了少阴寒水的精气，能清泻肠胃的血热。黄柏禀受寒水和湿土的精气，也能清热祛湿，加黄芩、白芍是因为内陷的病证，由上焦、中焦传入下焦，而且右手脉大，说明上焦和中焦仍有余邪，以黄芩既可清肠胃邪热，又可以清肌表邪热，黄连、黄柏直走，中下焦，黄芩却可走中上焦，因此黄芩是手足阳明经和手太阴经的药，白芍能去瘀血、生新血，调理血中之气。请注意：我们现在的大学教材的教纲说白芍是敛肝，养血之品，说赤芍能祛瘀血。这里吴鞠通认为，白芍能祛瘀血、生新血，调理血中之气。张仲景《伤寒论》太阳篇中有表邪未除，因误下导致邪热下利的记载。如兼有心下痞硬的虚寒证，用桂枝人参汤治疗；如见脉促的热证，用葛根芩连汤治疗。这里与本条不同。

好，我们看一下苦寒法的加味白头翁汤：

白头翁三钱、秦皮二钱、黄连二钱、黄柏二钱、白芍二钱、黄芩三钱。

上药加水八杯，煎煮后取药汁三杯，分三次服用。

好，接下来我们把中焦篇的秋燥讲一讲，内容只有一点点，把中焦里边的秋燥讲完之后，中焦篇就讲完了，下节课我们就会讲下焦篇。

好，我们看一下中焦篇的秋燥。

◎一○○、燥伤胃阴，五汁饮主之，玉竹麦门冬汤亦主之。

五汁饮

（方法并见前）

玉竹麦门冬汤

（甘寒法）

玉竹（三钱）　麦冬（三钱）　沙参（二钱）　生甘草（一钱）

水五杯，煮取二杯，分二次服。土虚者，加生扁豆。气虚者，加人参。

燥热损伤胃阴，用五汁饮治疗，也可以用玉竹麦门冬汤治疗。五汁饮之前讲过了，这里不说了。

玉竹麦门汤是甘寒法。

玉竹三钱、麦冬三钱、沙参二钱、生甘草一钱。

上药加水五杯，煎煮后取药汁两杯，分两次服用。脾胃虚弱的病人加生扁豆，气虚的病人加人参。

◎一〇一、胃液干燥，外感已净者，牛乳饮之。

此以津血填津血法也。

牛乳饮

（甘寒法）

牛乳（一杯）

重汤炖熟，顿服之，甚者日再服。

胃中阴液干枯，外邪已解的可用牛乳饮治疗，这是用动物的津液填补人体津液的方法。牛乳饮是甘寒法，说白了牛奶一杯，牛奶一杯加适量的水煮开，一次性喝完，病重的每天服两次，这个就是喝牛奶。但是这个牛乳可能和我们现在的市面上的各种牛奶不一样，它这个牛乳可能是直接挤出来的鲜牛奶，而不是现在通过各种加工的牛奶啊。

◎一〇二、燥证气血两燔者，玉女煎主之。

玉女煎方

（见上焦篇）

秋燥而出现气血两燔的证候，用玉女煎治疗。玉女煎这个方子我们在上焦篇已经讲过了，我们这里就不多讲了。

好，讲到这里，我们关于中焦篇的所有内容全部讲完，下节课我们讲下焦篇。好，这节课讲到这里，谢谢大家！

从这节课开始，我们讲《温病条辨·卷三·下焦篇》，本篇侧重讨论下焦温病的病理变化和临床特征，凡温病的病变部位在下焦和属于末期肝肾两脏病证的均在此篇中讨论，本节课先讲风温、温热、温疫、温毒、冬温。

◎一、风温、温热、温疫、温毒、冬温，邪在阳明久羁，或已下，或未下，身热面赤，口干舌燥，甚则齿黑唇裂，脉沉实者，仍可下之；脉虚大，手足心热甚于手足背者，加减复脉汤主之。

温邪久羁中焦，阳明阳土，未有不克少阴癸水者，或已下而阴伤，或未下而阴竭。若实证居多，正气未至溃败，脉来沉实有力，尚可假手于一下，即《伤寒论》中急下以存津液之谓。若中无结粪，邪热少而虚热多，其人脉必虚，手足心主里，其热必甚于手足背之主表也。若再下其热，是竭其津而速之死也。故以复脉汤复其津液，阴复则阳留，庶可不至于死也。去参、桂、姜、枣之补阳，加白芍收三阴之阴，故云加减复脉汤。在仲景当日，治伤于寒者之结代，自有取于参、桂、姜、枣，复脉中之阳；今治伤于温者之阳亢阴竭，不得再补其阳也。

用古法而不拘用古方，医者之化裁也。

风温、温热、温疫、温毒、冬温等病证，邪热逗留在阳明时间过久，不论已经用过攻下法或未用过攻下法，如果仍然身热不退，面色红赤，口干咽燥，甚则口唇干裂，牙齿干黑，脉象沉实有力，依然可以使用攻下法，若脉象虚大无力，手足心热比手足背明显的，宜采用加减复脉汤治疗。

阳明属阳土，温热之邪久留中焦，没有不克伐少阴肾水的，或者已用攻下导致阴液受伤，或者尚未用下法，阴液却早已衰竭，此种情况，如果以邪实为主，正气又没有溃败，脉象沉实有力，还可以借助攻下法的治疗，即《伤寒论》中急下存阴的方法。如果肠中无燥屎，以虚热为主，病人脉象必现虚数无力，手足心主里，手足心热必定高于主表的手足背，因为足背主表，如果再用攻下法泻其热邪，这是耗竭病人的津液，将加速他的死亡，因此，要用复脉汤恢复耗损的津液，阴液恢复了，阳气才能得以潜留，这样才不至于阳脱而死亡。复脉汤若去除人参、桂枝、生姜、大枣等补阳药，加上白芍来收敛三阴的阴液，就称加减复脉汤，张仲景当时用复脉汤治疗因伤于风寒之邪所致的脉结代证，因此，要用人参、桂枝、生姜、大枣来恢复脉中的阳气，现在用它来治疗伤于温热之邪所导致的阴虚阳亢，所以不用再补阳，能运用古人的治疗原则，但不被古方所束缚，这全靠医生的灵活化裁。

◎二、温病误表，津液被劫，心中震震，舌强神昏，宜复脉法复其津液，舌上津回则生；汗自出，中无所主者，救逆汤主之。

误表动阳，心气伤则心震，心液伤则舌塞，故宜复脉其津液也。若伤之太甚，阴阳有脱离之象，复脉亦不胜任，则非救逆不可。

温病勿用辛温发表，津液耗伤严重，病人心中悸动不安，舌体强硬，神志昏迷的，适合用复脉的方法来恢复津液，服药后舌面上津液若逐渐恢复，属病情好转，如果自汗不止，心中悸动不安，就应该用救逆汤治疗，勿用辛温发表，扰动阳气，心气受损则悸动不安，心阴受伤，筋脉失养，则舌体紧塞，转动不灵，因此，应该用复脉的方法来救阴。如果津液耗伤严重，这是阴阳之气将要离脱的征兆，这时用复脉汤也不起作用，必须用救逆汤治疗。

◎三、温病耳聋，病系少阴，与柴胡汤者必死，六、七日以后，宜复脉辈复其精。

  温病无三阳经证，却有阳明腑证（中焦篇已申明腑证之由矣）三阴脏证。盖脏者藏也，藏精者也。温病最善伤精，三阴实当其冲。如阳明结则脾阴伤而不行，脾胃脏腑切近相连，夫累及妻，理固然也，有急下以存津液一法。土实则水虚，浸假而累及少阴矣，耳聋不卧等证是也。水虚则木强，浸假而累及厥阴矣，目闭痉厥等证是也。此由上及下，由阳入阴之道路，学人不可不知。按温病耳聋，《灵》《素》称其必死，岂少阳耳聋，竟至于死耶？经谓肾开窍于耳，脱精者耳聋，盖初则阳火上闭，阴精不得上承，清窍不通，继则阳亢阴竭，若再以小柴胡汤直升少阳，其势必至下竭上厥，不死何待！何时医悉以陶氏六书，统治四时一切疾病，而不究心于《灵》《素》《难经》也哉！瑭于温病六、七日以外，壮火少减，阴火内炽耳聋者，悉以复阴得效，曰宜复脉辈者，不过立法如此，临时对证，加减尽善，是所望于当其任者。

  温病出现耳聋，这是足少阴肾的病变，如果用小柴胡汤治疗，必定会导致死亡，病人六七天后，利用复脉汤一类的方剂来恢复阴津。

  温病没有提到三阳经的病证，却有阳明腑证和三阴脏证，脏是藏匿的意思，主藏精，温病最容易耗伤阴精，因此，肺脾肾三阴脏首当其冲，如果阳明燥热内结，则脾阴受损，而不能健运，脾与胃一脏一腑互为表里，阳土累及阴土，这是很自然的情况，可用急下存阴的方法治疗。如果阳明邪实克伐肾水，累及少阴，可出现耳聋，心烦不眠等症，肾水亏虚不能涵养肝木，则可再累及厥阴肝，而出现两目紧闭、惊厥等症。这是温病从上到下，由阳入阴的传变机制，学医的人应当明白这些道理。温病出现耳聋，《黄帝内经》认为必定会导致死亡，难道少阳经的耳聋也会导致死亡吗？《黄帝内经》说肾开窍于耳，又说阴精亡脱，会导致耳聋。温病初期时，因阳热阻于上，阴精不能上承以濡养耳窍，可以导致清窍不通，进而阳气上亢，阴精耗竭，此时，若再用小柴胡汤升散少阳，必然会造成阴精下竭，虚阳上亢，必死无疑。

现在的医生都用陶氏六书的方法治疗一切外感病，为什么不潜心地钻研《灵枢》《素问》《难经》的治法呢？我对于温病六七天之后，邪热不太炽盛，虚火上炎的耳聋病人的治疗，都用救阴的方法取得了疗效。吴鞠通的意思是：宜复脉辈，是强调立法，仍希望医生在具体临证时加减化裁，以便尽善尽美。

◎四、劳倦内伤，复感温病，六、七日以外不解者，宜复脉法。

　　此两感治法也。甘能益气，凡甘皆补，故宜复脉。服二、三帖后，身不热而倦甚，仍加人参。

病人平素劳倦过度，已耗伤精气，又感受温邪，得病六七天以上，症状不减轻的，应该用复脉的方法治疗。这是内伤与外感并存时的治法，甘能益气补虚，所以本证宜用复脉汤治疗。服药两三副后，如果病人热退，但身体困乏疲倦明显的，应该在加减复脉汤中加人参。

◎五、温病已汗而不得汗，已下而热不退，六、七日以外，脉尚躁盛者，重与复脉汤。

　　已与发汗而不得汗，已与通里而热不除，其为汗下不当可知。脉尚躁盛，邪固不为药衰，正气亦尚能与邪气分争，故须重与复脉，扶正以敌邪，正胜则生矣。

温病已经采用汗法但没有出汗，已用了攻法，而热势更不退，病人六七天以上，脉象仍然躁急有力，应加重加减复脉的分量进行治疗。

已用了发汗法但没有汗出，已用了攻下法但热势不减，说明本证应用发汗、攻下不妥当，脉象仍然躁急有力，是邪气还没有受到药力的抑制而有所削弱，而正气也还能够与邪气抗争，因此，必须加重加减复脉汤的分量进行治疗。

◎六、温病误用升散，脉结代，甚则脉两至者，重与复脉，虽有他证，后治之。

　　此留人治病法也。即仲景里急，急当救里之义。

温病治疗中，错误地使用了升阳发散药，以致脉象结代，甚至脉搏跳动两次就出现一次停顿，应该重用复脉汤，即使还有其他病证存在，也要等到阴精恢复后再治疗，这是治疗危重症，以挽救生命为主的方法，也就是张仲景所说的"里急，急当救里"的治疗原则的应用。

◎七、汗下后，口燥咽干，神倦欲眠，舌赤苔老，与复脉汤。

　　　　在中焦下后与益胃汤，复胃中津液，以邪气未曾深入下焦。若口燥咽干，乃少阴之液无以上供，神昏欲眠，有少阴但欲寐之象，故与复脉。

温病使用了发汗和攻下法后，出现口燥咽干，精神倦怠，昏昏欲睡，舌质红赤，舌苔焦燥等症，宜用加减复脉汤治疗。

中焦邪实证用攻下法后，应当用益胃汤来恢复胃中的津液，因为邪热还没有深入到下焦，若出现口燥咽干的，说明肾阴耗损不能上济，神昏欲睡，这是少阴病但欲寐的临床表现，所以用加减复脉汤治疗。

◎八、热邪深入，或在少阴，或在厥阴，均宜复脉。

　　　　此言复脉为热邪劫阴之总司也。盖少阴藏精，厥阴必待少阴精足而后能生，二经均可主以复脉者，乙癸同源也。

加减复脉汤方

（甘润存津法）

炙甘草（六钱）　干地黄（六钱）

按地黄三种用法：生地者，鲜地黄未晒干者也，可入药煮用，可取汁用，其性甘凉，上中焦用以退热存津；干地黄者，乃生地晒干，已为丙火炼过，去其寒凉之性，本草称其甘平；熟地制以酒与砂仁，九蒸九晒而成，是又以丙火、丁火合炼之也，故其性甘温。奈何今人悉以干地黄为生地，北人并不知世有生地，金谓干地黄为生地，而曰寒凉，指鹿为马，不可不辨。

生白芍（六钱）　麦冬（不去心，五钱）　阿胶（三钱）　麻仁（三钱，按柯韵伯谓：旧传麻仁者误，当系枣仁。彼从心悸动三字中看出传写之误，不为无见，今治温热，有取于麻仁甘益气，润去燥，故仍从麻仁）

水八杯，煮取八分三杯，分三次服。剧者加甘草至一两，地黄、白芍八钱，麦冬七钱，日三夜一服。

救逆汤方

（镇摄法）

即于加减复脉汤内去麻仁，加生龙骨四钱，生牡蛎八钱，煎如复脉法。脉虚大欲散者，加人参二钱。

热邪深入到下焦部位，或者损伤肾阴，或者损伤肝阴，都宜用加减复脉汤治疗。复脉汤是治疗肝肾阴虚的总方，因为肾主藏精，厥阴肝木必须依赖少阴肾水的滋养，肝肾二经阴虚的病变都可以用加减复脉汤治疗，这是肝肾同源，乙癸同源的缘故。

我们看一下甘润存津法的加减复脉汤。

炙甘草六钱，干地黄六钱，生白芍六钱，麦冬五钱，阿胶三钱，麻仁三钱。

上药加水八杯，煎煮后取药汁三杯，分三次服用。病重的加甘草至一两，地黄、白芍各八钱，麦冬七钱。日服三次，夜服一次。

好，看一下这个镇摄法的救逆汤方，即加减复脉汤去麻仁，加生龙骨四钱，生牡蛎八钱，煎煮法同复脉汤，若脉虚大欲散者，加人参二钱。

◎九、下后大便溏甚，周十二时三、四行，脉仍数者，未可与复脉汤，一甲煎主之；服一二日，大便不溏者，可与一甲复脉汤。

下后法当数日不大便，今反溏而频数，非其人真阳素虚，即下之不得其道，有亡阴之虑。若以复脉滑润，是以存阴之品，反为泻阴之用。故以牡蛎一味，单用则力大，既能存阴，又涩大便，且清在里之余热，一物而三用之。

一甲煎

（咸寒兼涩法）

生牡蛎（二两，碾细）

水八杯，煮取三杯，分温三服。

一甲复脉汤方

即于加减复脉汤内，去麻仁，加牡蛎一两。

温病使用攻下法后，大便溏薄，每天三四次，脉象仍数的，不能用加减复脉汤，可以用一甲煎治疗。服药一两天后，大便成形，再用一甲复脉汤。

攻下后一般来说应当好几天不大便，现在反而大便稀薄，次数增多，不是病人平素阳虚，就是攻下不得法，有导致亡阴的危险，这时如果还用复脉汤等味厚而润滑的药物，那么养阴药则成了泻阴药，所以，重用一味牡蛎则作用较强，它既能固涩大便，又能滋阴，还能清余热，一种药物具有三种功用。

好，咸寒兼涩法的一甲煎，说白了，就是生牡蛎二两，碾细，上药用水八杯，煎煮后取药三杯，分三次趁热服用。

一甲复脉汤方，即在加减复脉汤中去麻仁，加牡蛎一两。

◎十、下焦温病，但大便溏者，即与一甲复脉汤。

> 温病深入下焦劫阴、必以救阴为急务。然救阴之药多滑润，但见大便溏，不必待日三、四行，即以一甲复脉法，复阴之中，预防泄阴之弊。

温病深入下焦，耗伤肝肾之阴，只要出现大便溏的，就可以用一甲复脉汤。温邪在下焦，竭耗阴液，一定要以救阴为主，然而，救阴的药物大多有润滑的作用，所以，只要大便出现溏泻，不问大便次数多少，就可以用一甲复脉汤来救护阴液，但是要防止滑泻太过，反而伤阴。

◎十一、少阴温病，真阴欲竭，壮火复炽，心中烦，不得卧者，黄连阿胶汤主之。

　　按前复脉法为邪少虚多之治。其有阴既亏而实邪正盛，甘草即不合拍。心中烦，阴邪挟心阳独亢于上，心体之阴，无容留之地，故烦杂无奈；不得卧，阳亢不入于阴，阴虚不受阳纳，虽欲卧得乎！此证阴阳各自为道，不相交互，去死不远，故以黄芩从黄连，外泻壮火而内坚真阴；以芍药从阿胶，内护真阴而外捍亢阳。名黄连阿胶汤者，取一刚以御外侮，一柔以护内主之义也。其交关变化神明不测之妙，全在一鸡子黄，前人训鸡子黄，金谓鸡为巽木，得心之母气，色赤入心，虚则补母而已，理虽至当，殆未尽其妙。盖鸡子黄有地球之象，为血肉有情，生生不已，乃奠安中焦之圣品，有甘草之功能，而灵于甘草；其正中有孔，故能上通心气，下达肾气，居中以达两头，有莲子之妙用；其性和平，能使亢者不争，弱者得振；其气焦臭，故上补心；其味甘咸，故下补肾；再释家有地水风火之喻，此证大风一起，荡然无余，鸡子黄镇定中焦，通彻上下，合阿胶能预熄内风之震动也。然不知人身阴阳相抱之义，必未能识仲景用鸡子黄之妙，谨将人身阴阳生死窾寐图形，开列于后，以便学人入道有阶也。

黄连阿胶汤方

（苦甘咸寒法）

　　黄连（四钱）　黄芩（一钱）　阿胶（三钱）　白芍（一钱）鸡子黄（二枚）

　　水八杯，先煮三物，取三杯，去滓，纳胶烊尽，再纳鸡子黄，搅令相得，日三服。

温病邪在下焦，耗伤肾阴，真阴有耗竭之趋势，邪热亢盛，病人心中烦，不能入睡，可以用黄连阿胶汤治疗。

以上加减复脉汤的治法，是为邪少虚多的证型所设立的，这些证型既有阴亏又有邪热炽盛，所以不宜用甘草。心中烦是热邪夹心火上炎的表现，心火盛，心阴受伤而不能养精，所以出现烦躁，不能入睡，是阳亢，阳不入阴，阴虚不能受纳濡养而阳亢的表现，本证阴阳有相互离决的征象，所以十分危险。因此，用黄芩辅助黄连，清泻壮火而保护真阴，用芍药辅助阿胶，滋养真阴以捍御亢阳，所以，称之为黄连阿胶汤。其组方具有苦寒泻火，柔润养阴的特点，其中，用药的神奇之处全在于鸡子黄。前人认为，鸡子黄秉承了心的母气，因色红可以入心，用鸡子黄是属虚者补其母的方法，此说虽有道理，但仍然没有把其中之精妙含义阐发出来。鸡子黄有地球之象，因属血肉有情之品，所以有生发之气，是安定中焦的圣品，具备了甘草的性能，但比甘草有灵性；正中有孔，所以能上通心气，下达肾气，这一点又类似于莲子的作用。鸡子黄性平和，有扶弱抑强的妙用，平抑亢盛的心火；其气味焦臭，所以上能补心，味甘咸，所以下可补肾。鸡子黄安定中焦，联络上下，同阿胶合用，能提前平熄内风的震动。所以，不理解人体阴阳合抱的意义，必定不会体会张仲景运用鸡子黄的奥妙所在，现将人体阴阳生死寤寐的图形附列于后，以便后学者借鉴，以便后学之人有借鉴之处。

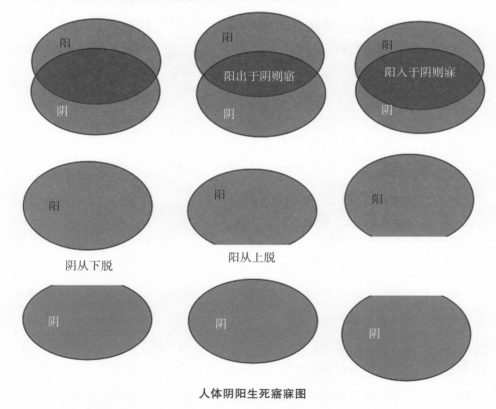

人体阴阳生死寤寐图

好，我们看一下苦甘咸寒法的黄连阿胶汤：

黄连四钱，黄芩一钱，阿胶三钱，白芍一钱，鸡子黄二枚。上药加水八杯，煎煮后取药汁三杯，放入阿胶烊化，再放入鸡子黄搅拌后分三次服用。

◎十二、夜热早凉，热退无汗，热自阴来者，青蒿鳖甲汤主之。

　　夜行阴分而热，日行阳分而凉，邪气深伏阴分可知，热退无汗，邪不出表而仍归阴分，更可知矣，故曰热自阴分而来，非上中焦之阳热也。邪气深伏阴分，混处气血之中，不能纯用养阴，又非壮火，更不得任用苦燥。故以鳖甲蠕动之物，入肝经至阴之分，既能养阴，又能入络搜邪；以青蒿芳香透络，从少阳领邪外出；细生地清阴络之热，丹皮泻血中之伏火；知母者，知病之母也，佐鳖甲、青蒿而成搜剔之功焉。再此方有先入后出之妙，青蒿不能直入阴分，有鳖甲领之入也；鳖甲不能独出阳分，有青蒿领之出也。

青蒿鳖甲汤方

（辛凉合甘寒法）

青蒿（二钱）　鳖甲（五钱）　细生地（四钱）　知母（二钱）
丹皮（三钱）

水五杯，煮取二杯，日再服。

病人夜间发热，清晨热退身凉，但无汗出，这是热邪留伏在阴分的表现，宜用青蒿鳖甲汤治疗。这个青蒿鳖甲汤，夜热早凉，我已经讲过了，这里就不啰嗦了。

夜间阳气回到阴分则发热，白天阳气外出到阳分则热退，因此，可知邪气深伏于阴分，热退后无汗出，可知邪热未透出体表，仍留在阴分，因此，发热是有邪气伏留阴分所致，并不是上中焦实热。邪热互混在气血之中，故不能单纯养阴，又不是"壮火"，更不能用苦寒清热之品，之所以用鳖甲，因为它是动物类药，可入肝经之阴分，既可以滋阴，又可以入络搜邪，以青蒿芳香透络，从少阳引领阴分余邪外出，生地能清阴分之热，丹皮可泻血分之伏火，用知母佐鳖甲、青蒿以搜剔邪热，另外，此方的配伍有先入后出的妙用，青蒿不能直接进入阴分，鳖甲可以领其进入阴分；鳖甲不能单独出入阳分，而青蒿领其外出到阳分。

青蒿鳖甲汤是辛凉合甘寒法。

青蒿二钱，鳖甲五钱，生地四钱，知母二钱，丹皮三钱。

上药用水五杯，煎煮后取药汁两杯，分两次服用。

◎十三、热邪深入下焦，脉沉数，舌干齿黑，手指但觉蠕动，急防痉厥，二甲复脉汤主之。

　　此示人痉厥之渐也。温病七、八日以后，热深不解，口中津液干涸，但觉手指掣动，即当防其痉厥，不必俟其已厥而后治也。故以复脉育阴，加入介属潜阳，使阴阳交纽，庶厥不可作也。

二甲复脉汤方

（咸寒甘润法）

　　即于加减复脉汤内，加生牡蛎五钱，生鳖甲八钱。

热邪深入到下焦，出现脉象沉数，舌干燥，齿焦黑，手指蠕动等症状，这是肝肾阴亏，虚风内动的征象，必须紧急采取措施，预防痉厥的发生，可以选用二甲复脉汤治疗。

此条是提示人们痉厥初起的治法。温病七八天以后，热势较重，病情未见缓解，口中津液受损严重，但只是感觉手指掣动，这时就应该采取措施来防止发生痉厥，不必等到已发生痉厥之后再治疗，因此，用复脉汤养阴，再加入矿物质的药物潜阳，使阴阳交通，痉厥就可以控制了。

我们看一下咸寒甘润法的二甲复脉汤。也即是在加减复脉汤的基础上加生牡蛎五钱，生鳖甲八钱。这里的二甲是牡蛎和鳖甲，之前的一甲就是指牡蛎。

◎十四、下焦温病，热深厥甚，脉细促，心中大动，甚则心中痛者，三甲复脉汤主之。

前二甲复脉，防痉厥之渐；即痉厥已作，亦可以二甲复脉止厥。兹又加龟板名三甲者，以心中大动，甚则痛而然也。心中动者，火以水为体，肝风鸱张，立刻有吸尽西江之势，肾水本虚，不能济肝而后发痉；既痉而水难猝补，心之本体欲失，故然而大动也。甚则痛者，"阴维为病主心痛"，此证热久伤阴，八脉丽于肝肾，肝肾虚而累及阴维故心痛，非如寒气客于心胸之心痛，可用温通。故以镇肾气补任脉通阴维之龟板止心痛，合入肝搜邪之二甲，相济成功也。

三甲复脉汤方

（同二甲汤法）

即于二甲复脉汤内，加生龟板一两。

邪热深入下焦，热势深而厥逆症加重，脉急促，心慌明显，甚至出现心胸疼痛的，可用三甲复脉汤治疗。

前面提到了二甲复脉汤，可以用来防止痉厥的即将发生，即使痉厥已经发作也可以用二甲复脉汤制止痉厥，现在，我们在二甲的基础上再加入龟板，我们称之为三甲复脉汤，是因为病人有明显心慌，甚至有心胸疼痛的征兆，心中悸动是因为火以水为体，肝风炽盛嚣张，有耗损肾阴的趋势，肾水亏虚，不能涵养肝木，因此发生痉厥，痉厥发生后，肾阴难以迅速恢复，这样心阴得不到肾水之上养，故悸动不安，严重时就会发生心胸疼痛。《黄帝内经》说："阴维为病主心痛"，本证久热伤阴，而八脉依附于肝肾，肝肾阴伤累及阴维脉，所以也可以发生心痛，这不同于寒邪侵犯心胸所致的胸痛，所以不能用温通法，因此，本证以镇纳肾气，补益任脉，通阴维脉的龟板止心痛，并配合入肝搜邪的二甲补益肝肾，共同达到治疗作用。

这个龟板啊，它可以镇纳肾气，补益任脉，又能通阴维脉。那么，有人会问了，为什么龟板能够镇纳肾气，补益任脉，通阴维脉，鳖甲就不行呢？鳖和龟不都是差不多的动物吗？对，鳖和龟确实差不多，但是，大家可以考虑一下，它们用药的部位在哪里。鳖甲是在上面，背的上面的；而龟板呢，是在下面的，而乌龟呢，它是在阴暗潮湿的地方爬行，根本就不能够翻身，所以它那个龟板是下面的东西，总是接触着最阴暗的地方，由于它在最下面，所以说，它能够镇纳肾气，因为肾为下焦嘛。阴维脉，任脉都为阴，任脉为阴脉之海，所以说，这个龟板呢，实际上在动物类药里面为最阴的，所以呢，又在最阴，又为最下，所以它能镇纳肾气，补益任脉，通阴维脉。而鳖甲呢，却不具备这个功效，那鳖甲具备的功效是软坚散结，而龟板也不具备这个作用，这是它们的区别。所以呢，鳖甲和龟板，一个是在动物身体的上面，一个是在动物身体的下面，跟它们生活的环境，取药的部位是有很大关联的。

那么三甲复脉汤呢，其实就是在二甲复脉汤的基础上加生龟板一两，服用方法呢，跟二甲复脉汤一样。

◎十五、既厥且哕（俗名呃忒），脉细而劲，小定风珠主之。

温邪久踞下焦，烁肝液为厥，扰冲脉为哕，脉阴阳俱减，则细，肝木横强则劲，故以鸡子黄实土而定内风；龟板补任（谓任脉）而镇冲脉；阿胶沉降，补液而熄肝风；淡菜生一咸水之中而能淡，外偶内奇，有坎卦之象。能补阴中之真阳，其形翕阖，故又能潜真阳之上动；童便以浊液仍归浊道，用以为使也。名定风珠者，以鸡子黄宛如珠形，得巽木之精，而能熄肝风，肝为巽木，巽为风也。龟亦有珠，具真武之德而镇震木。震为雷，在人为胆，雷动未有无风者，雷静而风亦静矣。亢阳直上巅顶，龙上于天也，制龙者，龟也。古者蓌龙御龙之法，失传已久，其大要不出乎此。

小定风珠方

（甘寒咸法）

鸡子黄（生用，一枚）　真阿胶（二钱）　生龟板（六钱）　童便（一杯）　淡菜（三钱）

水五杯，先煮龟板、淡菜得二杯，去滓，入阿胶，上火烊化，纳鸡子黄，搅令相得，再冲童便，顿服之。

温病在下焦阶段，不仅手足抽搐，而且呃逆频繁，脉细而劲急，宜选用小定风珠进行治疗。

温邪深伏下焦过久，灼伤肝肾，故发生痉厥，扰动冲脉则出现呃逆，阴液与阳气都受损，故脉细，肝阳上亢则脉劲急，所以用鸡子黄培补中土而平熄内风；龟板镇冲脉补任脉；阿胶药性沉降能补阴液，熄肝风；淡菜生于海水之中而味淡，外偶内奇，有坎卦之象，所以能补阴中之阳，其外形一开一合，用此能潜阳；童便质浊入浊阴，用作使药。之所以称为定风珠，是因为鸡子黄外形如珠，得巽木的精气，能平熄肝风。龟中也有珠，具有"真武"的威德，故能平镇肝胆，亢盛的阳气直冲头顶，好像龙上腾于天的征象，而龟能制服龙，古代人养龙和驾驭龙的方法早就失传，然而其主要精神就是本章节所述的内容。巽木中的巽，是两个巳，下面一个"共"，共和国的"共"，共同的"共"。

我们看一下甘寒咸法的小定风珠。

鸡子黄一枚，阿胶二钱，龟板六钱，童便一杯，淡菜三钱。

上药用水五杯，先煎煮龟板、淡菜，煎煮成两杯后去滓，放入阿胶烊化后加入鸡子黄，搅拌后即成，再冲童便一次服完。

◎十六、热邪久羁，吸烁真阴，或因误表，或因妄攻，神倦瘛疭，脉气虚弱，舌绛苔少，时时欲脱者，大定风珠主之。

此邪气已去八、九，真阴仅存一、二之治也。

观脉虚苔少可知，故以大队浓浊填阴塞隙，介属潜阳镇定。以鸡子黄一味，从足太阴，下安足三阴，上济手三阴，使上下交合，阴得安其位，斯阳可立根基，俾阴阳有眷属一家之义，庶可不致绝脱欤！

大定风珠方

（酸甘咸法）

生白芍（六钱）　阿胶（三钱）　生龟板（四钱）　干地黄（六钱）　麻仁（二钱）　五味子（二钱）　生牡蛎（四钱）　麦冬（连心，六钱）　炙甘草（四钱）　鸡子黄（生，二枚）　鳖甲（生，四钱）

水八杯，煮取三杯，去滓，再入鸡子黄，搅令相得，分三次服。

喘加人参，自汗者加龙骨、人参、小麦，悸者加茯神、人参、小麦。

热邪久留下焦，耗烁真阴，或者因为误用辛温发汗，或者妄用攻下，导致下焦肝肾阴亏，出现精神倦怠，手足抽搐，脉体虚弱，舌绛少苔，随时有发生虚脱之危险的，用大定风珠。

本证是邪热已去十之八九，而真阴仅存十之一二的危重证候的治法。凭脉虚苔少就可以判断，因此用大剂量性味厚浊的药物来镇补真阴，用矿物质镇守潜阳，用一味鸡子黄从足太阴而下安足三阴，上济手三阴，使上下相通，阴液充足安定，阳气才有立足的根基，阴平阳秘则不至于发生虚脱的病证。

我们看一下酸甘咸法的大定风珠。

生白芍六钱、阿胶三钱、生龟板四钱、干地黄六钱、麻子仁二钱、五味子二钱、生牡蛎四钱、麦冬六钱、炙甘草四钱、鸡子黄二枚、鳖甲四钱。

上药用水八杯，煎煮后取药汁三杯，去渣后加入鸡子黄搅拌而成，分三次服用。喘的加人参；自汗的加龙骨、人参、小麦；心慌明显的加茯神、人参、小麦。

说白了，这个大定风珠里面也用了三甲，龟板、鳖甲、牡蛎，这三甲都用了。

◎十七、壮火尚盛者，不得用定风珠、复脉。邪少虚多者，不得用黄连阿胶汤。阴虚欲痉者，不得用青蒿鳖甲汤。

　　此诸方之禁也。前数方虽皆为存阴退热而设，其中有以补阴之品，为退热之用者；有一面补阴，一面搜邪者；有一面填阴，一面护阳者；各宜心领神会，不可混也。

温病发展到下焦阶段，属壮火炽盛的，不能用定风珠、复脉汤。邪少虚多的，不能用黄连阿胶汤。肝肾阴亏的，即将要发生痉厥的，不能用青蒿鳖甲汤。

本条是讨论大小定风珠的方剂的禁忌证，这些方剂虽然均具有滋阴退热的功效，但其中有的通过补阴而达到退热的目的，有的既补阴又搜剔邪气，有的补阴救阳并用，对这些方剂的使用范围应该做到心中有数，不能混淆。

◎十八、痉厥神昏，舌短，烦躁，手少阴证未罢者，先与牛黄紫雪辈，
开窍搜邪；再与复脉汤存阴，三甲潜阳，临证细参，勿致倒乱。

　　痉厥神昏，舌蹇烦躁，统而言之为厥阴证。然有手经足经之分，
在上焦以清邪为主，清邪之后必继以存阴；在下焦以存阴为主，存阴
之先，若邪尚有余，必先以搜邪。手少阴证未罢，如寸脉大，口气重，
颧赤，白睛赤，热壮之类。

　　温病过程中，出现痉厥，神昏，舌体短缩，烦躁等症状，是因手少阴心
经热邪内闭未解，先予安宫牛黄丸、紫雪丹一类的药物，以清心开窍，达邪
外出，然后再用复脉汤，或者三甲复脉汤等方剂，滋阴潜阳。临证时要仔细
辨别，用药先后顺序不能颠倒。

　　痉厥、神昏、舌短缩、烦躁等症可以统称为厥阴证，但有手厥阴心包经、
足厥阴肝经的区别，病在上焦的以清除邪气为主，祛邪之后一定要接着养阴；
病在下焦的应当以滋阴为主，在滋阴法之前，如果余邪尚未清的，要先清除
邪气。手少阴证未解是指寸脉数大，口气重浊，颧红目赤，壮热等证候仍
存在。

◎十九、邪气久羁，肌肤甲错，或因下后邪欲溃，或因存阴得液蒸汗，
正气已虚，不能即出，阴阳互争而战者，欲作战汗也，复脉汤热饮之。
虚盛者加人参；肌肉尚盛者，但令静，勿妄动也。

　　按伤寒汗解必在下前，温病多在下后。缚解而后得汗，诚有如吴
又可所云者。凡欲汗者，必当先烦，乃有汗而解。若正虚邪重，或邪
已深入下焦，得下后里通；或因津液枯燥，服存阴药，液增欲汗，邪
正努力纷争，则作战汗，战之得汗则生，汗不得出则死。此系生死关
头，在顷刻之间。战者，阳极而似阴也，肌肤业已甲错，其津液之枯
燥，固不待言。故以复脉加人参助其一臂之力，送汗出表。

　　若其人肌肤尚浓，未至火虚者，无取复脉之助正，但当听其自然，

勿事骚扰可耳，次日再议补阴未迟。

热邪稽留日久不解，病人肌肤出现干燥，粗糙如鱼鳞状，也是阴精耗伤不能濡养皮肤的现象，有的因为攻下后邪气将要溃退，有的因为用了滋阴药以后阴液恢复，则有了汗的来源，此时正气虚弱，不能立即鼓邪外出，阴阳交争而全身战栗，这是即将发生战汗的先兆，可用复脉汤趁热服下，以辅助正气。如果病人脉象明显，脉的虚象很明显可加人参，形体壮实的，只要让病人安静休息即可，不要打扰他。

伤寒汗出而症状解除，一定要在使用攻下法之前出现；而温病多在运用攻下法之后出现，攻下后里气得通，正气又祛邪外出之机，所以能够战汗而解。这的确同吴又可说的是一样。凡是要发生战汗的，必定先有烦躁，然后才有汗出邪解。若正气虚邪气重，或邪气已经深入到下焦，攻下后里气才会通顺，或者由于津液干枯，服用养阴药后津液增加，此时正邪相争可出现战汗。战栗后若得汗出，已邪气外解，故可痊愈；战栗后不能汗出，则属于急危重症，这时是紧要关头，时间短暂，只在顷刻之间。战栗是阳气亢盛而出现类似寒证的表现，病人已经有肌肤甲错，可知其津液枯竭已经很明显，所以用复脉汤加人参以扶正祛邪，透汗液外出肌表。如果病人体质强壮，就不需要用复脉汤辅助正气，此时可以顺其自然，不要打扰病人，第二天再考虑补阴也来得及。

◎二十、时欲漱口不欲咽，大便黑而易者，有瘀血也，犀角地黄汤主之。

邪在血分，不欲饮水，热邪燥液口干，又欲求救于水，故但欲漱口，不欲咽也。瘀血溢于肠间，血色久瘀则黑，血性柔润，故大便黑而易也。犀角味咸，入下焦血分以清热，地黄去积聚而补阴，白芍去恶血、生新血，丹皮泻血中伏火，此蓄血自得下行，故用此轻剂以调之也。

犀角地黄汤方

（甘咸微苦法）

干地黄（一两）　生白芍（三钱）　丹皮（三钱）　犀角（三钱）

水五杯，煮取二杯，分二次服，渣再煮一杯服。

病人时不时想用水漱口，但又不想将水吞下去，大便色黑且容易排出，这是瘀血证，应当用犀角地黄汤治疗。邪热在血分而不在气分，所以不想饮水，但邪热伤津，故口干渴想饮水自救，因此出现只想以水漱口但不想咽下的症状。瘀血外溢于肠道日久，又血性柔软，所以大便色黑容易排出。犀角味咸，可以进入下焦血分以清热，地黄可以去积聚而补阴，白芍去恶血而生新血，丹皮可以泻血中伏火，本证瘀血已经下行，所以只需要用这样的轻剂来调理即可。

好，我们来看一下甘咸微苦法的犀角地黄汤。

干地黄一两、生白芍三钱、丹皮三钱、犀角三钱。

上药用水五杯，煎煮后取药汁两杯，分两次服用，药渣加水后再煎煮一杯服用。

◎二十一、少腹坚满，小便自利，夜热昼凉，大便闭，脉沉实者，蓄血也，桃仁承气汤主之，甚则抵当汤。

少腹坚满，法当小便不利，今反自利，则非膀胱气闭可知。夜热者，阴热也；昼凉者，邪气隐伏阴分也。大便闭者，血分结也。故以桃仁承气通血分之闭结也。若闭结太甚，桃仁承气不得行，则非抵当不可，然不可轻用，不得不备一法耳。

桃仁承气汤方
（苦辛咸寒法）

大黄（五钱）　芒硝（二钱）　桃仁（三钱）　当归（三钱）芍药（三钱）　丹皮（三钱）

水八杯，煮取三杯，先服一杯，得下止后服，不知再服。

抵当汤方
（飞走攻络苦咸法）

大黄（五钱）　虻虫（炙干为末，二十枚）　桃仁（五钱）　水

蛭（炙干为末，五分）

　　水八杯，煮取三杯，先服一杯，得下止后服，不知再服。

　　病人自觉少腹胀满，按之坚硬，小便通利，夜间发热明显，白天热退身凉，大便不通，脉象沉实有力，这是下焦蓄血的征象，应当用桃仁承气汤治疗，如果蓄血严重，则要用抵当汤治疗。

　　如果病人少腹胀满坚硬，多半伴有小便不利，现在反而小便通利，可知病不在膀胱，这个病情不在膀胱。夜间发热属于阴分发热，白天热退身凉，说明邪气浮于阴分；大便秘结，说明血分有瘀结，用桃仁承气汤可以通利血分的瘀结。若闭结很严重，桃仁承气汤起不到治疗作用，就必须要用抵当汤，但此汤不能轻易使用，这是迫不得已才使用的一种方法。

　　我们看一下苦辛咸寒法的桃仁承气汤方。

　　大黄五钱、芒硝两钱、桃仁三钱、当归三钱、芍药三钱、丹皮三钱。

　　上药用水八杯，煎煮后取药汁三杯，先服一杯，大便通后，停止服用。不通时再服。

　　好，我们看一下，飞走攻络苦咸法之抵当方。

　　大黄五钱、虻虫二十枚、桃仁五钱、水蛭五分。

　　上药以水八杯，煎煮后取药汁三杯，先服一杯，大便通后停止服用，如果不通继续服。

　　为什么叫飞走攻络苦咸法，因为里面有虻虫和水蛭，虻虫在天上飞，水蛭又在水里游。关于虫类药从天上飞和水里游的，我之前也已经讲过了，应该在上焦篇里讲过的。在天上飞的能入气分，络中之气分，在地上爬的和水里游的，能够入络中之血分。

◎二十二、温病脉，法当数，今反不数而濡小者，热撤里虚也。里虚下利稀水，或便脓血者，桃花汤主之。

　　温病之脉本数，因用清热药撤其热，热撤里虚，脉见濡小，下焦空虚则寒，即不下利，亦当温补，况又下利稀水脓血乎！故用少阴自利，关闸不藏，堵截阳明法。

桃花汤方

（甘温兼涩法）

赤石脂（一两，半整用煎，半为细末调）　炮姜（五钱）　白粳
米（二合）

水八杯，煮取三杯，去渣，入石脂末一钱五分，分三次服。若
一服愈，余勿服。虚甚者加人参。

温病以数脉多见，现在病人脉不数反而濡小，这是热邪清除后转成里虚
证的征象；若同时出现大便稀溏或排出脓血样的粪便，宜用桃花汤治疗，温
病的脉应见数脉，在使用了清热药后热邪消除而见虚寒，则脉濡小；若下焦
空虚出现内寒证，即使不出现泻利也应当以温补法，何况病人出现稀水或脓
血样大便，这是少阴肾阳虚衰，关门不固的缘故，所以要用甘温固涩堵截阳
明的治法。

好，我们看一下甘温兼涩法的桃花汤。

赤石脂一两、炮姜五钱、粳米两合。

上药用水八杯，煎煮后取药汁三杯，去渣后加入赤石脂末一钱五分，分
三次服用。如果服用一次后疾病痊愈就不再服，里虚严重的加人参。这个方
为什么叫桃花汤？我已经讲过了，因为赤石脂溶入水之后，它是像桃花一样
红，所以它叫桃花汤，这个药里面并没有桃花这味药，只是这个汤药的颜色
像桃花一样红。

◎二十三、温病七、八日以后，脉虚数，舌绛苔少，下利日数十行，完
谷不化，身虽热者，桃花粥主之。

上条以脉不数而濡小，下利稀水，定其为虚寒而用温涩。此条脉
虽数而日下数十行，至于完谷不化，其里邪已为泄泻下行殆尽。完谷
不化，脾阳下陷，火灭之象；脉虽数而虚，苔化而少，身虽余热未退，
亦虚热也，纯系关闸不藏见证，补之稍缓则脱。故改桃花汤为粥，取
其逗留中焦之意，此条认定完谷不化四字要紧。

桃花粥方

（甘温兼涩法）

人参（三钱）　炙甘草（三钱）　赤石脂（六钱，细末）　白粳米（二合）

水十杯，先煮参、草得六杯，去渣，再入粳米煮得三杯，纳石脂末三钱，顿服之。利不止，再服第二杯，如上法；利止停后服。或先因过用寒凉，脉不数，身不热者，加干姜三钱。

邪热不杀谷，亦有完谷一证，不可不慎，当于脉之虚实，并兼现之证辨之。

温病迁延七八天以后，出现脉象虚数，舌红绛少苔，每天泻下几十次，严重时大便中有没有消化的食物，虽然有发热，但仍然应用桃花粥来治疗。

前条因为脉不数反而濡小，泻下稀水样便，所以称为虚寒证而用温涩法。本条脉象虽数，但由于一天泻利几十次，甚至大便中有不消化的食物，里邪几乎完全随泄泻排出，便中不消化的食物属脾阳下陷，阳气衰微之症，脉象虽数但虚数无力，苔少，虽然热未退，但这是虚热，纯系关闸不藏的见症。温补稍缓就会出现脱证，之所以将桃花汤改为桃花粥，意在留守中焦。本条大便中出现完谷不化是辨证的要点。

好，我们看一下甘温涩法的桃花粥，桃花粥的组成是：

人参三钱、炙甘草三钱、赤石脂六钱、白粳米两合。

以上药用水十杯，先煮人参甘草得药汁六杯，去渣后再加入粳米煎煮成三杯，加入赤石脂末三顿吞服。如果泻利不止，用上面的方法再煎，服下第二杯之后，若泻利止便停服。如果因过用寒凉药物导致脉不数，身不热的，加干姜三钱。

◎二十四、温病少阴下利，咽痛胸满心烦者，猪肤汤主之。

此《伤寒论》原文。按温病热入少阴，逼液下走，自利咽痛，亦复不少，故采录于此。柯氏云：少阴下利，下焦虚矣。少阴脉循喉咙，其支者出络心，注胸中，咽痛胸满心烦者，肾火不藏，循经而上走于阳分也；阳并于上，阴并于下，火不下交于肾，水不上承于心，此未济之象。猪为水畜而津液在肤，用其肤以除上浮之虚火，佐白蜜、白粉之甘，泻心润肺而和脾，滋化源，培母气，水升火降，上热自除，而下利自止矣。

猪肤汤方

（甘润法）

猪肤（一斤，用白皮从内刮去肥，令如纸薄）

上一味，以水一斗，煮取五升，去渣，加白蜜一升，白米粉五合，熬香，和令相得。

温病伤及下焦少阴肾，出现泻利，咽喉疼痛，胸部满闷，心烦不安的用猪肤汤治疗。猪肤说白了就是猪的皮，猪的皮肤，猪皮。

本条基本上是《伤寒论》的原文照录。温热之邪侵入到少阴肾经，逼迫阴液下行，导致泻利、咽喉疼痛的也不少，所以摘录在这里。柯韵伯在《伤寒来苏集》这本书中说，少阴病大便下利，是由于下焦虚寒，因为少阴经的经脉循行喉咙，它的支脉络心贯注胸中，所以有咽痛、胸闷、心烦等症的产生，这是肾火不藏，病循经脉上行于阳分的表现。

阳盛于上，阴盛于下，故心火不能下交于肾，肾水不能上济于心，导致水火不能互济。猪是属水的牲畜，皮肤里富含津液，用这个猪的皮肤能消除上浮的虚火，佐以甘味的白糖、白米粉，能泻心、润肝、和脾，有滋养津液以资化源的作用。三药合用，是使肾水能够上升，心火得以下降，上焦热除，下利自然就可停止。

我们看一下甘润法的猪肤汤。

猪肤一斤，用白色的猪皮刮去里面的肥脂油直到薄得像纸一样，就是猪肤。

上药加水一斗，煎煮后取药汁五升去渣，加白蜜一升，白米粉五合，熬出香味后调和均匀，这个就是猪肤汤。就是猪的皮肤，还要用白猪皮，不能用黑猪皮，还加白蜜、白米粉，都是白的。

◎二十五、温病少阴咽痛者，可与甘草汤，不瘥者，与桔梗汤。

柯氏云：但咽痛而无下利胸满心烦等证，但甘以缓之足矣。不瘥者，配以桔梗，辛以散之也。其热微，故用此轻剂耳。

甘草汤方

（甘缓法）

甘草（二两）

上一味，以水三升，煮取一升半，去渣，分温再服。

桔梗汤方

（苦辛甘升提法）

甘草（二两）　桔梗（二两）法同前。

温邪深入下焦少阴肾经，出现喉咙疼痛，可以用甘草汤治疗，如服药后仍然不见效，可以用桔梗汤治疗。

柯韵伯说今有喉咙疼痛，而不伴有下利、胸满、心烦等症的，使用甘以缓之的方法就可以了，如果不愈配以桔梗，这是辛以散之的方法。因本证热势轻微，只用这种轻剂治疗就可以了。

好，我们看一下甘缓法的甘草汤方。

说白了，甘草二两。

上药加水三升，煎煮后取药汁一升半，去渣后分两次服用。

我们再看一下苦辛甘升提法的桔梗汤方。

甘草二两、桔梗二两。

与甘草汤煎法和服用方法是一样的。

◎二十六、温病入少阴，呕而咽中伤，生疮不能语，声不出者，苦酒汤主之。

王氏晋三云：苦酒汤治少阴水亏不能上济君火，而咽生疮声不出者。疮者，疳也。半夏之辛滑，佐以鸡子清之甘润，有利窍通声之功，无燥津涸液之虑；然半夏之功能，全赖苦酒，摄入阴分，劫涩敛疮，即阴火沸腾，亦可因苦酒而降矣，故以为名。

苦酒汤方

（酸甘微辛法）

半夏（制，二钱　）鸡子（一枚，去黄，纳上苦酒鸡子壳中）

上二味，纳半夏着苦酒中，以鸡子壳置刀环中，安火上，令三沸，去渣，少少含咽之。不瘥，更作三剂。

温病邪入下焦少阴肾经，症见呕吐、喉咙糜烂、生疮、疼痛，以致不能说话、声音嘶哑，甚则有发音障碍的，用苦酒汤治疗。

王晋三曾经说过，苦酒汤可以治疗肾阴亏虚不能上济心火而出现的咽喉生疮，发音障碍等证候。生疮就是疳证。方中半夏辛滑，酌以鸡蛋清的甘润，有利窍通音之功能，而无耗津灼液的顾忌。但是半夏的作用，全依赖于苦酒引入阴分而祛痰敛疮，况且虚火上炎也可以借苦酒来下降而得到平复。

我们看一下酸甘微辛法的苦酒汤方。

半夏两钱、鸡子一枚，鸡子要去掉黄，说白了就是鸡蛋清。将苦酒倒入蛋壳之中，以上两味药，将半夏放入苦酒当中，把鸡蛋壳放在刀环上，置于火中煮沸之后去渣，用少量的药汁含在口中，缓缓地咽下，没有痊愈的再服三剂。

◎二十七、妇女温病，经水适来，脉数耳聋，干呕烦渴，辛凉退热，兼清血分，甚至十数日不解，邪陷发痉者，竹叶玉女煎主之。

　　此与两感证同法。辛凉解肌，兼清血分者，所以补上中焦之未备；甚至十数日不解，邪陷发痉，外热未除，里热又急，故以玉女煎加竹叶，两清表里之热。

竹叶玉女煎方

（辛凉合甘寒微苦法）

生石膏（六钱）　干地黄（四钱）　麦冬（四钱）　知母（二钱）　牛膝（二钱）　竹叶（三钱）

水八杯，先煮石膏、地黄得五杯，再入余四味，煮成二杯，先服一杯，候六时复之，病解停后服，不解再服（上焦用玉女煎去牛膝者，以牛膝为下焦药，不得引邪深入也。兹在下焦，故仍用之）

妇女患温病，恰逢月经来潮，出现脉数、耳聋、干呕、心烦口渴等症，宜用辛凉的药物退热，佐以凉血。如果病情十几天仍不见好转，邪热内陷引动肝风，出现惊厥的可以用竹叶玉女煎治疗。

本证与两感证治法相同，辛凉解肌，兼清血分的治法，可以补充上、中两焦的两感证的治法，此证十几天仍无好转的，热邪内陷引动肝风，表证未除，里热又急，因此用玉女煎加竹叶，表里双解。

我们看一下辛凉合甘寒微苦法的竹叶玉女煎方：

生石膏六钱、干地黄四钱、麦冬四钱、知母二钱、牛膝二钱、竹叶三钱。

以上药用水八杯，先煮石膏、地黄煎成五杯，再加入另外四味药煎成两杯，去渣后先服一杯，过十二小时之后再服第二杯。如果病情缓解就停服，若病情不解就再服。在上焦病中用玉女煎去牛膝，是因为牛膝是下焦药，担心牛膝会引邪深入。本证为下焦病变，所以牛膝仍然加在里面了。

◎二十八、热入血室，医与两清气血，邪去其半，脉数，余邪不解者，护阳和阴汤主之。

此系承上条而言之也。大凡体质素虚之人，驱邪及半，必兼护养元气，仍佐清邪，故以参、甘护元阳，而以白芍、麦冬、生地，和阴清邪也。

护阳和阴汤方

（甘凉甘温复法，偏于甘凉，即复脉汤法也）

白芍（五钱） 炙甘草（二钱） 人参（二钱） 麦冬（连心炒，二钱） 干地黄（炒，三钱）

水五杯，煮取二杯，分二次温服。

妇女患温病，邪热内侵血室，医生使用了气血两清的治法，热邪已经消退大半，但脉象仍数，余邪不解的用护阳和阴汤治疗。

本条是承接上条复述的，一般来说体虚感邪的病人治疗时，邪气清除过半以后，一定要兼护元气，佐以祛邪，所以本方以人参、甘草固护阳气，以白芍、麦冬、生地清热养阴。

我们看一下甘凉甘温复法，偏于甘凉，即复脉汤法的护阳和阴汤方。

白芍五钱、炙甘草二钱、人参两钱、麦冬两钱、干地黄三钱。

以上用水五杯，煎煮后取药汁两杯，分两次趁热服用。

◎二十九、热入血室，邪去八、九，右脉虚数，暮微寒热者，加减复脉汤，仍用参主之。

　　此热入血室之邪少虚多。亦以复脉为主法。脉右虚数，是邪不独在血分，故仍用参以补气。暮微寒热，不可认作邪实，乃气血俱虚，营卫不和之故。

加减复脉汤仍用参方

　　即于前复脉汤内，加人参三钱。

妇女患温病，热入血室，经治疗邪热已消退十之八九，现症见右脉虚数，傍晚时有轻微的恶寒发热，可以用加减复脉汤加人参治疗。

本条是妇女热入血室，邪少虚多的证候，邪是邪气的邪，邪少虚多的证候，所以仍用复脉汤治疗，右脉虚数说明邪热不但侵犯血分，亦犯气分，故仍用人参补气。傍晚出现轻微的寒热，不能认为是实热之邪，而是气血两虚，营卫不和的缘故。

我们看一下，加减复脉汤仍用参方，即在加减复脉汤内，加人参三钱。

◎三十、热病经水适至，十余日不解，舌萎饮冷，心烦热，神气忽清忽乱，脉右长左沉，瘀热在里也，加减桃仁承气汤主之。

　　前条十数日不解用玉女煎者，以气分之邪尚多，故用气血两解，此条以脉左沉，不与右之长同，而神气忽乱，定其为蓄血，故以逐血分瘀热为急务也。

加减桃仁承气汤方

（苦辛走络法）

大黄（制，三钱） 桃仁（炒，三钱） 细生地（六钱） 丹皮（四钱） 泽兰（二钱） 人中白（二钱）

水八杯，煮取三杯，先服一杯，候六时，得下黑血，下后神清渴减，止后服。不知，渐进。

按邵新甫云：考热入血室，《金匮》有五法：第一条主小柴胡，因寒热而用，虽经水适断，急提少阳之邪，勿令下陷为最。第二条伤寒发热，经水适来，已现昼明夜剧，谵语见鬼，恐人认阳明实证，故有无犯胃气及上二焦之戒。第三条中风寒热，经水适来，七、八日脉迟身凉，胸胁满如结胸状，谵语者，显无表证，全露热入血室之候，自当急刺期门，使人知针力比药力尤捷。第四条阳明病下血谵语，但头汗出，亦为热入血室，亦刺期门，汗出而愈。第五条明其一证而有别因为害，如痰潮上脘，昏冒不知，当先化其痰，后除其热。仲景教人当知变通，故不厌推展其义，乃今人一遇是证，不辨热入之轻重，血室之盈亏，遽与小柴胡汤，贻害必多。要之热甚而血瘀者，与桃仁承气及山甲、归尾之属；血舍空而热者用犀角地黄汤，加丹参、木通之属；表邪未尽而表证仍兼者，不妨借温通为使；血结胸，有桂枝红花汤，参入海蛤、桃仁之治；昏狂甚，进牛黄膏，调入清气化结之煎。再观叶案中有两解气血燔蒸之玉女煎法；热甚阴伤，有育阴养气之复脉法；又有护阴涤热之缓攻法。先圣后贤，其治条分缕析，学人审证定方，慎毋拘乎柴胡一法也。

妇女月经来潮时患温病，病情十几天不缓解，症见舌体痿软，心中烦热，口渴喜冷饮，神志时醒时昏，右脉长，左脉沉等，这是邪热与瘀血在体内搏结，应用加减桃仁承气汤进行治疗。

前条病邪十几天不解，而用玉女煎治疗是因为邪热在气分为主，所以用两清气血的方法。本条所论述之症是因左脉沉、右脉长与前条不同，而且有时神志异常，所以病为蓄血证，治疗以去除血分的瘀热为主。

我们看一下苦辛走络法加减桃仁承气汤方。

大黄三钱、桃仁三钱、生地六钱、丹皮四钱、泽兰二钱、人中白两钱。

上药加水八杯煎煮后取药汁三杯，先服一杯，十二小时后若大便解出黑色瘀血，神志转清醒，口渴转轻就停止服药。如没有效果，再分两次服用剩下的药。

这个人中白呀，我们平时用得很少，因为呢，按照现在的说法是这个不太卫生。它是人的小便中，长期在这个尿壶或者是小便的便桶里面的一种结晶物，说白了就是尿壶里面的这个干子啊，我们这边叫"尿干"，不知道其他地方怎么叫，就是一种结晶，就长期小便产生的结晶，在马桶里可能是看不到的啊。

邵新甫说，热入血室在《金匮要略》中有五种治法。第一条应有寒热往来，所以用小柴胡汤，虽然月经刚净，也要尽快升提少阳经的邪气，不能让邪热下陷。第二条是月经来潮时感受寒邪发热，因为发热伴有昼轻夜重、谵语、幻听、幻视等症，为避免误认为是阳明实证，所以告诫人们"无犯胃气及上二焦"；第三条是感受风邪出现恶寒、发热等症，又遇上了月经来潮，过七八天以后，症见脉迟、周身发凉、胸胁满闷，如同结胸证，病人有谵语，虽然没有表证，全是热入血室的症状，所以应当尽快地针刺期门穴，并以此告诉人们针灸比药物的作用迅速，就是这种情况下针灸比药物的作用迅速，不是所有的情况；第四条，是阳明病，阳明病病人出现下血、谵语、头汗出的症状也是热入血室，可刺期门穴使全身汗出而病愈；第五条，是讨论其他的病因侵犯而导致热入血室的，比如说痰邪壅滞、神志昏蒙，应该先化痰，然后再清热。张仲景教导医者临证时，应该知道灵活变通，所以反复加以阐述。现在的人一见到热入血室证，不辨寒热轻重，不辨血室的虚实，一概用小柴胡汤，留下了许多的弊病。

对瘀热较重的，一般用桃仁汤加穿山甲、当归尾等。血室空虚而有热者，用犀角地黄汤加丹皮、木通等治疗，仍有表寒证的，可以用温通的药物，血结胸可以用桂枝红花汤加海蛤壳、桃仁等治疗，神昏狂躁严重的用牛黄膏，调入清气散结的方药中治疗。另外，叶天士的医案中有两清气血的玉女煎的治法，热重伤阴的有益气养阴的复脉汤法及养阴清热的缓攻法。总之，古代的医圣及后世名医对本证的治疗分析得相当深刻透彻，学医的人应该认真地审证之后再立法处方，不必死守小柴胡汤一种治法。

◎三十一、温病愈后，嗽稀痰而不咳，彻夜不寐者，半夏汤主之。

此中焦阳气素虚之人，偶感温病，医以辛凉甘寒，或苦寒清温热，不知十衰七、八之戒，用药过剂，以致中焦反停寒饮，令胃不和，故不寐也。《素问》云：胃不和则卧不安，饮以半夏汤，覆杯则寐。

盖阳气下交于阴则寐，胃居中焦，为阳气下交之道路，中寒饮聚，致命阳气欲下交而无路可循，故不寐也。半夏逐痰饮而和胃，秫米秉燥金之气而成。故能补阳明燥气之不及而渗其饮，饮退则胃和，寐可立至，故曰覆杯则寐也。

半夏汤

（辛甘淡法）

半夏（制，八钱）　秫米（二两，即俗所谓高粱是也，古人谓之稷，今或名为芦稷，如南方难得，则以薏仁代之。）

水八杯，煮取三杯，分三次温服。

温邪病退后，不咳而吐稀痰，整夜不能入睡的用半夏汤治疗。

素体脾阳虚的人感受了温邪，医生在治疗的过程当中，不知十衰其八的告诫，过量地使用了辛凉甘寒或者苦寒等清热的方剂，导致寒饮内停于中焦，胃气不和，所以不能入睡。正如《黄帝内经·素问》中所说的，"胃不和则卧不安，饮以半夏汤，覆杯则寐"。阳气下交于阴就能入睡，胃居中焦，是阳气下焦于阴的必经之地。中焦虚寒水饮内停则阳气下交的道路受阻，所以不能入睡，应该用半夏汤治疗。方中半夏能驱逐痰饮而和胃，秫米能补阳明胃气并能淡渗利水，使饮退而胃安，所以有很好的安眠作用。因此，《黄帝内经》提到服用本方之后"覆杯则寐"，意思就说把这个药喝了之后，杯子刚刚一放下就可以睡着啦，就这么快。

好，我们看一下这个辛甘淡法的半夏汤。

半夏八钱、秫米二两，这个秫米呀，就是我们所说的高粱米啊，古人称为秫。这个在北方多见，南方没有，但是南方可以用薏苡仁来代替，所以这个半夏汤里的半夏秫米汤啊，用半夏和秫米也可以用半夏和薏苡仁。当然喽，现在我们南方也有高粱，秫米就是高粱米嘛。

上药加水八杯煎煮后取药汁三杯，分三次趁热服用。

◎三十二、饮退则寐，舌滑，食不进者，半夏桂枝汤主之。

此以胃腑虽和，营卫不和，阳未卒复，故以前半夏汤合桂枝汤，调其营卫，和其中阳，自能食也。

半夏桂枝汤方
（辛温甘淡法）

半夏（六钱）　秫米（一两）　白芍（六钱）　桂枝（四钱，虽云桂枝汤，却用小建中汤法。桂枝少于白芍者，表里异治也）　炙甘草（一钱）　生姜（三钱）　大枣（去核，二枚）

水八杯，煮取三杯，分温三服。

病人痰饮消除就可以入睡，但仍有舌苔滑润、不思饮食，可用半夏桂枝汤治疗。

本条胃腑虽然安和，但营卫不和。胃阳未复，所以用上方和桂枝汤调节营卫，振奋中阳，病人自然就可以进食了。

我们看一下辛温甘淡法的半夏桂枝汤方。

半夏六钱、秫米一两、白芍六钱、桂枝四钱、炙甘草一钱、生姜三钱、大枣两枚。

本方虽然采用了桂枝汤的药物，却用了小建中汤的方法，方中的桂枝用量少于白芍的用量，这是表里治法不同的缘故。

以上药物加水八杯煎煮取药汁三杯，分三次服用。

◎三十三、温病解后，脉迟，身凉如水，冷汗自出者，桂枝汤主之。

此亦阳气素虚之体质，热邪甫退，即露阳虚。故以桂枝汤复其阳也。

桂枝汤方

（见上焦篇。但此处用桂枝，分量与芍药等，不必多于芍药也；亦不必啜粥再令汗出，即仲景以桂枝汤小和之法是也）

温病热退以后症见脉象迟，身体肌肤发凉并且出冷汗的，可以用桂枝汤治疗。

平素阳虚体质的人患了温病热邪初退以后，阳虚的本质就显露了，所以要用桂枝汤来振奋阳气。桂枝汤方呢，上焦篇已经说了，那这里再用桂枝汤是桂枝与白芍等量。这个也不必要去喝点什么稀粥了，因为这种情况不同了。这就是张仲景所说的，用桂枝汤小"和"的调理方法，用桂枝汤小和，这个是温病热退以后本来就阳虚的人吃的桂枝汤。

◎三十四、温病愈后，面色萎黄，舌淡，不欲饮水，脉迟而弦，不食者，小建中汤主之。

此亦阳虚之质也，故以小建中，小小建其中焦之阳气，中阳复则能食，能食则诸阳皆可复也。

小建中汤方

（甘温法）

白芍（酒炒，六钱） 桂枝（四钱） 甘草（炙，三钱） 生姜（三钱） 大枣（去核，二枚） 胶饴（五钱）

水八杯，煮取三杯，去渣，入胶饴，上火烊化，分温三服。

温病基本治愈后，症见面色萎黄，舌质淡，不想喝水，脉迟而弦，不能进食的可用小建中汤治疗，这个也是阳虚的体质，所以用小建中汤，逐步地使中阳恢复就能够进食。能进食则各种阳气都可以恢复。

我们看一下甘温法的小建中汤。

白芍六钱、桂枝四钱、炙甘草三钱、生姜三钱、大枣两枚、饴糖五钱。

上药加水八杯，煎煮后取药汁三杯，去渣后加入饴糖，置火上烊化，分三次趁热服用。

◎三十五、温病愈后，或一月，至一年，面微赤，脉数，暮热，常思饮不欲食者，五汁饮主之，牛乳饮亦主之。病后肌肤枯燥，小便溺管痛，或微燥咳，或不思食，皆胃阴虚也，与益胃、五汁辈。

前复脉等汤，复下焦之阴，此由中焦胃用之阴不降，胃体之阳独亢，故以甘润法救胃用，配胃体，则自然欲食，断不可与俗套开胃健食之辛燥药，致令燥咳成痨也。

五汁饮、牛乳饮方

（并见前秋燥门）

益胃汤

（见中焦篇）

按吴又可云：病后与其调理不善，莫若静以待动。是不知要领之言也。夫病后调理，较易于治病，岂有能治病，反不能调理之理乎！但病后调理，不轻于治病，若其治病之初，未曾犯逆，处处得法，轻者三、五日而解，重者七、八日而解，解后无余邪，病者未受大伤，原可不必以药调理，但以饮食调理足矣，经所谓食养尽之是也。若病之始受既重，医者又有误表、误攻、误燥，误凉之弊，遗殃于病者之气血，将见外感变而为内伤矣。全赖医者善补其过（谓未犯他医之逆；或其人阳素虚，阴素亏；或前因邪气太盛，故剂不得不重；或本虚邪不能张，须随清随补之类）而补人之过（谓已犯前医之治逆），退杀气（谓余邪或药伤）；迎生气（或养胃阴，或护胃阳，或填肾阴，或兼固肾阳，以迎其先后天之生气），活人于万全，岂得听之而已哉！万一变生不测，推委于病者之家，能不愧于心乎！至调理大要，温病后一以养阴为主。饮食之坚硬浓浓者，不可骤进。间有阳气素虚之体质，热病一退，即露旧亏，又不可固执养阴之说，而灭其阳火。

故本论中焦篇列益胃、增液、清燥等汤，下焦篇列复脉、三甲、五汁等复阴之法，乃热病调理之常理也；下焦篇又列建中、半夏、桂枝数法，以为阳气素虚，或误伤凉药之用，乃其变也。经所谓："有者求之，无者求之，微者责之，盛者责之"，全赖司其任者，心诚求之也。

温病治愈后，少则一月，多则一年，在这段时间里面病人面色微微发红、脉数、傍晚发热、常想喝水、不想进食的用五汁饮治疗，也可以用牛乳饮。

病后出现皮肤干燥、小便尿道疼痛，或者轻微干咳或者不思饮食这都是胃阴虚，可以用益胃汤、五汁饮一类的方剂来治疗。前文论及的复脉汤等，用于恢复下焦的阴液，本条属胃阴不足，虚火上亢之热，所以用甘润的方法来益胃阴，降胃中虚热，病人食欲自然会增加，千万不可以用辛燥药物开胃进食，否则可能导致燥咳而发展成痨病。五汁饮、牛乳方之前已经讲过了。益胃汤在中焦篇也讲过了。吴又可说病后与其调理不当，不如静养为主，这个是不懂得调理重要性的话。病后调理自然比治病容易，怎么会能治病反而不会调理呢。但是病后调理同治病祛邪一样重要。如果在开始治病时处方得当，轻症三五天就可以痊愈，重的七八天可愈。愈后无余邪，身体无严重损伤，可以不用药物调理，只用饮食调理即可，即《黄帝内经》所说的"食养尽之"。如果疾病之初感到邪气很重，医生又误用了发表、攻下、苦燥、寒凉等错误的治法，损伤病人的气血，将外感的病变成了内伤的病，就全靠医生善于调理了。如果是没有经过错误的治疗或者因为病人平时本来就阳气虚，或者阴虚，或者邪气太盛，不得不用重剂攻邪或者体虚不能送邪外出，等等，都需要清补并用。补救错误治疗的过失，清除余邪恢复正气，怎么能够随随便便呢？万一出现差错，把责任推给病人，你能问心无愧吗？至于调理的主要方法，温病以养阴为主，饮食方面不能猝然进食坚硬、味重的食物。也有素体阳虚的人，热邪退后便暴露出阳虚的本质，因此不能死守养阴法，如果再用寒凉养阴就会损伤阳气。

所以本书中焦篇中列举了益胃汤、增液汤、清燥汤等，下焦篇中列举了复脉汤、三甲复脉汤、五汁饮等养阴的方剂，都可以作为温病愈后调理的常用方；下焦篇中又同时列了建中汤、半夏汤、桂枝汤等作为素体阳虚或误用寒凉损伤阳气的调理方。这属于温病愈后的调理的变法，说白了就是要因人而异，不同的体质的人治疗之后要用不同的调理方法，进行愈后。《黄帝内经》说："有者求之，无者求之，微者责之，盛者责之"，这全靠医生细心分析，寻求适当的调治方法。好，这一课就讲到这里。

这节课我们讲《温病条辨·下焦篇》的暑温、伏暑。因为暑温、伏暑的内容不多，所以我们讲了这节课之后可能还要把寒湿也讲完。

◎ 三十六、暑邪深入少阴消渴者，连梅汤主之，入厥阴麻痹者，连梅汤主之；心热烦躁神迷甚者；先与紫雪丹，再与连梅汤。

    肾主五液而恶燥，暑先入心，助心火独亢于上，肾液不供，故消渴也。再心与肾均为少阴，主火，暑为火邪，以火从火，二火相搏，水难为济，不消渴得乎！以黄连泻壮火，使不烁津，以乌梅之酸以生津，合黄连酸苦为阴；以色黑沉降之阿胶救肾水，麦冬、生地合乌梅酸甘化阴，庶消渴可止也。

    肝主筋而受液于肾，热邪伤阴，筋经无所秉受，故麻痹也。再包络与肝均为厥阴，主风木。暑先入心，包络代受，风火相搏，不麻痹得乎！以黄连泻克水之火，以乌梅得木气之先，补肝之正，阿胶增液而熄肝风，冬、地补水以柔木，庶麻痹可止也。心热烦躁神迷甚，先与紫雪丹者，开暑邪之出路，俾梅、连有入路也。

连梅汤方

（酸甘化阴酸苦泄热法）

    云连（二钱） 乌梅（去核，三钱） 麦冬（连心，三钱） 生地（三钱） 阿胶（二钱）

水五杯，煮取二杯，分二次服。脉虚大而芤者，加人参。

暑温病，暑邪深入少阴肾经，口渴明显，大量饮水而不解渴，用连梅汤治疗。如果暑邪深入厥阴之肢体麻痹，也可以用连梅汤治疗。如果伴心胸烦热、躁扰不安，甚至神志昏迷严重，可以先给予紫雪丹再用连梅汤治疗。肾主五液，而不喜燥热，五液是五种液体。肾主五液而不喜燥热，暑邪伤人多先犯心经使心火亢盛。肾水不能上养心阴，故口干渴而大量饮水却不解渴。另外，心肾同属少阴，心主君火，肾藏相火。暑为火邪，外火与内火互相搏结。水液难以上济自然会发生消渴证。本方用黄连泻火，使其不能耗灼津液。以乌梅酸甘生津，乌梅配黄连，酸苦和化为阴气，又以色黑而沉降的阿胶救肾水。麦冬、生地与乌梅相合，酸甘化阴，像这样拟法处方则消渴可以缓解。肝主筋，依赖肾水滋养，热邪伤阴，筋脉失养，所以肢体麻痹。肝与心包络都属于厥阴，主风木，暑邪入侵，则心包代替心受邪，风与火相互搏结，一定会出现肢体麻痹。连梅汤中以黄连泻火，使津液不受灼耗，乌梅秉受春木之气可以补肝阴。阿胶增液以熄风，麦冬、生地补肾水而滋养肝木可治麻痹。若心烦躁扰、神昏严重，先服紫雪丹可以使暑邪外出，使连梅汤直入病所而发挥作用。

酸甘化阴、酸苦泄热法的连梅汤方如下。

黄连两钱、乌梅三钱、麦冬三钱、生地三钱、阿胶二钱。

上药加水五杯，煎煮后取药汁两杯，分两次服下，如果脉虚大而芤者加人参。

◎三十七、暑邪深入厥阴，舌灰，消渴，心下板实，呕恶吐蛔，寒热，下利血水，甚至声音不出，上下格拒者，椒梅汤主之。

此土败木乘，正虚邪炽，最危之候，故以酸苦泄热，辅正驱邪立法，据理制方，冀其转关耳。

椒梅汤方

（酸苦复辛甘法，即仲景乌梅丸法也，方义已见中焦篇）

黄连（二钱） 黄芩（二钱） 干姜（二钱） 白芍（生，三

钱）　川椒（炒黑，三钱）　乌梅（去核，三钱）　人参（二钱）
枳实（一钱五分）　半夏（二钱）

水八杯，煮取三杯，分三次服。

暑邪深入下焦厥阴肝经，病人舌苔呈灰色，烦渴不止、大量饮水、饮不
解渴，胃脘部坚硬痞满，恶心呕吐，吐蛔虫，恶寒发热，大便稀薄呈血水样，
甚至不能发出声音，上下阻隔不通的，用椒梅汤治疗。这是脾胃衰败，肝木
乘机犯脾，正虚邪盛的危候，所以按酸苦泻热扶正祛邪的原则立方，能开通
关格。

我们看一下，酸苦复辛甘法的椒梅汤方。也即是张仲景的乌梅丸的立方，
乌梅丸的立法。至于方义呢，我们可以在中焦篇找到。

椒梅汤方的成分是：黄连二钱、黄芩二钱、干姜二钱、白芍三钱、川椒
三钱（川椒就是花椒，四川产的花椒）、乌梅三钱、人参二钱、枳实一钱五
分、半夏二钱。

上药加水八杯煎煮后取药汁三杯，分三次服用。

◎三十八、暑邪误治，胃口伤残，延及中下，气塞填胸，躁乱口渴，邪
　　结内踞，清浊交混者，来复丹主之。

　　　　此正气误伤于药，邪气得以窃据于中，固结而不可解，攻补难施
　　　　之危证，勉立旋转清浊一法耳。

来复丹方
（酸温法）

太阴元精石（一两）　舶上硫黄（一两）　硝石（一两，同硫黄
为末，微火炒结砂子大）　桔红（二钱）　青皮（去白，二钱）　五
灵脂（二钱，澄去砂，炒令烟尽）

〔方论〕晋三王氏云：《易》言一阳来复于下，在人则为少阳生气
　　所出之脏。病上盛下虚，则阳气去，生气竭，此丹能复阳于下，故曰

来复。元精石乃盐卤至阴之精，硫黄乃纯阳石火之精，寒热相配，阴阳互济，有扶危拯逆之功，硝石化硫为水，亦可佐元、硫以降逆；灵脂引经入肝最速，能引石性内走厥阴，外达少阳，以交阴阳之枢纽；使以桔红、青皮者，纳气必先利气，用以为肝胆之向导也。

暑温病治疗失误，导致胃气受损，病邪传入中下焦，症见胃脘痞塞，烦躁口渴，这是邪气盘踞于内，脾胃的升清降浊功能紊乱所导致的，可以用来复丹治疗。这是正气被药物所伤，邪气蕴结于中焦，攻补都难以进行的危险证候，只能勉强制定这种升清降浊的方法来治疗。

我们看一下酸温法的来复丹。

太阴元精石一两、硫黄一两、硝石一两、橘红二钱、青皮二钱、五灵脂二钱。

王晋三说《易经》这本书指出，一阳来复于下。从人体来看，这是化生少阳，升发精气的脏腑，如果病机表现为上盛下虚，那么阳气就会衰退，生长的机能就会衰竭。此丹能恢复下焦的阳气，所以叫来复丹。方中元精石是盐卤的结晶，其性寒；硫黄是石火的结晶，性纯阳；二药寒热相配伍，能使阴阳互济，有拯救上逆之功能。硝石能化硫为水，可辅佐元精石、硫黄的降逆作用。五灵脂入肝，能引导矿石类的物质走厥阴，外达少阳，起到交通阴阳的效果。以橘红、青皮作为使药，一方面（理气），使气能摄纳，另一方面作为引经药，引导诸药入肝胆。

◎三十九、暑邪久热，寝不安，食不甘，神识不清，阴液元气两伤者，三才汤主之。

凡热病久入下焦，消烁真阴，必以复阴为主。其或元气亦伤，又必兼护其阳。三才汤两复阴阳，而偏于复阴为多者也。温热、温疫未传，邪退八、九之际，亦有用处。暑温未传，亦有用复脉、三甲、黄连阿胶等汤之处。彼此互参，勿得偏执。盖暑温不列于诸温之内，而另立一门者，以后夏至为病暑，湿气大动，不兼湿不得名暑温，仍归温热门矣。既兼湿，则受病之初，自不得与诸温同法，若病至未传，湿邪已化，惟余热伤之际，其大略多与诸温同法；其不同者，前后数条，已另立法矣。

三才汤方

（甘凉法）

人参（三钱）　天冬（二钱）　干地黄（五钱）

水五杯，浓煎两杯，分二次温服。欲复阴者，加麦冬、五味子。欲复阳者，加茯苓、炙甘草。

暑温病，发热日久不退、睡眠不安、饮食乏味、神志不清，这是阴液、元气都受伤，可以用三才汤治疗。一般温病热邪侵袭下焦日久，消耗真阴，治疗应以滋阴为主。若同时元气也受损，则要加用保护阳气的药物，三才汤阴阳双补但偏于补阴。当温热、温疫在上焦，未曾传变，邪气已清退十之八九也可用本方。暑温病未传，若阴液损耗，也有适合加减复脉汤、三甲复脉汤、黄连阿胶汤的证候可以作为参考，不可偏执。暑温之所以不列入温热病中而另立一门，是因为夏至以后所犯的热病，感受的是暑热邪气才称之为暑温，其中必兼湿邪。如果不兼湿邪，就不能称之为暑温，仍属于温热病的范畴。既然暑温兼有湿邪，所以在暑温初起的时候，治疗的方法与其他温热病的不同。如果病邪未传，湿邪已化热，而阴液已伤，余热未清的治疗方法，大致可以参照其他温病进行。所不同的在前面几条已经另立了治法。

我们看一下甘凉法的三才汤。

人参三钱、天冬二钱、干地黄五钱。

上药加水五杯，浓煎成两杯，分两次趁热服用。如果要加强滋阴，可加麦冬、五味子，如果要恢复阳气，加茯苓、炙甘草。

◎四十、蓄血，热入血室，与温热同法。

暑热与血相搏，出现蓄血证，热入血室的，其治疗与前面温热篇中记载的方法相同。

◎四十一、伏暑、湿温胁痛，或咳，或不咳，无寒，但潮热，或竟寒热如疟状，不可误认柴胡证，香附旋复花汤主之；久不解者，间用控涎丹。

按伏暑、湿温，积留支饮，悬于胁下，而成胁痛之证甚多，即《金匮》水在肝而用十枣之证。彼因里水久积，非峻败不可；此因时令之邪，与里水新搏，其根不固，不必用十枣之太峻，只以香附、旋复，善通肝络而逐胁下之饮，苏子，杏仁，降肺气而化饮，所谓建金以平木；广皮、半夏消痰饮之正，茯苓、薏仁，开太阳而阖阳明，所谓治水者必实土，中流涨者开支河之法也。用之得当，不过三、五日自愈。其或前医不识病因，不合治法，致使水无出路，久居胁下，恐成悬饮内痛之证，为患非轻，虽不必用十枣之峻，然不能出其范围，故改用陈无择之控涎丹，缓攻其饮。

香附旋复花汤方

（苦辛淡合芳香开络法）

生香附（三钱）　旋复花（绢包，三钱）　苏子霜（三钱）　广皮（二钱）　半夏（五钱）　茯苓块（三钱）　薏仁（五钱）

水八杯，煮取三杯，分三次温服。腹满者，加浓朴。痛甚者，加降香末。

控涎丹方

（苦寒从治法）

痰饮，阴病也。以苦寒治阴病，所谓求其属以衰之是也。按肾经以脏而言，属水，其味咸，其气寒；以经而言，属少阴，主火，其味苦，其气化燥热。肾主水，故苦寒为水之属，不独咸寒为水之属也，盖真阳藏之于肾，故肾与心并称少阴，而并主火也，知此理则知用苦寒咸寒之法矣。泻火之有余用苦寒，寒能制火，苦从火化，正治之中，亦有从治；泻水之太过，亦用苦寒，寒从水气，苦从火味，从治之中，亦有正治，所谓水火各造其偏之极，皆相似也。苦咸寒治火之有余，水之不足为正治，亦有治水之有余、火之不足者，如介属芒硝并能行水，水行则火复，乃从治也。

甘遂（去心制）　大戟（去皮制）　白芥子

上等分为细末，神曲糊为丸，梧子大，每服九丸，姜汤下，壮者加之，羸者减之，以知为度。

伏暑、湿温，出现胁肋胀痛或咳嗽，或不咳嗽，不恶寒，只是定期发热，或寒热发作有时，如同疟疾，不要把这些证候误认为是小柴胡汤证，应用香附旋覆花汤治疗。如果病证日久不愈，可以间断使用控涎丹。伏暑、湿温等疾病日久形成痰饮证，伏于胁下而导致胁痛的情况很常见，这与《金匮要略》中所记载的"水在肝，而与十枣汤治疗的病证"相似，十枣汤是水饮久伏于胁下，因此要用峻攻法。本证是时令邪气与体内的水湿相搏，邪气的根基尚浅，不需要用十枣汤这样峻猛的药物。只需要用香附、旋覆花等疏通肝络，驱逐胁下水饮。此方中苏子、杏仁降肺气而化饮，调肺经以平肝木。陈皮、半夏化痰消饮，茯苓、薏苡仁渗湿健脾，若应用得当，病情三五天就可以痊愈。有的医生不了解病因，治法不合适。使水饮没有出路，长期留于胁下。这有可能转变为与悬饮类同的病症，使病情加重。这时虽然不需要用峻剂十枣汤，但也要适当地用攻邪的方法。可以用陈无择的控涎丹缓攻水饮。

我们看一下苦辛淡合芳香开络法的香附旋覆花汤。

香附三钱、旋覆花三钱、苏子霜三钱、陈皮二钱、半夏五钱、茯苓三钱、薏苡仁五钱。

上药加水八杯，煎煮后取药汁三杯，分三次趁热服下。腹胀满的加厚朴，疼痛严重的加降香。

好，我们看一下，苦寒从治法的控涎丹方。

甘遂、大戟、白芥子。

上药等量配伍，等量的啊。碾成细末，用神曲糊成丸，如梧桐子大，每次服九丸，用姜汤服下。体质壮实的可以加量，体质虚弱的要减量，以取得疗效为用药准则。

痰饮属阴病，若用苦寒药物治疗阴病，属于求其属以衰之的方法。肾，就功能而言属水，味咸而气寒，以《黄帝内经》来看，肾属少阴而主火，其味苦，气化则为燥热。肾属水，苦寒与咸寒的药物都属于水。人体真阳藏于肾，所以心肾都称为少阴，都主火。明白了这点，就知道了应用苦寒、咸寒的方法了。泻有余之火用苦寒药，因寒能制水，而苦由火化，这是正治，也含有从治的意义。在水饮太重时也用苦寒药，这是因为寒气与水性质相同，而苦味由火热生成，这是从治，不过其中含有正治法。这就是当水火各发展到极点，都会出现相似的现象。用苦咸寒来治疗火有余、水不足为正治法，也可以治疗水有余和火不足之证，属从治法。例如用介类的药物和芒硝，咸能泄水，水湿消散，则阳气恢复，这是从治法的应用。关于什么是正治？什么是从治？我在中医基础理论里面已经讲得很清楚。已经编成了《医门推敲》第三部、第四部、第五部，如果不知道的人，大家可以到里面去找。

好，接下来我们讲下焦篇的寒湿。

◎ 四十二、湿之为物也，在天之阳时为雨露，阴时为霜雪，在山为泉，在川为水，包含于土中者为湿。其在人身也，上焦与肺合，中焦与脾合，其流于下焦也，与少阴癸水合。

此统举湿在天地人身之大纲，异出同源，以明土为杂气，水为天一所生，无处不合者也。上焦与肺合者，肺主太阴湿土之气，肺病湿则气不得化，有霜雾之象，向之火制金者，今反水克火矣，故肺病而心亦病也。观《素问》寒水司天之年，则曰阳气不令，湿土司天之年，则曰阳光不治自知，故上焦一以开肺气救心阳为治。中焦与脾合者，脾主湿土之质，为受湿之区，故中焦湿证最多；肺与胃为夫妻，脾病而胃不能独治，再胃之脏象为土，土恶湿也，故开沟渠，运中阳，崇刚土，作堤防之治，悉载中焦。上中不治，其势必流于下焦。《易》曰：水流湿。《素问》曰：湿伤于下。下焦乃少阴癸水，湿之质即水也，焉得不与肾水相合。吾见湿流下焦。邪水旺一分，正水反亏一分，正愈亏而邪愈旺，不可为矣。夫肾之真水，生于一阳，坎中满也，故治少阴之湿，一以护肾阳，使火能生土为主，肾与膀胱为夫妻，泄膀胱之积水，从下治，亦所以安肾中真阳也。脾为肾之上游，升脾阳，从上治，亦所以使水不没肾中真阳也。其病厥阴也奈何？盖水能生木，水太过，木反不生，木无生气，自失其疏泄之任，经有"风湿交争，风不胜湿"之文，可知湿土太过，则风木亦有不胜之时，故治厥阴之湿，以复其风木之本性，使能疏泄为主也。

本论原以温热为主，而类及于四时杂感。以宋元以来，不明仲景伤寒一书专为伤寒而设，乃以伤寒一书，应四时无穷之变，殊不合拍，遂至人着一书，而悉以伤寒名书。陶氏则以一人而屡着伤寒书，且多立妄诞不经名色，使后世学人，如行昏雾之中，渺不自觉其身之坠于渊也。今胪列四时杂感，春温、夏热、长夏暑湿、秋燥、冬寒，得其要领，效如反掌。夫春温、夏热、秋燥，所伤皆阴液也，学人苟能时时预护，处处堤防，岂复有精竭人亡之虑。伤寒所伤者阳气也，学人诚能保护得法，自无寒化热而伤阴，水负火而难救之虞。即使有受伤处，临证者知何者当护阳，何者当救阴，何者当先护阳，何者当先救阴，因端竟委，可备知终始而超道妙之神。瑭所以三致意者，乃在湿温一证。盖土为杂气，寄旺四时，藏垢纳污，无所不受，其间错综变化，不可枚举。其在上焦也，如伤寒；其在下焦也，如内伤；其在中焦也，或如外感，或如内伤。至人之受病也，亦有外感，亦有内伤，使学人心摇目眩，无从捉摸。其变证也，则有湿痹、水气、咳嗽、痰饮、黄汗、黄瘅、肿胀、疟疾、痢疾、淋症、带症、便血、疝气、痔疮、痈脓等证，较之风火燥寒四门之中，倍而又倍，苟非条分缕析，体贴入微，未有不张冠李戴者。

湿这种物质，在气候温暖时便是雨和露，在气候寒冷时便为霜和雪，在山林为泉，在河流是水，（另藏）在泥土里则为湿。湿邪侵犯人体后在上焦与肺相合，在中焦与脾相合，流入下焦则与肾相合。

本条是讨论水湿在天地、人体输布情况的大纲。其表现虽然不同，但是本原是相同的。由此可知土为杂气，水为天一所化生而无处不在，在上焦与肺相合，肺主太阴湿土之气，肺脏感受湿邪则气化不利，犹如天气昏蒙如雾的表现。本来火应制金，此时水湿反而克火，所以肺病，心脏亦会出现病变。仔细分析《黄帝内经·素问》中寒水司天的年份，这可以说阳气不行。湿土司天的年份，则阳光不制。明白了这些道理就懂得为什么治上焦以开肺气、护心阳为法。湿邪在中焦与脾相和，脾主湿为受湿之地，所以中焦湿证最多。脾胃相互依存，脾有病则胃气不能单独行其功能。胃属土，土恶湿，所以开支河以祛湿，健运中阳，培土制水的治疗方法都记在中焦篇章。

上焦与中焦病不愈，则一定会传入下焦。《易经》说，水流湿。《素问》说是湿伤于下，下焦的脏器为少阴癸水，湿邪的本质就是水，湿又怎能不与肾水相合呢？我观察到湿邪流趋下焦，邪气旺一分肾水就会亏一分，正气越亏，则邪气越盛，如此反复，危害更甚。肾中的真水生于阳，坎卦中有中满之象，所以治疗少阴的湿邪，一方面要保护肾阳，使火能生土。肾与膀胱互为表里，因此泄膀胱留积的水饮，从下利水，也可以保护肾中之真阳。脾为肾之上游，所以升发脾阳从上治水也能使水湿不至损害肾阳。厥阴肝木，受水湿侵犯其情形又会怎样呢？水虽然能促进木的生长，若水湿太过，肝木反而不能生长，肝木失去了升生之气，不能司疏泄之职能。《黄帝内经》有风湿交争，风不胜湿的文句，故湿土太过的话，风木也不能制约它，所以治疗肝经的湿邪要注意恢复其风木的秉性，使肝能恢复疏泄的功能。本书以讨论温热病为主，附带讨论四时杂感。至宋元以来，人们不懂得《伤寒论》是专为伤寒所设，而以《伤寒论》来论治四时各种外感病证，这是错误的。这导致了后人编写著作都以"伤寒"为书名，陶弘景多次以"伤寒"做书名，书中有许多荒唐得很的内容。这样，使后来学医的人如行云雾之中，不自觉地坠入深渊。现在论述的四时杂感如：春温、夏热、长夏季节的暑湿、秋燥、冬寒，若能掌握其特点，治疗很容易起效。春温、夏热、秋燥都伤阴液，学医的人如能时时予以保护避免伤阴，又怎么会有精竭人亡的顾虑呢？伤寒所伤人体阳气，医生如果保护阳气得法，自然没有化燥伤阴，火盛水竭而难以救治的危险。即使出现了阴阳受损，临证医生知道何种情况下应当保护阳气，何种情况下应当救护阴液？只要掌握了规律，治疗自然得心应手。我再三强调，湿温证是因为湿土为杂气，湿土之气，寄旺于四时，各种病邪都可致病，其中错综复杂的变化难以一一说明，在上焦的表现类似伤寒，在下焦的表现类似内伤，在中焦的表现有时像伤寒有时像内伤。人感受了湿邪而形成的病证既可为外感，也可为内伤，使人难以辨别，其产生的变化，有湿闭、水气、咳嗽、痰饮、黄汗、黄疸、肿胀、疟疾、痢疾、淋证、带下病、便血、疝气、痔疮、痈脓，等等，比风、火、燥、寒四种病邪产生的病种要多得多，如果临证不能仔细地审查，没有不造成张冠李戴的。

◎四十三、湿久不治，伏足少阴，舌白身痛，足跗浮肿，鹿附汤主之。

　　湿伏少阴，故以鹿茸补督脉之阳。督脉根于少阴，所谓入脉丽于肝肾也；督脉总督诸阳，此阳一升，则诸阳听令。附子补肾中真阳，通行十二经，佐之以菟丝，凭空行气而升发少阴，则身痛可休。独以一味草果，温太阴独胜之寒以醒脾阳，则地气上蒸天气之白苔可除；且草果，子也，凡子皆达下焦。以茯苓淡渗，佐附子开膀胱，小便得利，而跗肿可愈矣。

鹿附汤方

（苦辛咸法）

　　鹿茸（五钱）　附子（三钱）　草果（一钱）　菟丝子（三钱）
茯苓（五钱）

　　水五杯，煮取二杯，日再服，渣再煮一杯服。

　　湿邪停留体内，（迁延）日久，潜伏于足少阴肾经，症见舌苔白滑，周身疼痛，足背浮肿的，可以用鹿附汤治疗。鹿是鹿茸的鹿，附是附子的附。湿邪留伏少阴肾经，因此用鹿茸温通督脉的阳气，肾是督脉的根本，即八脉立于肝肾，督脉总督一身的阳气，督脉阳气上升，全身阳气得以振奋鼓舞。附子可以补肾中元阳，通行十二经；佐以菟丝子升发肾阳，那么身痛可止；独用一味草果，可温散脾土的寒湿，振奋脾阳；则湿气上趋所形成的白腻苔可除，而且草果是植物的种子，凡是种子都可以通达下焦；用茯苓淡渗利湿，助附子开膀胱而利小便，则足背浮肿可痊愈。此处，吴鞠通说草果是植物的种子，这个是没问题的；凡是种子都可以通达下焦，这个是有问题的。说得太绝对了。为什么呢？我们有这么一句话说的是"诸子皆降，唯蔓荆子独升"。蔓荆子它是升的，升到头面部的，我们很多时候都可以用蔓荆子做引经药，把药物带到头部，而蔓荆子它也是植物的种子，所以说吴鞠通这个说法太绝对了，虽然说《温病条辨》是经典，但是经典也会出现这个误差，比方说这句话就是错误的，他说凡种子都可以通达下焦，那蔓荆子不行，蔓荆子是到达上焦头部的，所以有"诸子皆降，唯蔓荆子独升"，另外还有一句话叫"诸花皆升，唯旋覆花独降"，那花比较轻嘛，所以它上升。这个种子果实比较重，所以它下降，但是它也会有例外，种子里面例外的是蔓荆子，蔓荆子它可以升，它不降。花里面例外的是旋覆花。你看菊花啊，这些其他的花，都可以上升到头面部，但是呢，旋覆花它不是，它可以降气化痰，所以说"诸子皆降，唯蔓荆子独升；诸花皆升，唯旋覆花独降"。

那么从吴鞠通的这句口误，我们也可以推出一个结论，读圣贤书，尽信书不如无书。我们学习经典的时候，要吸收它的长处，当然经典的东西大部分都是正确的，但是呢，它也不一定是尽善尽美，因为世界上就没有完美的东西。所以说我们要有这一个钻研精神，要有提出问题，等待适宜的时候，有这个能力的时候，然后来解决问题。所以我们学经典，也要怀疑经典。当然不能怀疑过度让自己变得神经兮兮啊，那就成疯子了。

说白了，我们要客观地科学看待问题。我们这经典要学，但是自己也要有自己的感悟，自己要有自己的想法，不可太偏激，也不可对某个人或者某本书，形成偶像崇拜、顶礼膜拜，这是一个弊端，也是中医发展道路上的一个绊脚石。我们要继承的，既要继承，也要创新，我们要创新地继承老祖宗留下来的这些经典、这些瑰宝。

好，我们看一下，苦辛咸法的鹿附汤。

鹿茸五钱、附子两钱、草果一钱、菟丝子三钱、茯苓五钱。

上药加水五杯煎煮后取药汁两杯，每日服两次，药渣加水，再煎煮一杯后服用。

◎四十四、湿久，脾阳消乏，肾阳亦惫者，安肾汤主之。

　　凡肾阳惫者，必补督脉，故以鹿茸为君，附子、韭子等补肾中真阳，但以苓、术二味，渗湿而补脾阳，釜底增薪法也（其曰安肾者，肾以阳为体，体立而用安矣）。

安肾汤方

（辛甘温法）

　　鹿茸（三钱）　胡芦巴（三钱）　补骨脂（三钱）　韭子（一钱）　大茴香（二钱）　附子（二钱）　茅术（二钱）　茯苓（三钱）　菟丝子（三钱）

　　水八杯，煮取三杯，分三次服。大便溏者，加赤石脂。久病恶汤者，可用贰拾分作丸。

　　湿邪停留体内日久，损伤脾阳，肾阳亦受损，是用安肾汤治疗。凡属肾阳虚衰的病症，必须温补督脉。本方以鹿茸为君药，用附子、菟丝子补肾中元阳，只用茯苓、苍术两味利湿而补脾阳，这是属于釜底增薪的治法。称本方为安肾汤，是因为肾以阳气为主，肾阳充足，肾的功能才能正常。说白了，这个就是脾肾阳虚，脾肾两个都阳虚的这种情况，通过补肾阳以健脾阳，叫釜底增薪啊。有点类似于什么呢？釜就是锅，锅底下面的薪。薪就是柴火，抱薪救火，这个薪就是柴火。我们在锅底下的薪，这个柴火烧的火相当于肾阳，而锅上面煮的东西，如果我们称它为脾阳的话，那么如果我们补肾阳也就是加柴火，在锅的下面加柴火，就可以让锅上面的温度也增高，所以叫釜底增薪，补肾阳以健脾阳的方法。

　　好，我们看一下辛甘温法的安肾汤方。

　　鹿茸三钱、胡芦巴三钱、补骨脂三钱、韭菜子一钱、大茴香二钱、附子二钱、苍术二钱、茯苓三钱、菟丝子三钱。

　　以上药加水八杯，煎煮取三杯，分三次服。大便稀溏的加赤石脂。久病而不愿意服汤药的可用上药二十剂制成丸药服用。不愿意服汤药的可以做成丸药用，如果服用汤药的效果好为什么不服用汤药呢？医生不能跟着病人转啊，病人要听医嘱，听医生的。

◎ 四十五、湿久伤阳，痿弱不振，肢体麻痹，痔疮下血，术附姜苓汤主之。

　　按痔疮有寒湿、热湿之分，下血亦有寒湿、热湿之分，本论不及备载，但载寒湿痔疮下者，以世医但知有热湿痔疮下血，悉以槐花、地榆从事，并不知有寒湿之因，畏姜、附如虎，故因下焦寒湿而类及之，方则两补脾肾两阳也。

术附姜苓汤方
（辛温苦淡法）

生白术（五钱）　附子（三钱）　干姜（三钱）　茯苓（五钱）

水五杯，煮取二杯，日再服。

湿邪停留体内日久，损伤了阳气，四肢软弱乏力，肢体麻痹，痔疮下血，用术附姜苓汤治疗。

痔疮的病因有寒湿、湿热的不同，因此下血也有寒湿和湿热之分。本书不能详细论及，只论述寒湿痔疮下血的病症，这是由于一般的医生只知道有湿热性质引起的痔疮下血，均以槐花、地榆之类的药物进行治疗，并不知道还有寒湿所致的下血，对于用干姜、附子之类的药物畏之如虎。本条因下焦寒湿而附带提及此证，治疗以双补脾肾阳气为主。

我们来看一下辛温苦淡法的术附姜苓汤方。

生白术五钱、附子三钱、干姜三钱、茯苓三钱。

上药用水五杯，煎煮后取二杯，分二次服。

在这里我不得不提一下啊，这个地榆、槐花确实是治疗有热证的痔疮的药，但是对于阳虚有寒的就不一定要用这个药了。这里用的术附姜苓汤方都是温性的药物，温性的药物也可以治疗痔疮，只不过这个痔疮属于阳虚的痔疮而已。就如同我前些年治的这个牛皮癣一样，我曾经治愈过一例顽固性的牛皮癣，但这个病人呢，舌苔白腻舌边有齿痕，脉象弱迟无力，我运用了大量的姜附桂，结果呢，根治了这个牛皮癣，所以颠覆了牛皮癣一定要用清热解毒的药物治疗（的观点）。这个病案和这个方子呢，我都写到了《医门推敲》第一部里面啊。所以说这个辨证论治是中医的核心，不能用一般的思维为自己画地为牢，那样的话，很多疾病，如果说不属于同一种证型用同一种方药的话，那与你找祖传秘方有什么差异呀？中医的核心是辨证论治。所谓的祖传秘方，只不过是对某一种证型有特定的效果而已。并不适用所有的证型，往往一种疾病有多种证型。

◎ 四十六、先便后血，小肠寒湿，黄土汤主之。

此因上条而类及，以补偏救弊也，义见前条注下。前方纯用刚者，此方则以刚药健脾而渗湿，柔药保肝肾之阴，而补丧失之血，刚柔相济，又立一法，以开学人门径。后世黑地黄丸法，盖仿诸此。

黄土汤方
（甘苦合用刚柔互济法）

甘草（三两）　干地黄（三两）　白术（三两）　附子（炮，三两）　阿胶（三两）　黄芩（三两）　灶中黄土（半斤）

水八升，煮取二升，分温二服（分量服法，悉录古方，未敢增减，用者自行斟酌可也）。

便后下血属于小肠寒湿的，用黄土汤治疗。本条是紧接上条讨论的，以补充不足之处。全方采用刚燥的药物为主，本方既以刚燥的药物健脾渗湿，又以阴柔的药物保肝肾之阴，补充所失之血液，刚柔相济，属于逆治法，对后世学医的也有启发。后世的黑地黄丸就是模仿此方的组方原理创造的。

甘苦合用，刚柔相济的黄土汤。

甘草三两、干地黄三两、白术三两、炮附子三两、阿胶三两、黄芩三两、灶心土半斤。

上药加水八升，煎煮二升，分两次趁热服用。这个灶心土啊，也叫黄土，也叫伏龙肝。说白了就是农村里面做饭的柴火灶里面被烧黄的那些泥巴。说白了，因为它长期被柴火灶烧，所以说它性温啊，能够祛寒止血。它又是泥巴，所以呢它和这个脾胃都属土，它刚好能够对脾胃起作用。我曾经治愈过一例被西医诊断为慢性结肠炎的一位病人，这位病人看了很多名国医大师和名老中医，大部分用的是白头翁汤、芍药汤、葛根芩连汤、乌梅丸，效果都不理想。我用黄土汤加减方收效。为什么呢？因为这个病人病得太久了，脾肾已经阳虚了。必须要用附子、灶心土这些药。

◎ 四十七、秋湿内伏，冬寒外加，脉紧无汗，恶寒身病，喘咳稀痰，胸满舌白滑，恶水不欲饮，甚则倚息不得卧，腹中微胀，小青龙汤主之；脉数有汗，小青龙去麻、辛主之；大汗出者，倍桂枝，减干姜，加麻黄根。

　　此条以经有"秋伤于湿，冬生咳嗽"之明文，故补三焦饮症数则，略示门径。按经谓秋伤于湿者，以长夏湿土之气，介在夏秋之间，七月大火西流，月建申，申者，阳气毕伸也，湿无阳气不发，阳伸之极，湿发亦重，人感此而至冬日寒水司令，湿水同体相搏而病矣。喻氏擅改经文，谓湿曰燥者，不明六气营运之道。如大寒，冬令也，厥阴气至而纸鸢起矣。四月，夏令也，古谓首夏犹清和，俗谓四月为麦秀寒，均谓时虽夏令，风木之气犹未尽灭也。他令仿此。至于湿土寄旺四时，虽在冬令，朱子谓"将大雨雪，必先微温"，盖微温则阳气通，阳通则湿行，湿行而雪势成矣，况秋日竟无湿气乎！此其间有说焉，经所言之秋，指中秋以前而言，秋之前半截也；喻氏所指之秋，指秋分以后而言，秋之后半截也。古脱燥论，盖世远年湮，残缺脱简耳。喻氏补论诚是，但不应擅改经文，竟崇己说，而不体之日月营运，寒暑倚伏之理与气也。喻氏学问诚高，特霸气未消，其温病论亦犯此病。学人遇咳嗽之证，兼合脉色，以详察其何因，为湿，为燥，为风，为火，为阴虚，为阳弱，为前候伏气，为现行时令，为外感而发动内伤，为内伤而招引外感，历历分明。或当用温用凉，用补用泻，或寓补于泻，或寓泻于补，择用先师何法何方，妙手空空，毫无成见，因物付物，自无差忒矣。即如此症，以喘咳痰稀，不欲饮水，胸满腹胀，舌白，定其为伏湿痰饮所致。

以脉紧无汗，为遇寒而发，故用仲景先师辛温甘酸之小青龙，外发寒而内蠲饮，龙行而火随，故寒可去；龙动而水行，故饮可蠲。以自汗脉数（此因饮邪上冲肺气之数，不可认为火数），为遇风而发，不可再行误汗伤阳，使饮无畏忌，故去汤中之麻黄、细辛，发太阳、少阴之表者。倍桂枝以安其表。汗甚则以麻黄根收表疏之汗。夫根有归束之义，麻黄能行太阳之表，即以其根归束太阳之气也。大汗出减干姜者，畏其辛而致汗也。有汗去麻、辛不去干姜者，干姜根而中实，色黄而园（土象也，土性缓），不比麻黄干而中空，色青而直（木象也，木性急，干姜岂性缓药哉！较之麻黄为缓耳。

且干姜得丙火炼而成，能守中阳，麻黄则纯行卫阳，故其剽急之性，远甚于干姜也），细辛细而辛窜，走络最急也（且少阴经之报使，误发少阴汗者，必伐血）。

小青龙汤方

（辛甘复酸法）

麻黄（去节，三钱）　甘草（炙，三钱）　桂枝（去皮，五钱）芍药（三钱）　五味（二钱）　干姜（三钱）　半夏（五钱）　细辛（二钱）

水八碗，先煮麻黄减一碗许，去上沫，纳诸药，煮取三碗，去滓，温服一碗。得效，缓后服，不知，再服。

秋季感受湿邪，伏藏于体内，又在冬天感受寒邪而引发，症见脉紧无汗，恶寒，身体疼痛，咳嗽气喘，甚则端坐呼吸不能平卧，胸满，腹中轻微灼胀，不想喝水，舌苔白滑等，宜小青龙汤治疗。如果脉数汗出，用小青龙汤去麻黄、细辛治疗。如大汗出，用小青龙汤去干姜，桂枝的用量加倍，再加麻黄根来治疗。由于《黄帝内经》有"秋伤于湿，冬生咳嗽"的这段原文，因此这里对三焦痰饮证做了补充，大致论述了治疗方法。《黄帝内经》讲秋伤于湿是因为，长夏是湿土所主的时令，介于春秋两个季节之间，到了七月，火气流向西方为申月，申的含义是阳气完全伸展，湿气如果没有阳气的鼓动是不能蒸腾的。阳气伸展越完全，则湿气发散蒸腾也越完全，人体感受湿邪后到冬天寒水主令时，水湿相搏则生病。喻嘉言擅自改动经文，把湿改为燥，没有弄清六气运行之道理。例如，大寒是冬天的节气，若厥阴风木的东风一来，风筝就可以起飞了，四月属于夏季，古人认为初夏还是清凉的月份。俗话说：四月是麦秀寒，此时虽然进入夏季，但春天的厥阴风木还没有完全消退，其他几个季节的节气运行规律也与此相仿。至于湿土之气寄旺于四季，即使在冬天，气候微温，阳气通则湿气行，湿气流行雨雪将至。难道秋季就没有湿土之气吗？《黄帝内经》所说的秋季，是指中秋以前，喻嘉言所说的秋天是指秋分以后。古代因年代久远，也许将燥证的这个论述遗落，喻嘉言加以补充是正确的，但不应该擅自更改经文，推崇自己的观点，而忽视自然界气候变化的基本规律。喻嘉言的学问的确很高，但他恃才傲物，盛气凌人，他对温病的论述也有各种毛病。人们遇到咳嗽证，必须参合舌脉，详细寻求病因，是属于湿邪还是燥邪，是风邪还是火邪，是阴虚还是阳弱，是过去节气的伏气还是现在的时令邪气，是外感引发内伤还是先有内伤不足然后遭致外感，方方面面都要辨别清楚。然后或用温药或用凉药，或补或泻，或寓补于泻，或寓泻于补，选用前人的什么治法，什么方剂，胸有成竹就不会有差错了。以本证为例，从喘咳痰稀，不想饮水，胸满腹胀，舌苔白等症分析，可以判定为伏湿痰饮所致，伏就是埋伏的伏，伏湿痰饮所致。因为脉紧恶寒，遇寒而发，所以选用张仲景的辛温甘酸的小青龙汤，外散寒邪而内除水饮。由于自汗，脉数，可知是感受了风邪发作的，所以不再用汗法避免损伤阳气，防止水饮上犯为害，因此去方中发汗解表之麻黄和细辛，加倍桂枝以解肌表。这里的脉数，是水饮上冲肺气的脉数，不可认为是火热所导致的脉数。汗多则用麻黄根止汗，大汗出就减去干姜，恐其心热助阳使汗出增多。有汗时只去麻黄、细辛，而不去干姜，是因为干姜的根茎中间实色黄而圆，那么色黄而圆呈土相，土的性质比较缓，不像麻黄为植物的茎，中空色青而直，属于五行中的木相。木呢，性子急，那么干姜是否属于缓和之药呢？它只不过是与麻黄相比，比较缓和一点而已，因为干姜经过了阳光的暴晒，而增加了其火热性，所以可以温熨中阳。而麻黄呢，则单纯温通表阳，因此药性迅速，远远超过了干姜。细辛辛香走串，善走经络，细辛为少阴经的使药，误用细辛必然会动邪。

好，我们看一下辛甘复酸法的小青龙汤。

麻黄三钱、甘草三钱、桂枝五钱、芍药三钱、五味子二钱、干姜三钱、半夏五钱、细辛二钱。

上药加水八杯，先煮麻黄，待药液减少一碗左右的时候去掉上面的泡沫，加入其他的药，煎取三碗，去渣，温服一碗，见效后暂缓服用，若不见效可以再服用。

讲到这一条，讲着讲着我是想笑的。为什么呢？因为吴鞠通啊，对喻嘉言的评价，其实际上和他本人差不多，吴鞠通对喻嘉言的评价我们看原文哪，刚才是我翻译过来的，原文是这样的："喻氏学问诚高，特霸气未消，其温病论亦犯此病。"意思就是说，喻嘉言啊，他的学问的确是很高，但是呢，他恃才傲物，盛气凌人，简直就是一个学霸。他在论述温病的时候也犯了一些小的毛病。喻氏学问诚高，特霸气未消。这个学霸不是指我们现在所指的那种学霸，就是每次都考满分那种。他这里说的学霸是怎么样的呢？他这个学霸其实就是有些像这个路霸，车匪路霸，比较霸气。他这个霸气呢，并不是说他没有学问，他学问的确高，但他这个霸气的意思是恃才傲物，听不得别人的意见，觉得自己才华太高，瞧不起别人，他连《黄帝内经》的经文都要改，说明他这个人的治学风格和性格是这样子的。但是呢，并不代表他没有才华，并不代表他对中医没有贡献，他是有贡献的，他的很多地方也有发展，也有创新，后世医家在他这里也学到了东西。说到这个吴鞠通，吴鞠通其实也是一个学霸，我个人认为啊，通过他的这个书大家也看得到，瞧不起吴又可，说这个说那个，既说吴又可，又把吴又可的方子拿来改成自己的方子，所以说吴鞠通也有点像学霸，恃才傲物，盛气凌人。当然，这可能是我们中国古代文人的"传统"，文人相轻，这个坏毛病。当然，现在也是这样，现在的很多医家啊，有点名气的就诋毁其他有名气的人，包括我本人，当然我本人现在名气也不大啊，在网上也有一些同行来诋毁我，也说我是学霸，恃才傲物，盛气凌人，霸气外露。其实呢，这是个人性格，并不代表对中医没有贡献，并不代表对医学没有研究。我也通过这几年的总结，慢慢地也改了自己的一些性格，包括这次疫情，免费看了几千人，很多人对我的看法也发生了改变，我在早年间刚刚成名之时，确实是，现在想起来也确实是有点像学霸，恃才傲物，盛气凌人，但是呢，通过不停地学习，不停地进步，不断地看了各种疑难杂症，慢慢地成就越高一点，越觉得自己学艺不精，需要进步的地方很多，所以如果听到我的课，或者说看到我的书的人，以前对我的一些看法，觉得我这个人目空一切，恃才傲物，盛气凌人，瞧不起人，带给大家这些误会的话，也希望大家能够理解。而且从今年开始，我已不再使用国际名医啊，名医啊这些称号，叫我张胜兵医生就可以了，顶多就是号中医鬼谷子嘛，这个号，号了这么多年了，是改不了，也请大家谅解。我们湖北有一句方言歇后语叫："老鸹嫌猫黑，自己不觉得。"老鸹就是指乌鸦，这个猫呢是一只黑猫，说的是一只乌鸦看到一只黑猫，觉得这只猫真黑，其实呢它自己是乌鸦，也是黑的，它自己都不觉得自己黑，所以叫"老鸹嫌猫黑，自己不觉得"。意思就是说这个吴鞠通啊，说这个喻嘉言学霸，狂妄自大，其实他自己也差不多。

◎四十八、喘咳息促，吐稀涎，脉洪数，右大于左，喉哑，是为热饮，麻杏石甘汤主之。

《金匮》谓病痰饮者，当以温药和之。盖饮属阴邪，非温不化，故饮病当温者，十有八、九，然当清者，亦有一、二。如此证息促，知在上焦；涎稀，知非劳伤之咳，亦非火邪之但咳无痰而喉哑者可比；右大于左，纯然肺病，此乃饮邪隔拒，心气壅遏，肺气不能下达。音出于肺，金实不鸣。故以麻黄中空而达外，杏仁中实而降里，石膏辛淡性寒，质重而气清轻，合麻杏而宣气分之郁热，甘草之甘以缓急，补土以生金也。按此方，即大青龙之去桂枝、姜、枣者也。

麻杏石甘汤方
（辛凉甘淡法）

麻黄（去节，三钱）　杏仁（去皮尖碾细，三钱）　石膏（碾，三钱）　甘草（炙，二钱）

水八杯，先煮麻黄，减二杯，去沫，纳诸药，煮取三杯，先服一杯，以喉亮为度。

病人气喘咳嗽，呼吸急促，咳吐清稀痰涎，脉洪数。右手脉大于左手脉，声音嘶哑，这是热饮内留的证候，用麻杏石甘汤治疗。《金匮要略》说，痰饮病应当用温药治疗，因为饮邪属于阴邪，非温药不能化解，所以痰饮病的治疗用温法者占十之八九，而用清法者仅占十之一二。本证喘息气促，为病在上焦，痰液清稀，则不属于痨病的燥咳，也与火邪所致的但咳无痰，且声音嘶哑不同，右脉大于左脉，是肺病的表现，属痰饮格拒，心火壅滞，肺气不能下达，声音出自肺，金实则不鸣，所以用麻黄宣表，杏仁降里，石膏辛淡性寒，质地重而气清轻，与麻黄、杏仁配合，可以宣解气分郁热，甘草味甘可以缓急，培土生金，按照本方组成，即大青龙汤去桂枝、生姜、大枣。

我们看一下辛凉甘淡法的麻杏石甘汤方。

麻黄三钱、杏仁三钱、石膏三钱、炙甘草二钱。

上药加水八杯，先煎麻黄，药液减少二杯后去沫，再加其他药物煎煮后取药汁三杯，先服一杯，以说话声音恢复正常为标准。

◎ 四十九、支饮不得息，葶苈大枣泻肺汤主之。

支饮上壅胸膈，直阻肺气，不令下降，呼息难通，非用急法不可。故以禀金火之气，破瘕积聚，通用水道，性急之葶苈，急泻肺中之壅塞；然其性剽悍，药必入胃过脾，恐伤脾胃中和之气，故以守中缓中之大枣，护脾胃而监制之，使不旁伤他脏，一急一缓，一苦一甘，相须成功也。

葶苈大枣泻肺汤

（苦辛甘法）

苦葶苈（炒香碾细，三钱） 大枣（去核，五枚）

水五杯，煮成二杯，分二次服，得效，减其制，不效，再作服，衰其大半而止。

支饮证，症见呼吸困难，气息不畅的，可用葶苈大枣泻肺汤治疗。支饮壅塞于胸膈，阻碍肺气使之不能下降，导致呼吸困难，气塞不通，病情急迫，非急用葶苈大枣泻肺汤治疗不可。方中葶苈子禀金火之气，可用（以）破癥瘕积聚，通利水道，药性猛烈，可用（以）泻肺中壅塞，但它容易损伤脾胃，所以用甘缓守中的大枣制约它的峻猛，使葶苈子不损伤其他脏腑，二药配伍急缓互用，甘苦相扶，以达到治疗目的。我们看一下苦辛甘法的葶苈大枣泻肺汤：

葶苈子三钱、大枣五枚。

上药加水五杯，煎煮后取药汁二杯，分两次服用，见效后就减少药物的剂量，无效再服，祛邪大半后就可以停服。

这个葶苈大枣泻肺汤，只要在我这里跟诊或者是我的弟子都知道，我常用这个方药来治疗肺癌引起的恶性胸腔积液，以及各种其他的癌症转移到肺或者其他地方引起的恶性胸腔积液，我都用葶苈大枣泻肺汤，这个葶苈大枣泻肺汤不仅仅能够治疗支饮，这个癌症引起的恶性胸腔积液就属于我们中医里的支饮范畴，所以用葶苈大枣泻肺汤。但是很多人认为葶苈大枣泻肺汤只是泻支饮而已，其实不然。为什么呢？因为葶苈子可以破癥瘕积聚，通利水道，也就是说，对于肿瘤癌症，它一样地能起到软坚散结、消肿瘤的作用，因为我在北京和武汉两地坐诊，去年在北京坐诊，有一个非常严重的宫颈癌转肺癌病人，就出现了恶性胸腔积液，天天抽水，在西医院里面，后来到我这里呢，我就用了葶苈大枣泻肺汤，当然是加减啊，还加了其他的包括护胃的药，其他的杂七杂八复法，当然因为我们这里讲的是葶苈大枣泻肺汤，我们就讲它的作用，几天之内胸水就消失了，效果特别好，现在这个病人还活得好好的。在北京跟诊的一些庸胜堂弟子都知道这个病案。

◎五十、饮家反渴，必重用辛，上焦加干姜、桂枝，中焦加枳实、桔皮，下焦加附子、生姜。

《金匮》谓干姜、桂枝为热药也，服之当遂渴，今反不渴者，饮也。是以不渴定其为饮，人所易知也。又云："水在肺，其人渴"，是饮家亦有渴症，人所不知。今人见渴投凉，轻则用花粉、冬、地，重则用石膏、知母，全然不识病情。盖火咳无痰，劳咳胶痰，饮咳稀痰，兼风寒则难出"，不兼风寒则易出，深则难出，浅则易出。其在上焦也，郁遏肺气，不能清肃下降，反挟心火上升烁咽，渴欲饮水，愈饮愈渴，饮后水不得行，则愈饮愈咳，愈咳愈渴，明知其为饮而渴也，用辛何妨，《内经》所谓辛能润是也。以干姜峻散肺中寒水之气，而补肺金之体，使肺气得宣，而渴止咳定矣。其在中焦也，水停心下，郁遏心气不得下降，反来上烁咽喉，又格拒肾中真液，不得上潮于喉，故嗌干而渴也。重用枳实急通幽门，使水得下行而脏气各安其位，各司其事，不渴不咳矣。其在下焦也，水郁膀胱，格拒真水不得外滋上潮，且邪水旺一分，真水反亏一分，藏真水者，肾也，肾恶燥，又肾脉入心，由心入肺，从肺系上循喉咙，平人之不渴者；全赖此脉之通调，开窍于舌下玉英、廉泉，今下焦水积而肾脉不得通调，故亦渴也。附子合生姜为真武法，补北方司水之神，使邪水畅流，而真水滋生矣。大抵饮家当恶水，不渴者其病犹轻，渴者其病必重。如温热应渴，渴者犹轻，不渴者甚重，反象也。所谓加者，于应用方中，重加之也。

痰饮病人反而口渴，治疗必须重用辛味药物。上焦的痰饮证加干姜、桂枝，中焦的痰饮证加枳实、陈皮，下焦的痰饮证加附子、干姜。

《金匮要略》里指出干姜、桂枝是热性药物，服用了之后应当口渴，现在反而不渴，是内有痰饮。根据病人是否口渴，来判断痰饮病是大家知道的，但又说，水饮在肺病人则口渴，说明痰饮病人也有口渴的，这是大家所不知道的。现在的医生遇到口渴就用寒凉的药物，轻一些的用天花粉、麦冬、生地；重一些的用石膏、知母。完全不从疾病的实际情况进行分析，要知道火邪所伤的咳嗽无痰，痨伤所致的咳嗽吐胶腻状痰，痰饮所致的咳嗽吐清稀痰，兼有风寒的则痰难以咯出，不兼风寒的痰容易咯出，病深的难以咯出，病浅的容易咯出，痰饮在上焦郁遏肺气，不能清肃下降，反而夹心火上升，消灼咽喉之津液，所以口渴想饮水，饮后不得解。饮水过多，水液不行，停驻为饮，则咳嗽更严重。既然知道是痰饮引起的口渴，那么用辛热药又何妨呢？这就是《黄帝内经》所说的辛能润，以干姜辛散肺中的寒水之气，而且能补肺，使肺气宣通则咳嗽口渴能止。痰饮在中焦，水驻于胃脘，郁遏胃气不能下降，胃火反而上灼咽喉，同时肾中阴液也因停留阻隔，而不能上达到咽喉部，所以咽干口渴，此证应该重用枳实来通幽门，使水液下行，而脏腑安和的功能趋于正常，则口渴咳嗽可愈。痰饮在下焦，水饮停聚于膀胱，格拒肾液不能上"潮"，滋润咽喉，而且水饮致病会出现邪气盛一分则肾水亏一分的情况，因为肾藏真水，恶燥，其脉络入心，由心入肺，从肺系上传喉咙，正常人之所以口不渴，都依赖于肾脉通调，把津液输送到舌下的金津、玉液两个穴位。现在水驻下焦，肾脉不能通调，所以发生口渴，治疗可效仿真武汤，真武汤用附子配伍生姜。如此治疗则可以使邪水消除，而肾水滋生。一般痰饮病人应该厌水不渴，则说明病情尚轻，口渴说明病情较重，好像温热病应该口渴，如果口渴说明病情较轻，不口渴说明热入营血，是病邪深重的症状。所谓"加"，就是在这个应该使用的方子当中再加适用之药。

◎五十一、饮家阴吹，脉弦而迟，不得固执《金匮》法，当反用之，桔半桂苓枳姜汤主之。

《金匮》谓阴吹正喧，猪膏发煎主之。盖以胃中津液不足，大肠津液枯槁，气不后行，逼走前阴，故重用润法，俾津液充足流行，浊气仍归旧路矣。若饮家之阴吹，则大不然。盖痰饮蟠踞中焦，必有不寐、不食、不饥、不便、恶水等证，脉不数而迟弦，其为非津液之枯槁，乃津液之积聚胃口可知。故用九窍不和，皆属胃病例，峻通胃液下行，使大肠得胃中津液滋润而病如失矣。此证系余治验，故附录于此，以开一条门径。

桔半桂苓枳姜汤

（苦辛淡法）

半夏（二两） 小枳实（一两） 桔皮（六钱） 桂枝（一两）
茯苓块（六钱） 生姜（六钱）

甘澜水十碗，煮成四碗，分四次，日三夜一服，以愈为度。愈后以温中补脾，使饮不聚为要。其下焦虚寒者，温下焦。肥人用温燥法，瘦人用温平法。

按痰饮有四，除久留之伏饮，非因暑湿暴得者不议外；悬饮已见于伏暑例中，暑饮相搏，见上焦篇第二十九条；兹特补支饮、溢饮之由，及暑湿暴得者，望医者及时去病，以免留伏之患。并补《金匮》所未及者二条，以开后学读书之法。《金匮》溢饮条下，谓大青龙汤主之，小青龙汤亦主。注家俱不甚晰，何以同一溢饮，而用寒用热，两不相伴哉？按大青龙有石膏、杏仁、生姜、大枣，而无干姜、细辛、五味、半夏、白芍、盖大青龙主脉洪数面赤喉哑之热饮，小青龙主脉弦紧不渴之寒饮也。由此类推，"胸中有微饮，苓桂术甘汤主之，肾气丸亦主之，"苓桂术甘，外饮治脾也；肾气丸，内饮治肾也。再胸痹门中，"胸痹心中痞，留气结在胸，胸满，胁下逆抢心，枳实薤白汤主之，人参汤亦主之，"又何以一通一补，而主一胸痹乎？盖胸痹因寒湿痰饮之实证，则宜通阳，补之不惟不愈，人参增气且致喘满；若无风寒痰饮之外因、不内外因，但系胸中清阳之气不足而痹痛者，如苦读书而妄想，好歌曲而无度，重伤胸中阳气者，老人清阳日薄者，若再以薤白、栝蒌、枳实，滑之、泻之、通之，是速之成劳也，断非人参汤不可。学人能从此类推，方不死于句下，方可与言读书也。

患痰饮病的妇女，若出现阴道排气且发声音的叫阴吹证。脉弦而迟的，不能死搬硬套《金匮要略》之阴吹的方法，而应当用桔半桂苓枳姜汤来治疗。

桔半桂苓枳姜汤是苦辛淡法。

半夏二两、枳实一两、陈皮六钱、桂枝一钱、茯苓六钱、生姜六钱。

上药加甘澜水十碗，煎煮成四碗，分四次服用，白天服三次，夜间服一次，痊愈为止。痊愈后用温中补脾的方法，使痰饮不再聚集。对下焦虚寒的病症则温补下焦，肥胖的人用温燥法，消瘦的人用温平法。

《金匮要略》治疗阴吹证，用猪膏发煎，猪膏发，因为胃中津液不足，大肠津液枯槁，阳明浊气不从肛门排出，被迫走前阴，所以重用润法，使津液充，血液足，浊气才会从肠道下行，但痰饮所致的阴吹完全不同，因为痰饮盘踞中焦，必定有夜寐不安，不思饮食，大便不通，不想饮水，脉不数而弦迟等症。可知并非津液枯槁，而是痰饮积聚于胃脘，因此要遵循九窍不和，皆属胃病的惯例，通利胃肠使胃液下达于肠，则诸证消失，以上是我的治疗经验，故采录于此，作为治疗本病的另外一种方法。痰饮有四种，本处不讨论久留体内，不因感受暑邪猝然而得的伏饮。悬饮已见前面的伏暑证中，暑邪与饮邪相互搏结，则见于上焦篇的第二十九条。这里特地补充支饮、溢饮，及猝然感受暑湿邪气所导致的痰饮证，是提醒医生及时祛除病邪，以免邪留伏体内而致病。另外还要补充《金匮要略》所没有讨论的两条，以开启后人读书之方法。《金匮要略》讲溢饮证可以用大青龙汤治疗也可以用小青龙汤治疗。许多注家都不明白为什么同一溢饮证，有药用寒热完全不同的巨大区别。大青龙汤中有石膏、杏仁、生姜、大枣而无干姜、细辛、五味子、半夏、白芍。大概本方是用来治疗脉洪数，面赤，喉哑等热饮证；小青龙汤用于治疗脉弦紧，口不渴的寒饮证，由此类推，胸中有微饮，苓桂术甘汤主之，肾气丸亦主之。苓桂术甘汤主外饮而治脾，肾气丸从肾而治内饮，"胸痹门"中讲，胸痹心中痞，留气结在胸，胸满胁下逆抢心，枳实薤白桂枝汤主之，人参汤亦主之。同一痹证用药有通法、补法的不同，是因为寒湿水饮引起的实证，则用通法，若用补法，不仅不能治好反而会加重病情，若用人参会导致胀满，引起喘证；如果没有外寒或痰饮，只是心中胸中清阳之气不足而形成的痹痛，例如喜欢读书而想入非非，喜欢唱歌而毫无节制的人，损伤了胸中的阳气，以及老年人阳气日渐虚损，如果再用薤白、瓜蒌、枳实等滑泻通利的药物，就很快会形成虚劳证，因此必须用人参汤。学医的人只有这样以此类推，才不会被古人的话所约束，才能领悟到书中的精妙要点。

◎五十二、暴感寒湿成疝，寒热往来，脉弦反数，舌白滑，或无苔不渴，当脐痛，或胁下痛，椒桂汤主之。

此小邪中里证也。疝，气结如山也。此肝脏本虚，或素有肝郁，或因暴怒，又猝感寒湿，秋月多得之。既有寒热之表证，又有脐痛之里证，表里俱急，不得不用两解。方以川椒、吴萸、小茴香直入肝脏之里，又芳香化浊流气；以柴胡从少阳领邪出表，病在肝治胆也；又以桂枝协济柴胡者，病在少阴，治在太阳也，经所谓病在脏治其腑之义也，况又有寒热之表证乎！佐以青皮、广皮，从中达外，峻伐肝邪也；使以良姜，温下焦之里也，水用急流，驱浊阴使无留滞也。

椒桂汤方

（苦辛通法）

川椒（炒黑，六钱）　桂枝（六钱）　良姜（三钱）　柴胡（六钱）　小茴香（四钱）　广皮（三钱）

吴茱萸（泡淡，四钱）　青皮（三钱）

急流水八碗，煮成三碗，温服一碗，复被令微汗佳；不汗，服第二碗，接饮生姜汤促之；得汗，次早服第三碗，不必复被再令汗。

病人突然感受寒湿，形成疝气，症见寒热往来，脉象弦而数，舌苔白滑或者无苔，口不渴，脐周疼痛，或胁痛，可以用椒桂汤治疗。这里讨论寒湿邪气入里的证候表现，疝是气结如山的意思，本病是肝脏虚寒，或平素肝郁，或因暴怒伤肝，又突然外感寒湿，多发于秋季。本证既有恶寒发热的表证，又有肌肤疼痛的里证，表里证都很紧急，必须用表里双解的治法。本方以川椒、吴茱萸、小茴香直入肝经，温肝散寒，又芳香化湿，而畅通气血，用主少阳经的柴胡引邪外出，这是病在肝而治胆的方法，又用桂枝协助柴胡，这是病在少阴而治太阳的方法，即《黄帝内经》所谓病在藏治其腑的意思。何况本证又有恶寒发热的表证，故以青皮、陈皮为佐使，从内达外疏利肝气，以高良姜为使药，温暖下焦，选用急流水煎药，是为了避免寒湿留滞。好，我们看一下苦辛通法的椒桂汤。

川椒六钱、桂枝六钱、高良姜三钱、柴胡六钱、小茴香四钱、陈皮三钱、吴茱萸四钱、青皮三钱。

上药加急流水八碗，煎煮后取药汁三碗，趁热服一碗，盖好被子出微汗，如果不出汗再服第二碗，接着饮生姜汤以促使汗出，出汗后，第二天早晨再服第三碗，不需要再盖被子取汗了。

◎五十三、寒疝脉弦紧，胁下偏痛发热，大黄附子汤主之。

　　此邪居厥阴，表里俱急，故用温下法以两解之也。脉弦为肝郁，紧，里寒也；胁下偏痛，肝胆经络为寒湿所搏，郁于血分而为痛也；发热者，胆因肝而郁也。故用附子温里通阳，细辛暖水脏而散寒湿之邪；肝胆无出路，故用大黄，借胃腑以为出路也；大黄之苦，合附子、细辛之辛，苦与辛合，能降能通，通则不痛也。

大黄附子汤方

（苦辛温下法）

　　大黄（五钱）　熟附子（五钱）　细辛（三钱）

　　水五杯，煮取两杯，分温二服（原方分量甚重，此则从时改轻，临时对证斟酌）。

　　寒疝病，症见脉象弦紧，两胁疼痛，身体发热，可用大黄附子汤治疗。本证邪气侵入足厥阴肝经，表里证都很急，所以用温下法以双解表里的邪气。脉弦为肝气瘀滞的表现，紧为内寒盛，两胁疼痛说明肝胆经络为寒湿侵袭，血脉瘀滞。发热是少阳胆经，因为肝郁而不能疏泻，故用附子温里通阳，细辛温肾而散寒湿，胆与肝经的邪气没有外出的通道，所以用大黄借助胃腑使邪气外出，大黄的苦味与细辛、附子的辛味相配合，能通能降，就能够止痛。

　　我们看一下苦辛温下法的大黄附子汤。

　　大黄五钱、熟附子五钱、细辛三钱。

　　上药加水五杯，煎煮后取药汁二杯，分两次服用。

　　这个方剂呢，是改动了剂量的，原方的剂量较重，现在改轻剂了，临证时要对证酌情的加减，也就是说吴鞠通是灵活运用了大黄附子汤，随证加减。

◎五十四、寒疝少腹或脐旁，下引睾丸，或掣胁，下掣腰，痛不可忍者，天台乌药散主之。

　　此寒湿客于肝肾小肠而为病，故方用温通足厥阴手太阳之药也。乌药去膀胱冷气，能消肿止痛；木香透络定痛；青皮行气伐肝；良姜温脏劫寒；茴香温关元，暖腰肾，又能透络定痛；槟榔至坚，直达肛门散结气，使坚者溃，聚者散，引诸药逐浊气，由肛门而出；川楝导小肠湿热，由小便下行，炒以斩关夺门之巴豆，用气味而不用形质，使巴豆帅气药散无形之寒，随槟榔下出肛门；川楝得巴豆迅烈之气，逐有形之湿，从小便而去，俾有形无形之结邪，一齐解散而病根拔矣。

按疝瘕之证尚多，以其因于寒湿，故因下焦寒湿而类及三条，略示门径，直接中焦篇腹满腹痛等证。古人良法甚伙，而张子和专主于下，本之《金匮》病至其年月日时复发者当下之例，而方则从大黄附子汤悟入，并将淋、带、痔疮、癃闭等证，悉收入疝门，盖皆下焦寒湿、湿热居多。而叶氏于妇科久病疝瘕，则以通补奇经。温养肝肾为主，盖本之《内经》"任脉为病，男子七疝，女子带下瘕聚"也。

此外良法甚多，学人当于各家求之，兹不备载。

天台乌药散方

（苦辛热急通法）

乌药（五钱）　木香（五钱）　小茴香（炒黑，五钱）　良姜（炒，五钱）　青皮（五钱）　川楝子（十枚）　巴豆（七十二粒）槟榔（五钱）

先以巴豆微打破，加麸数合，炒川楝子，以巴豆黑透为度，去巴豆、麸子不用，但以川楝同前药为极细末，黄酒和服一钱。不能饮者，姜汤代之。重者日再服，痛不可忍者，日三服。

寒疝疼痛，痛引少腹，脐下放射，迁延至睾丸，放射至胁下，波及到腰，疼痛使人难以忍受的，可用天台乌药散治疗，这是寒湿邪气侵犯肝肾、小肠，所以方中选用温通足厥阴和手太阳的药物，乌药善于驱散膀胱经的寒气，并消肿止痛，木香通络定痛，青皮疏肝行气，高良姜温藏散寒，小茴香温关元而暖腰肾，又能通络而止痛，槟榔质地坚硬可以直达肛门而散结气，并与诸药祛邪气从肛门排出，川楝子引导小肠经的湿热从小便下行，并用峻猛的巴豆为主药来拌炒，只用其气味，不用其性质。以巴豆统帅其他药，散无形之寒邪，使其随槟榔下出肛门，川楝子得巴豆的峻猛之气，可以迅速驱逐有形的湿邪，使其从小便而出，这样有形兼无形的结聚邪气，均得以消散而拔除病根。疝瘕的证型很多，因为这个寒湿邪气，所以这一点本书在下焦寒湿证里论述了三条。大致起到引导的作用，此证与中焦篇的腹满，腹痛有紧密的联系。关于本证，古人好的治疗方法有很多，比方说张子和攻下法，他的渊源源于《金匮要略》中的这么一段原文："下利差后，病至其年月日时复发者，以病不尽故也，当下之，宜大承气汤。"根据《金匮要略》这段条文，而方剂是受大黄附子汤的启发而制定，并把淋证、带下、痔疮、癃闭等证都收录到疝病的这一类，是因为这些病证都是以下焦寒湿、湿热表现多见。叶天士对妇人长期患疝瘕的治疗，则是用通补其经，温养肝肾为主，这种治法是源于《黄帝内经》的"任脉为病，男子气疝，女子带下瘕瘕"的论述。除此以外，好的治疗方法还有很多，学医的人应当从各家的论述和治疗经验中去探求，我们这里就不一一地论述了。

看一下苦辛热急通法的天台乌药散。

乌药五钱、木香五钱、小茴香五钱、高良姜五钱、青皮五钱、川楝子十枚、巴豆七二粒、槟榔五钱。

先把巴豆稍微打碎，再加麦皮数合，同川楝子一起炒拌，炒至巴豆完全变黑为标准，然后去掉巴豆和麦皮，再加川楝子和其他药物一起碾磨，用黄酒调服一钱，不能饮酒者用生姜汤代酒调服，疼痛严重的一天服二次，疼痛剧烈的，难以忍受的一天服三次。

关于这个疝气啊，我们临床当中见到的也特别多，有很多治疗疝气的方剂，当然也要根据临床的情况来辨证论治，具体情况具体施治，主要的代表方剂除了这里说的天台乌药散以外，还有暖肝煎，还有橘核丸，等等。这里我们再将一些中药复习一下，因为这里有乌药，吴鞠通说乌药善于祛膀胱经的寒气，且消肿止痛。那么我们回想一下关于乌药的方剂啊，有一个叫缩泉丸的，乌药、山药、益智仁所组成的缩泉丸，治疗膀胱有寒冷之气，而出现的小便问题，所以呢我们这个乌药它是能去掉膀胱寒气，而且能暖肾，益智仁呢，能够缩尿，缩泉丸嘛，就是治疗小便问题嘛。我们再看一次这个小茴香，小茴香温关元而暖腰肾，又能通络而止痛，所以我们这个小茴香啊，是大量地运用在下焦病当中，比方说啊，少腹逐瘀汤里面有小茴香，它可以治疗痛经，暖肝煎里面也有小茴香，它可以治肝寒，也就是说，肝肾有寒，小茴香都有作用，另外小茴香它温关元而暖腰肾，也就是说小茴香可以直达到小腹部，以及腰部，所以有一些腰冷痛的病症，也用到小茴香这味药。而我平时在治疗男科的阳痿，由肾阳虚引起的阳痿也好，或者由肾阳虚引起的其他病症也好，我都喜欢加小茴香，如果小茴香作为引经药的时候，用一到三克就可以了，可以引导到关元，引导到下焦部。如果说小茴香，用它来暖肝肾，暖下焦，那么这个小茴香可以用多一点，比方说在天台乌药散里面，小茴香就用到了五钱，用得比较多，那么它这里就不是引经药，它这里用到的是温关元而暖腰肾的作用，而在少腹逐瘀汤里面的小茴香，他运用到的量是极少的，它作为引经药是引到腹部的。

好，这节课我们就暂时讲到这里，那么我们下节课将会接着讲下焦篇的湿温。好，这节课就讲到这里，谢谢大家！

好，我们这节课讲《温病条辨·下焦篇》的湿温。

◎五十五、湿温久羁，三焦弥漫，神昏窍阻，少腹硬满，大便不下，宣清导浊汤主之。

此湿久郁结于下焦气分，闭塞不通之象，故用能升、能降、苦泄滞、淡渗湿之猪苓，合甘少淡多之茯苓，以渗湿利气；寒水石色白性寒，由肺直达肛门，宣湿清热，盖膀胱主气化，肺开气化之源，肺藏魄，肛门曰魄门，肺与大肠相表里之义也；晚蚕砂化浊中清气，大凡肉体未有死而不腐者，蚕则僵而不腐，得清气之纯粹者也，故其粪不臭不变色，得蚕之纯清，虽走浊道而清气独全，既能下走少腹之浊部，又能化浊湿而使之归清，以己之正，正人之不正也，用晚者，本年再生之蚕，取其生化最速也，皂荚辛咸性燥，入肺与大肠，金能退暑，燥能除湿，辛能通上下关窍，子更直达下焦，通大便之虚闭，合之前药，俾郁结之湿邪，由大便而一齐解散矣。二苓、寒石，化无形之气；蚕砂、皂子，逐有形之湿也。

宣清导浊汤

（苦辛淡法）

猪苓（五钱）　茯苓（六钱）　寒水石（六钱）　晚蚕沙（四钱）　皂荚子（去皮，三钱）

水五杯，煮成两杯，分二次服，以大便通快为度。

湿热病邪在气分羁留时间日久，邪气弥漫三焦，蒙蔽心窍，导致神志昏迷，少腹坚硬胀满，大便不通，宜用宣清导浊汤治疗。这是湿邪郁结于下焦气分时间过长，闭塞不通的证候。方中用能清能降，苦以导滞，淡以渗湿的猪苓配合甘少淡多的茯苓，渗湿利气；寒水石色白性寒，由肺直达肛门，宣湿清热，膀胱主气化，肺可以开宣气化之机，为水之上源。肺藏魄，肛门又称为魄门，所以肺与大肠互为表里。方中蚕沙可以化浊中之清气，一般肉体没有死而不腐的，而蚕死了之后，不但不腐，还保留了纯粹的清气，所以其粪无臭味且不变色。蚕沙能化浊阴而变成清气，既能入少腹大小肠等浊部，又能化湿浊升清气。蚕沙用晚蚕沙，是因为当年再生的蚕生长变化比较快。皂荚味辛咸性燥，入肺与大肠经，秋金能退暑热，燥性能除湿邪，辛能通达上下关窍，其子能通达下焦，可通大便的闭合，与前药配合，使郁结之湿邪从大便得以解散。猪苓、茯苓与寒水石，可以宣化无形的湿气；蚕沙、皂荚子，可以去除有形的湿邪。

我们看一下苦辛淡法的宣清导浊汤。

猪苓五钱、茯苓五钱、寒水石六钱、晚蚕沙四钱、皂荚子三钱。

上药加水五杯，煎煮成两杯，分二次服，以大便通畅为止。

◎五十六、湿凝气阻，三焦俱闭，二便不通，半硫丸主之。

热伤气，湿亦伤气者何？热伤气者，肺主气而属金，火克金则肺所主之气伤矣。湿伤气者，肺主天气，脾主地气，俱属太阴湿土，湿气太过，反伤本脏化气，湿久浊凝，至于下焦，气不惟伤而且阻矣。

气为湿阻，故二便不通，今人之通大便，悉用大黄，不知大黄性寒，主热结有形之燥粪；若湿阻无形之气，气既伤而且阻，非温补真阳不可。硫黄热而不燥，能疏利大肠，半夏能入阴，燥胜湿，辛下气，温开郁，三焦通而二便利矣。按上条之便闭，偏于湿重，故以行湿为主；此条之便闭，偏于气虚，故以补气为主。盖肾司二便，肾中真阳为湿所困，久而弥虚，失其本然之职，故助之以硫黄，肝主疏泄，风湿相为胜负，风胜则湿行，湿凝则风息，而失其疏泄之能，故通之以半夏。若湿尽热结，实有燥粪不下，则又不能不用大黄矣。学人详审其证可也。

半硫丸

（酸辛温法）

石硫黄（硫黄有三种：土黄，水黄，石黄也。入药必须用产于石者。土黄土纹，水黄直丝，色皆滞暗而臭；惟石硫黄方棱石纹而有宝光不臭，仙家谓之黄矾，其形大势如矾。按硫黄感日之精，聚土之液，相结而成。生于艮土者佳，艮土者，少土也，其色晶莹，其气清而毒小。生于坤土者恶，坤土者，老土也，秽浊之所归也，其色板滞，其气浊而毒重，不堪入药，只可作火药用。石黄产于外洋，来自舶上，所谓倭黄是也。入莱菔内煮六时则毒去）半夏（制）

上二味，各等分为细末，蒸饼为丸梧子大，每服一、二钱，白开水送下（按半硫丸通虚闭，若久久便溏，服半硫丸亦能成条，皆其补肾燥湿之功也）。

湿邪凝滞，气机被阻，三焦俱闭不畅，症见大小便不通，用半硫丸治疗。热可以伤气，湿为何也可以伤气呢？热能伤气是因为肺主气而属金，火能克金，因此肺所主的气会受伤。湿能伤气是因为肺主天气，脾主地气，两脏都属太阴湿土，湿气太过，就会损伤脾肺的气化功能，湿浊久留，移于下焦，不仅气伤，而且使气机被阻，所以大小便不通。现在的医生通导大便都用大黄，却不知道大黄性寒凉，只能治疗有形热结，若湿邪阻滞无形的气机，不仅气伤，而且气滞引起大便不通，只有用温补真阳的方法治疗。硫黄性热但不燥烈，可以通利大肠。半夏能从阳入阴，燥能胜湿，辛能行气，温可开郁，这样则三焦通畅，二便也会通调。上条论述的大便秘结偏于湿重，所以用行气化湿的方法为主。本条的大便秘结偏于气虚，所以以补气为主。肾主管二便，肾中真阳被湿邪困阻，日久则更虚，失去了肾脏应有的功能，所以用硫黄温肾中真阳。肝主疏泄，风与湿互相制约，风气盛则湿行，湿浊凝滞则气瘀，而肝脏失去疏泄的功能，所以用半夏化湿。如果湿邪散尽，但热结未去，大便不通，那就非用大黄不可，这就要医生详细地辨证了。好，我们看一下酸辛温法的半硫丸。

石硫黄制半夏，以上两种药各等份，研为细末，蒸饼为丸，如桐子大，每次服一至二钱，白开水送下。

半硫丸可以通大便虚闭，若便溏时间日久的也可以服半硫丸治疗，因为其方有补肾燥湿的功能。

这里用的石硫黄啊，这个硫黄有土硫黄、水硫黄、石硫黄三种，入药用石硫黄。土硫黄有土纹；水硫黄呢，为直丝，颜色都晦暗无光泽，气味较臭。只有石硫黄有方有棱有石纹，有方棱石纹，晶莹光泽而没有臭味。道家称之为黄矾，是因为其外观大体与矾相似。硫黄是感受太阳的精华，凝聚水土的阴液相互结合而成。生于东北方的质地比较好，因为东北属少土，所以所产的硫黄是晶莹明亮气轻清，毒性小。而产于西南方的就不好，因为西南方属老土，是秽浊之气所归的地方，所产之硫黄晦暗无光泽，气味重浊而毒性比较大，不能入药，只能用来当作火药。而石硫黄呢，产于国外的经船舶运入，所以又称倭黄（这个倭是倭寇的倭）。放入萝卜里经煮十二小时，就可以消除毒性，这个萝卜就能够祛除这个硫黄的毒性啊。

◎ 五十七、浊湿久留，下注于肛，气闭肛门坠痛，胃不喜食，舌苔腐白，术附汤主之。

> 此浊湿久留肠胃，至肾阳亦困，而肛门坠痛也。肛门之脉曰尻，肾虚则痛，气结亦痛。但气结之痛有二：寒湿、热湿也。热湿气实之坠痛，如滞下门中用黄连、槟榔之证是也。此则气虚而为寒湿所闭，故以参、附峻补肾中元阳之气，姜、术补脾中健运之气，朴、桔行浊

湿之滞气，俾虚者充，闭者通，浊者行，而坠痛自止，胃开进食矣。按肛痛有得之大恐或房劳者，治以参、鹿之属，证属虚劳，与此对勘，故并及之。再此条应入寒湿门，以与上三条有互相发明之妙，故列于此，以便学人之触悟也。

术附汤方

（苦辛温法）

生茅术（五钱）　人参（二钱）　浓朴（三钱）　生附子（三钱）　炮姜（三钱）　广皮（三钱）

水五杯，煮成两杯，先服一杯；约三时，再服一杯，以肛痛愈为度。

湿浊之邪久留体内，向下流注肛门，导致气机郁闭，肛门下坠疼痛，不思饮食，舌苔白腻而腐，宜用术附汤治疗。术是白术的术，附是附子的附，但是这里不是指白术，而是指苍术。湿浊之邪久留于肠胃，导致肾阳受困，因此肛门坠痛。肾虚可以导致肛门坠痛，气郁亦可导致肛门坠痛。但气机郁结引起的疼痛，有寒湿和湿热两种情况。湿热相结，气机瘀滞引起的坠痛，比方说痢疾用黄连、槟榔这样的药物治疗，属于此证。本证呢，是由于气虚而寒湿凝滞气机，所以用人参、附子来峻补肾阳，干姜、苍术来补益脾气，厚朴、陈皮化湿浊、行气滞，使虚者通，闭者通，浊者行。则肛门坠痛可止，胃纳开而进食。如果是因剧烈惊吓或者房劳过度，所致肛门坠痛，可用人参、鹿茸来治疗，这属于虚劳的范畴，可与本条相互对照，本条应该列入寒湿类中。因为与以上三条有互相借鉴的地方，所以列在了这里，希望对学医的人有所启发。

好，我们看一下苦辛温法的术附汤：

生苍术五钱、人参二钱、厚朴三钱、生附子三钱、炮姜三钱、广陈皮三钱。

上药加水五杯，煎煮后取药汁两杯，先服一杯，约六小时后再服一杯，以肛门疼痛痊愈为止。

◎五十八、疟邪久羁，因疟成劳，谓之劳疟；络虚而痛，阳虚而胀，胁有疟母，邪留正伤，加味异功汤主之。

此证气血两伤，经云：劳者温之。故以异功温补中焦之气，归、桂合异功温养下焦之血，以姜、枣调和营卫，使气血相生而劳疟自愈。此方补气，人所易见，补血人所不知。经谓：中焦受气，取汁变化而赤，是谓血，凡阴阳两伤者，必于气中补血，定例也。

加味异功汤方

（辛甘温阳法）

人参（三钱）　当归（一钱五分）　肉桂（一钱五分）　炙甘草（二钱）　茯苓（三钱）　于术（炒焦，三钱）　生姜（三钱）　大枣（去核，二枚）　广皮（二钱）

水五杯，煮成两杯，渣再煮一杯，分三次服。

疟邪久留体内，正气逐渐耗损，形成虚劳的，我们称之为劳疟。络脉空虚失于濡养而周身疼痛或阳气虚弱，不能化浊而胀满，胁下形成了痞块，即为疟母。此属邪留正伤，用加味异功汤治疗，此属气血两伤的证候。《黄帝内经》说："劳者温之。"所以用异功散温补中焦脾胃的阳气，配合当归、肉桂温养下焦之血，用姜、枣调和营卫，化生气血，则劳疟自愈。本方可补气，是大家所知道的，但补血却是人们所不知道的。《黄帝内经》讲"中焦受气，取汁变化而赤，是谓血，凡阴阳两伤者，必于气中补血"，这是一般的治疗原则。

好，我们看一下辛甘温阳法的加味异功汤。

人参三钱、当归一钱五分、肉桂一钱五分、炙甘草二钱、茯苓三钱、白术三钱、生姜三钱、大枣二枚、陈皮二钱。

上药加水五杯，煎煮成两杯，药渣再煮一杯，分三次服用。它为什么叫加味异功汤呢？因为这里有异功散的成分，有人参、茯苓、白术、甘草和陈皮，四君子汤加陈皮就是异功汤。在异功汤的基础上加了当归、肉桂、生姜、大枣就成了加味异功汤。

◎五十九、疟久不解，胁下成块，谓之疟母，鳖甲煎丸主之。

疟邪久扰，正气必虚，清阳失转运之机，浊阴生窃踞之渐，气闭则痰凝血滞，而块势成矣。胁下乃少阳厥阴所过之地，按少阳、厥阴为枢，疟不离乎肝胆，久扰则脏腑皆困，转枢失职，故结成积块，居于所部之分。谓之疟母者，以其由疟而成，且无已时也。按《金匮》原文："病疟以一月一日发，当以十五日愈；设不瘥，当月尽解；如其不瘥，当云何？此结为癥，名曰疟母，急治之，宜鳖甲煎丸。"盖人身之气血与天地相应，故疟邪之着于人身也，其盈缩进退，亦必与天地相应。如月一日发者，发于黑昼月廓空时，气之虚也，当俟十五日愈。五者，生数之终；十者，成数之极；生成之盈数相会，五日一元，十五日三元一周；一气来复，白昼月廓满之时，天气实而人气复，邪气退而病当愈，设不瘥，必俟天气再转，当于月尽解。如其不瘥，又当云何？然月自亏而满，阴已盈而阳已缩；自满而亏，阳已长而阴已消；天地阴阳之盈缩消长已周，病尚不愈，是本身之气血，不能与天地之化机相为流转，日久根深，牢不可破，故宜急治也。

鳖甲煎丸方

鳖甲（炙，十二分）　乌扇（烧，三分）　黄芩（三分）　柴胡（六分）　鼠妇（熬，三分）　干姜（三分）　大黄（三分）　芍药（五分）　桂枝（三分）　葶苈（熬，一分）　石苇（去毛，三分）　浓朴（三分）　牡丹皮（五分）　瞿麦（二分）　紫葳（三分）　半夏（一分）　人参（一分）　䗪虫（熬，五分）　阿胶（炒，三分）　蜂窝（炙，四分）　赤硝（十二分）　蜣螂（熬，六分）　桃仁（二分）

上二十三味，为细末。取灶下灰一斗，清酒一斤五斗，浸灰，俟酒尽一半，煮鳖甲于中，煮令泛烂如胶膝，绞取汁，纳诸药煎为丸，如梧子大。空心服七丸，日三服。

〔方论〕此辛苦通降，咸走络法。鳖甲煎丸者，君鳖甲而以煎成丸也，与他丸法迥异，故曰煎丸。

方以鳖甲为君者，以鳖甲守神入里，专入肝经血分，能消瘕。领带四虫，深入脏络，飞者升，走者降，飞者兼走络中气分，走者纯走络中血分。助以桃仁、丹皮、紫葳之破满行血，副以葶苈、石苇、瞿麦之行气渗湿，臣以小柴胡、桂枝二汤，总去三阳经未结之邪；大承气急驱入腑已结之渣滓；佐以人参、干姜、阿胶，护养鼓荡气血之正，俾邪无容留之地，而深入脏络之病根拔矣。按小柴胡汤中有甘草，大承气汤中有枳实，仲景之所以去甘草，畏其太缓，凡走络药不须守法；去枳实，畏其太急而直走肠胃，亦非络药所宜也。

疟疾日久不愈，胁下结成痞块称为疟母，可以用鳖甲煎丸治疗。疟邪久留体内，疟疾反复发作，正气必然亏虚，清阳失去了转运的功能，因而浊阴逐渐凝聚，气机郁闭则痰凝血滞，这就形成了痞块。胁下为少阳经、厥阴经所循行的部位，少阳、厥阴是六经的枢纽、枢机。疟疾的定位又离不开肝与胆。日久，则脏腑受困，肝胆传输失常。所以在胁下形成了痞块，之所以称为疟母，是因为其由疟疾反复发作而形成。《金匮要略》说："病疟以一月一日发，当以十五日愈；设不瘥，当月尽解；如其不瘥，当云何？此结为癥瘕，名曰疟母，急治之，宜鳖甲煎丸。"人体的气血与自然界的变化相应，所以疟邪侵袭人体邪正盛衰也与自然界的变化相对应。例如每月第一天开始发作的，是发于月廓空的时候，这个月就是指月亮。其实正气亏虚需经过十五天才能瘥愈。五为生数的终结，十为成数的极致，二者相合。五天为一元，十五天为三元，一周期。经过十五天，月廓由空虚转为盈满。与这些变化相应的是人体的正气也由弱变强，能逐邪外出。邪气退则疾病可以瘥愈，若不愈，则必须等到下一个周期与月底正气恢复时，才能祛除病邪。如果这次仍未瘥愈，是什么原因呢？一般来说，月廓由空转为盈，说明阴气盛而阳气消退。这指自然界里的阴阳消长完成的一个周期。此时病情未见好转，是由于人体的气血不能与自然界的变化相对应，发作日久，气血虚衰严重，邪气根基很牢固，应当尽快采取治疗措施。

好，我们看一下辛苦通降，咸走络法的鳖甲煎丸。

鳖甲十二分、乌扇三分、黄芩三分、柴胡六分、鼠妇三分、干姜三分、葶苈一分、大黄三分、芍药五分、桂枝三分、丹皮五分、石韦（去毛）三分、厚朴三分、瞿麦二分、紫葳三分、半夏一分、人参一分、䗪虫五分、阿胶（炒）三分、蜂窝（房）四分、赤硝十二分、蜣螂六分、桃仁二分。

上二十三味药，研为细末。取灶下灰一斗，清酒一斤五斗，灰放入酒中浸，等酒被灰吸收了近一半时，放入鳖甲末，煎成胶漆状，绞后取汁，再加入其他的药物做成丸药，如梧桐子大。空腹服七丸，每日服三次。这种治法我们平时很少去做，所以这个鳖甲煎丸做成了中成药，市面上可以买到。而且这个鳖甲煎丸也是我临床当中常用的，也是让病人去服用这个中成药，可以用来治疗肝上的肿瘤，肝胆方面的癌症，子宫里的肿瘤或者癌症。用这个鳖甲煎丸，再配合汤药治疗。但是有必要说明的是，这个鳖甲煎丸，它和大黄䗪虫丸治疗的很多病种是相似的。大黄䗪虫丸和鳖甲煎丸都能够治疗肝胆方面的肿瘤、癌症，也可以治疗子宫或下焦的肿瘤癌症。本方之所以称为鳖甲煎丸，是因为方中以鳖甲为君药来熬膏，与其他丸药制法的方法不同，鳖甲能入肝经血分而消癥瘕，并应视为虫类药要深入到脏腑，脏腑的这个络脉，会飞的有升散的作用，走络中之血分，散走的有下降的作用，走络中之血分。所以鳖甲是我临床当中治疗肝上的肿瘤，包括肝血管瘤、肝囊肿、肝癌等常用的药物啊。以桃仁、丹皮、紫葳的破满行血协助它，以葶苈子、石韦、瞿麦跟行气渗湿的药辅佐它，以小柴胡桂枝汤为成药。这个里面有小柴胡汤的成分，也有桂枝汤的成分。以小柴胡汤、桂枝汤为成药，其实相当于成方，因为它是个复方，祛除三阳经中的邪气。大承气汤可迅速祛除脏腑糟粕。所以人参、干姜、阿胶益气养血，使邪气没有容留的地方，故可以拔除已深入到脏腑的病根。小柴胡汤中有甘草。大承气汤当中有枳实，张仲景之所以减去了甘草，是因为其性太缓，凡是走络的药物都不用缓冲的手法。去枳实是恐药性太急，直接进入到肠胃，与走络脉的药物配伍也不恰当，这个鳖甲煎丸是一个复方，所以它的药味比较多。有二十几位药，它里面有小柴胡汤，有桂枝汤，有大承气汤，去掉了枳实，有小柴胡汤，去掉了甘草。

大家再看这个鳖甲煎丸的过程当中，如果说也看过我的关于癌症的文章和书，我写了本书叫《攻癌救命录》，那《攻癌救命录》里的方药基本上都是复方，当然那个复方也包含了很多方药，这些方药全部都是有根有据的，我只是把它组成的复方在治疗肿瘤、癌症过程当中，我使用的复方的频率高达百分之九十九。说白了，在肿瘤方面，我几乎全部是用的复方，所以方子比较大，那么用复方方子比较大，也是受到了鳖甲煎丸的这个思想的影响，因为复方的话，它可以面面俱到，标本兼治。对于急性病，当然我们用的这个单方、经方比较多，对于这个慢性病，我们用这个复方用得就更全面一些，考虑得就会更周到一些。很多人都不理解我的方子，认为我开这么大的方子是不是为了卖药啊。其实不是这样的，不管是大方、小方，能治病就是好方。不管是经方、时方，能够让这个疾病有效，它就是好方。但是呢，我平时治疗的慢性病比较多，特别肿瘤、癌症比较多，所以我用复方的机会就会更多。但是这一次疫情，我开了一两千多个方子，一两千人次。基本上没有用过复方，或者说很少用复方，都是用的单方或者经方。有的是《伤寒论》的方子，有的是温病的方子，有的是合二为一的方子，但那种复方也是小复方，也只有十几味药，有的只有几味药，但是超过二三十味的药，那都是在慢性病当中，因为肿瘤和癌症都是一种慢性消耗性疾病，而且涉及各个脏腑。所以说，用复方都比较多。我在这里再讲鳖甲煎丸，来解释一下我平时开方的习惯，是为了让大家能理解我为什么开复方。开的方那么大，确实是受到了张仲景鳖甲煎丸的影响。那鳖甲煎丸也是张仲景《金匮要略》里面的方子嘛。

◎六十、太阴三疟，腹胀不渴，呕水，温脾汤主之。

　　　　三疟本系深入脏真之痼疾，往往经年不愈，现脾胃症，犹属稍轻。腹胀不渴，脾寒也，故以草果温太阴独胜之寒，辅以浓朴消胀。呕水者，胃寒也。故以生姜降逆，辅以茯苓渗湿而养正。蜀漆乃常山苗，其性急走疟邪，导以桂枝，外达太阳也。

温脾汤方

（苦辛温里法）

草果（二钱）　桂枝（三钱）　生姜（五钱）　茯苓（五钱）

蜀漆（炒，三钱）　浓朴（三钱）

水五杯，煮取两杯，分二次温服。

疟邪深入，伏藏于足太阴脾经，每三天发作一次称为太阴三疟。症见腹胀，口不渴，呕吐清水可用温脾汤治疗。

三日疟是疟邪深入脏腑的顽固疾病，常常多年迁延不愈，若出现脾胃症状，还属于比较轻的病。腹胀而口不渴是脾脏虚寒的表现，所以用草果温散较盛的这一个脾脏寒湿。辅以厚朴消胀，呕吐清水是胃寒的表现，所以用生姜温胃降逆止呕，佐以茯苓胜湿扶正。蜀漆是常山的幼苗，可以迅速地祛除疟邪，以桂枝为引导，使邪气外达于太阳经而已。

好，我们看一下苦辛温里法的温脾汤。

草果二钱、桂枝三钱、生姜五钱、茯苓五钱、蜀漆三钱、厚朴三钱。

上药加水五杯，煎煮后取药汁两杯，分两次趁热服用。

这个蜀漆是常山的幼苗，常山也是一位中药。那么这个温脾汤呢，就可以治疗疟邪深入的三日疟，太阴三疟，每三天发作一次。当然，我们通过温脾汤来加减，有时候也可以治疗腹水，就肚子里有水的啊。因为它里面有草果，它能温脾燥湿，有茯苓，有厚朴，有桂枝。用温脾汤，加五苓散，苓桂术甘汤之类的，或者猪苓汤之类的，可以治疗脾肾阳虚引起的水肿、腹水，包括一些肝硬化腹水，或者其他癌症引起的腹水，都可以用它加减治疗。

◎六十一、少阴三疟，久而不愈，形寒嗜卧，舌淡脉微，发时不渴，气血两虚，扶阳汤主之。

《疟论》篇：黄帝问曰：时有间二日，或至数日发，或渴或不渴，其故何也？岐伯曰：其间日者，邪气客于六腑，而有时与卫气相失，不能相得，故休数日乃作也。疟者，阴阳更胜也。或甚或不甚，故或渴或不渴。《刺疟篇》曰：足少阴之疟，令人呕吐甚，多寒热，热多寒少，欲闭户牖而处，其病难已。夫少阴疟，邪入至深，本难速已；三疟又系积重难反，与卫气相失之证，久不愈，其常也。既已久不愈矣，气也血也，有不随时日耗散也哉！形寒嗜卧，少阴本证，舌淡脉微不渴，阳微之象。故以鹿茸为君，峻补督脉，一者八脉丽于肝肾，少阴虚，则八脉亦虚；一者督脉总督诸阳，为卫气之根本。人参、附子、桂枝，随鹿茸而峻补太阳，以实卫气；当归随鹿茸以补血中之气，通阴中之阳；单以蜀漆一味，急提难出之疟邪，随诸阳药努力奋争，由卫而出。阴脏阴证，故汤以扶阳为名。

扶阳汤

（辛甘温阳法）

鹿茸（生锉末，先用黄酒煎得，五钱）　熟附子（三钱）　人参（二钱）　粗桂枝（三钱）　当归（二钱）　蜀漆（炒黑，三钱）

水八杯，加入鹿茸酒，煎成三小杯，日三服。

疟邪深伏入于足少阴肾经形成三日疟，迁延日久不愈，若形寒畏冷，嗜睡，舌质淡，脉微弱，发作时口不渴，这是气血两虚的表现，可用扶阳汤治疗。《素问·疟论》有记载："黄帝问，疟疾的发作有隔两天和隔数天的不同，有的口渴，有的不口渴，这是什么原因呢？岐伯回答说，疟疾隔日发作，是因为疟邪流于六腑，有时不能与胃气相合，所以不能使胃气外发，故隔几天才发作一次。疟疾是阴阳相互交织的病变，阳胜阴则口渴，阴胜阳则口不渴。"《素问·刺疟篇》又说："疟邪流于足少阴肾经可使人具留呕吐物，恶寒发热频繁发作，而且热多寒少，病人喜静时想关门闭窗户独自静坐，病症难以痊愈。"疟邪伏于少阴病位较深，本来难以治愈，更何况三日疟瘀积较重，不能被卫气祛除，所以日久不愈。这时气血逐渐虚损可以出现形寒怕冷，嗜睡的少阴证，舌质淡，脉微，口不渴是阳气微弱的征象，所以用鹿茸为君药，峻补督脉，这是因为八脉附于肝肾，肾虚则八脉空虚。另外督脉总督全身阳气为卫气的根本，人参、附子协助鹿茸补太阳益卫阳，当归助鹿茸补血养气，而通阴中之阳，单用一味蜀漆，祛除疟邪，并协调诸阳药来引邪随卫气外出。邪在阴脏病属阴证，所以治疗的方剂称为扶阳汤。

好，我们看一下辛甘温阳法的扶阳汤。

鹿茸五钱、熟附子三钱、人参二钱、桂枝三钱、当归二钱、蜀漆三钱。刚才已经说过了，蜀漆是常山的幼苗，常山本来就是一个可以有涌吐作用的截疟药。

上药加水八杯，加入鹿茸酒，煎煮成三小杯，每日服三次。因为这个鹿茸五钱，把它搓成末之后，用黄酒浸透的啊，这里的用法是还用到了黄酒。

◎六十二、厥阴三疟，日久不已，劳则发热，或有痞结，气逆欲呕，减味乌梅丸法主之。

　　凡厥阴病甚，未有不犯阳明者。邪不深不成三疟，三疟本有难已之势，既久不已，阴阳两伤。

　　劳则内发热者，阴气伤也；痞结者，阴邪也；气逆欲呕者，厥阴犯阳明，而阳明之阳将惫也。故以乌梅丸法之刚柔并用，柔以救阴，而顺厥阴刚脏之体，刚以救阳，而充阳明阳腑之体也。

减味乌梅丸法

（酸苦为阴，辛甘为阳复法）

（以下方中多无分量，以分量本难预定，用者临时斟酌可也）

半夏黄连　干姜　吴萸　茯苓　桂枝　白芍　川椒（炒黑）

乌梅

　　按疟痢两门，日久不治，暑湿之邪，与下焦气血混处者：或偏阴、偏阳、偏刚、偏柔；或宜补、宜泻，宜通、宜涩；或从太阴、或从少阴、或从厥阴、或护阳明，其证至杂至多，不及备载。本论原为温暑而设，附录数条于湿温门中者，以见疟痢之原起于暑湿，俾学人识得原头，使杂症有所统属，粗具规模而已。欲求美备，勤绎各家。

疟邪深伏于足厥阴肝经形成三日疟，日久不能痊愈。遇劳累就发热，或者胁下有结聚痞块，气逆冲上呕恶欲吐的，可用减味乌梅丸治疗。厥阴病情严重时，多半会克伐阳明胃土，疟邪深入不深，不会形成三日疟。三日疟本来就是难以治愈的，若迁延日久，则阴阳都会损伤。劳累期发热是阴气受伤的表现，痞结也属阴邪所致。气逆上攻导致呕吐，是肝木犯胃，胃阳受损的征象，所以用乌梅丸刚柔相济的方法，以温润的药物养肝脏，刚热的药物主阳气，温补胃土。好，我们看一下酸苦为阴，辛甘为阳的这个复法，减味乌梅丸。以下方中多无药量，因为药量难以预定，医生可以根据实际的情况来酌情地确定这个药量。所以呢，这个方子没有药量啊。药的成分是半夏、黄连、干姜、吴茱萸、茯苓、桂枝、白芍、川椒（就是花椒）、乌梅。

疟疾与痢疾两种疾病迁延日久不愈，暑湿邪气与下焦气邪混杂，有的偏于阴虚，有的偏于阳虚，以及有偏刚、偏柔的区别；治疗或应补、或应泻，或通、或涩，或治脾，治肝，治肾，或顾护阳明；其病证复杂，多不能详细记载，本书是为了治疗温热、暑温而设立的，此处简单提出附于湿温病中，只是为了说明疟疾、痢疾的病因，是暑湿邪气。使医生了解病源以及这些杂证有归类。这里只是略作大概，如果要全面地了解，还需要参考各家的论述。

◎ 六十三、酒客久痢，饮食不减，茵陈白芷汤主之。

久痢无他证，而且能饮食如故，知其病之未伤脏真胃土，而在肠中也；痢久不止者，酒客湿热下注，故以风药之辛，佐以苦味入肠，芳香凉淡也。盖辛能胜湿而升脾阳，苦能渗湿清热，芳香悦脾而燥湿，凉能清热，淡能渗湿也，俾湿热去而脾阳升，痢自止矣。

茵陈白芷汤方
（苦辛淡法）

绵茵陈　白芷　北秦皮　茯苓皮　黄柏　藿香

平素嗜好饮酒的人，患痢疾日久不愈，但食量并不减少，可以用茵陈白芷汤治疗。患病日久没有其他症状，而且饮食如常，可知脾胃功能没有受损，病在肠道。痢疾日久不愈，是因为嗜酒的人湿热下注肠道，所以用辛味的风药，佐以苦味以及芳香凉淡的药物。这是因为辛味药可以祛湿而升发脾阳，苦味药可以清热渗湿，芳香可以醒脾燥湿，凉能清热，淡能渗湿。这样使湿热祛，脾阳则升而痢疾可愈。

好，我们看一下苦辛淡法的茵陈白芷汤方。

茵陈、白芷、秦皮、茯苓皮、黄柏、藿香。

因为这个要临证加减，所以也没有药量啊。根据具体的情况，具体地酌情使用药量。这个药量需要医生来灵活掌握。

◎六十四、老年久痢，脾阳受伤，食滑便溏，肾阳亦衰，双补汤主之。

　　老年下虚久痢，伤脾而及肾，食滑便溏，亦系脾肾两伤。无腹痛、肛坠、气胀等证，邪少虚多矣。

　　故以人参、山药、茯苓、莲子、芡实甘温而淡者补脾渗湿，再莲子、芡实水中之谷，补土而不克水者也；以补骨、苁蓉、巴戟、菟丝、覆盆、萸肉、五味酸甘微辛者，升补肾脏阴中之阳，而兼能益精气安五脏者也。此条与上条当对看。上条以酒客久痢，脏真未伤而湿热尚重，故虽日久仍以清热渗湿为主；此条以老年久痢，湿热无多而脏真已歉，故虽滞下不净，一以补脏固正，立法于此，亦可以悟治病之必先识证也。

双补汤方

（复方也，法见注中）

　　人参　山药　茯苓　莲子　芡实　补骨脂　苁蓉　萸肉　五味子　巴戟天　菟丝子　覆盆子

　　老年人患痢疾日久不愈，大便溏薄，脾肾阳虚的可以用双补汤来治疗。老年人下半虚损，久痢不止，不仅脾阳受损，肾阳也受损，出现完谷不化、大便溏薄，但无腹痛、肛门坠胀等症。这是以脾肾阳虚为主的邪少虚多证，所以本方用人参、山药、茯苓、莲子、芡实等甘味而淡的药物补脾渗湿，另外莲子、芡实产于水中，所以能补脾而不克伐肾水。补骨脂、肉苁蓉、巴戟天、菟丝子、覆盆子、枣皮（枣皮就是山茱萸啊）、五味子等酸甘微辛的药物，升补肾脏阴中之阳，兼能补益精气，安定五脏。本条与上条应互相参考。上条是平素饮酒多的人患痢疾，但肾中精气未伤，属湿较重的证候，所以治疗以清热利湿为主。本条是老年人患痢疾日久，湿热不明显而肾中真气受损的病症，所以虽有邪气未清，但仍以补正固脏的方法治疗。从本身的立法中，可以悟出治病的关键在于辨证。好，我们看一下双补汤。

　　人参、山药、茯苓、莲子、芡实，补骨脂、肉苁蓉、山茱萸、五味子、巴戟天、菟丝子、覆盆子。药量没有写，这个需要临证医生辨证加减，灵活运用。

◎六十五、久痢小便不通，厌食欲呕，加减理阴煎主之。

此由阳而伤及阴也。小便不通，阴液涸矣；厌食欲呕，脾胃两阳败矣。故以熟地、白芍、五味收三阴之阴，附子通肾阳，炮姜理脾阳，茯苓理胃阳也。按原方通守兼施，刚柔互用，而名理阴煎者，意在偏护阴也。熟地守下焦血分，甘草守中焦气分，当归通下焦血分，炮姜通中焦气分，盖气能统血，由气分之通，及血分之守，此其所以为理也。

此方去甘草、当归，加白芍、五味、附子、茯苓者，为其厌食欲呕也。若久痢阳不见伤，无食少欲呕之象，但阴伤甚者，又可以去刚增柔矣。用成方总以活泼流动，对症审药为要。

加减理阴煎方

（辛淡为阳酸甘化阴复法。凡复法，皆久病未可以一法了事者）

熟地　白芍　附子　五味　炮姜　茯苓

患痢疾日久出现小便不通，厌食恶心呕吐的，可用加减理阴煎治疗。本证由于久病阳气损伤，阳损及阴，小便不通，使阴液枯涸，厌食、呕恶欲吐，说明脾胃阳气已衰，所以用熟地、白芍、五味子收涩肝、脾、肾三经的阴液，以附子、炮姜、茯苓，温补肾、脾、胃的阳气，理阴煎原方是通守兼施，刚柔互用，之所以称为理阴煎，是此方中着重护阴的缘故。原方以熟地守护下焦血分，甘草守中焦气分，当归通下焦血分。炮姜温通中焦气分，因为气能统血，故宣通气分，使气机通畅。也可以守住血分，使阴血充足，所以称为理阴。

本方之所以去掉原方中的甘草、当归，加白芍、五味子、附子、茯苓，是因为症见厌食欲吐，如果下痢日久阳气没有受伤，无纳差欲吐等症，只是单纯表现为阴液亏损明显的，可以去掉刚燥药物，增加阴柔的药物，总之用古人成方治疗疾病贵在灵活变通，对症下药。

好，我们看一下，辛淡为阳，酸甘化阴复法，加减理阴煎。

熟地、白芍、附子、五味子、炮姜、茯苓，原方没有剂量。需要医生灵活变通加减治疗。

◎六十六、久痢带瘀血，肛中气坠，腹中不痛，断下渗湿汤主之。

此涩血分之法也。腹不痛，无积滞可知，无积滞，故用涩也。然腹中虽无积滞，而肛门下坠，痢带瘀血，是气分之湿热久而入于血分，故重用樗根皮之苦燥湿、寒胜热。涩以断下，专入血分而涩血为君；地榆得先春之气，木火之精，去瘀生新；茅术、黄柏、赤苓、猪苓开膀胱，使气分之湿热，由前阴而去，不致遗留于血分也，楂肉亦为化瘀而设，银花为败毒而然。

断下渗湿汤方
（苦辛淡法）

樗根皮（炒黑，一两） 生茅术（一钱） 生黄柏（一钱） 地榆（炒黑，一钱五分） 楂肉（炒黑三钱） 银花（炒黑，一钱五分） 赤苓（三钱） 猪苓（一钱五分）

水八杯，煮成三杯，分三次服。

痢疾日久不愈，大便中带有瘀血、肛门有坠胀感，但腹中不痛，用断下渗湿汤治疗，这是固摄血分的治法。腹部不痛，可知腹中没有积滞，没有积滞可以用固涩法，但腹中虽无积滞，但却有肛门坠胀，大便中带有瘀血，这是气分湿热郁结日久，侵入血分。损伤血络的表现，所以方中重用樗根皮，重用樗根皮，苦能燥湿，寒能清热，涩能抑制泻下太过。因此能专入血分以涩泻为君药好，说一下这个樗根皮，这个樗是一个木字边，然后这边一个雨水的雨。下面一个亏，亏待的亏，这个字呢很少用，它读 chū，说白了，就是椿树，只不过是椿树中的一种，是臭的椿树，樗根皮就是臭的椿树的根的皮。地榆可以祛瘀生新，苍术、黄柏、茯苓，这里的茯苓用的是赤茯苓，猪苓开通膀胱使气分的湿热，随小便而去，不至于再留在血分。山楂肉可以化瘀，金银花则用于解毒，这个山楂能够化瘀，我早就讲过了，它能化瘀、化痰。所以这个生山楂，是我平常长期来治疗囊肿、肿瘤、癌症的常用药，对于高血脂，西医所认为的高血脂、肥胖，山楂肉都可以起到作用，它既能化瘀、又能化痰，还能消食。

好，我们看一下苦辛淡法的断下渗湿汤方。

樗根皮一两、生毛竹一钱、生黄柏一钱、地榆（炒黑）一钱五分、炒山楂三钱、金银花（炒）一钱五分、赤茯苓三钱、猪苓一钱五分。

上药加水八杯煎煮成三杯，分三次服用。

◎六十七、下痢无度，脉微细，肢厥，不进食，桃花汤主之。

此涩阳明阳分法也。下痢无度，关闸不藏，脉微细肢厥，阳欲脱也。故以赤石脂急涩下焦，粳米合石脂堵截阳明，干姜温里而回阳，俾痢止则阴留，阴留则阳斯变矣。

桃花方

（方法见温热下焦篇）

下痢频数，脉微细，四肢厥冷不能进食的，可用桃花汤治疗。这是固涩阳明经阳分的治法。下痢次数过多是肾阳亏虚，关闸不固的缘故。脉细微四肢厥冷是阳气欲脱之象，所以用赤石脂固涩下焦。粳米配合赤石脂以涩肠止泻，干姜温里回阳，这样痢疾可止。阴液不至于外泄，阴存就能留阳，桃花汤在下焦篇的第二十二条已讲过了，我们这里就不多讲了。

◎六十八、久痢，阴伤气陷，肛坠尻酸，地黄余粮汤主之。

此涩少阴阴分法也。肛门坠而尻脉酸，肾虚而津液消亡之象。故以熟地、五味补肾而酸甘化阴；余粮固涩下焦，而酸可除，坠可止，痢可愈也（按石脂、余粮，皆系石药而性涩，桃花汤用石脂不用余粮，此则用余粮而不用石脂。盖石脂甘温，桃花温剂也；余粮甘平，此方救阴剂也，无取乎温，而有取乎平也）。

地黄余粮汤方

（酸甘兼涩法）

熟地黄　禹余粮　五味子

下痢日久以至阴液损伤，阳气下陷，肛门有坠胀，腰骶部酸痛下坠，可选用地黄余粮汤治疗，这是固摄少阴的阴分治疗方法，肛门下坠而腰骶酸楚疼痛，是肾阴亏虚的严重表现，所以用熟地、五味子酸甘化阴，滋肾固元，禹余粮固涩下焦，则酸痛可除，下坠可止，下痢可愈。赤石脂和禹余粮都是矿物质药，都具有收涩的药性。桃花汤用赤石脂而不用禹余粮，是因为赤石脂性甘温而桃花汤属于温剂，本方用禹余粮而不用赤石脂，是因为本方属救阴剂，所以不用温药，故而用甘平的禹余粮。

好，我们看一下，酸甘兼涩法的地黄余粮汤。

熟地、禹余粮、五味子三味药，原方没有给剂量。需要临证医生辨证加减，剂量也需要酌情给予。

◎六十九、久痢伤肾，下焦不固，肠腻滑下，纳谷运迟，三神丸主之。

此涩少阴阴中之阳法也。肠腻滑下，知下焦之不固；纳运谷迟，在久痢之后，不惟脾阳不运，而肾中真阳亦衰矣。故用三神丸温补肾阳，五味兼收其阴，肉果涩自滑之脱也。

三神丸方

（酸甘辛温兼涩法，亦复方也）

五味子　补骨脂　肉果（去净油）

痢疾日久，伤及肾阳下焦失于固涩，肠中黏液和不消化的食物滑泻而下，水谷不能运化的可用三神丸治疗，这是固涩少阴，阴中求阳的治法。肠中黏液滑下，可致下焦肾关不固，完谷不化出现在久痢之后，说明不仅脾阳虚，不能运化水谷，而且肾中真阳亦衰败了，所以用三神丸温补肾阳。方中补骨脂温补肾阳，五味子兼能收敛阴液，肉豆蔻甘温而涩，可以固涩止脱。

好，我们看一下酸甘辛温兼湿法的三神丸。

五味子、补骨脂、肉豆蔻，三味药原方也没有给剂量。

那么有的人可能要问了，这里是三神丸，那和四神丸有哪些区别呢？四神丸比三神丸多一个吴茱萸，再加点大枣。四神丸呢，是出自于《证治准绳》这本书，是用来治疗肾阳虚而引起的五更泻。那么这里的三神丸呢，是治疗肾阳虚引起的痢疾。说白了，不管是四神丸还是三神丸，都可以治疗脾肾阳虚，既能够补脾阳，又能够补肾阳，这两个方子都是，只是四神丸加了吴茱萸和一些大枣，治疗由于脾肾阳虚引起的五更泻，特别是肾阳虚，因为里面有补骨脂，补肾阳。

◎七十、久痢伤阴，口渴舌干，微热微咳，人参乌梅汤主之。

口渴微咳于久痢之后，无湿热客邪款证，故知其阴液太伤，热病液涸，急以救阴为务。

人参乌梅汤

（酸甘化阴法）

人参　莲子（炒）　炙甘草　乌梅　木瓜　山药

按此方于救阴之中，仍然兼护脾胃。若液亏甚而土无他病者，则去山药、莲子，加生地、麦冬，又一法也。

下痢日久，耗伤阴液，症见口渴、舌燥、低热、轻微咳喘的，可用人参乌梅汤治疗。口渴，微咳嗽出现在久痢之后，又没有湿热类型的症状，说明是阴液耗伤所致。热病导致阴伤应当以救护阴液为主，我们用酸甘化阴法的人参乌梅汤。

人参、草莲子、制甘草、乌梅、木瓜、山药，原方没有给剂量。

本方是以救阴为主，所以兼护脾胃，如果阴液亏损严重，而没有其他脾胃症状，可以去山药、莲子，加生地、麦冬，那就是另外一种治法了，但是可以这么加减。

◎七十一、痢久阴阳两伤，少腹肛坠，腰胯脊髀酸痛，由脏腑伤及奇经，参茸汤主之。

少腹坠，冲脉虚也；肛坠，下焦之阴虚也；腰，肾之府也；胯，胆之穴也（谓环跳）；脊，太阳夹督脉之部也；髀，阳明部也；俱酸痛者，由阴络而伤及奇经也。参补阳明，鹿补督脉，归茴补冲脉，菟丝、附子升少阴，杜仲主腰痛，俾八脉有权，肝肾有养，而痛可止，坠可升提也。

按环跳本穴属胆，太阳少阴之络实会于此。

参茸汤

（辛甘温法）

人参　鹿茸　附子　当归（炒）　茴香（炒）　菟丝子　杜仲

按此方虽曰阴阳两补，而偏于阳。若其人但坠而不腰脊痛，偏于阴伤多者，可于本方去附子加补骨脂，又一法也。

痢疾日久不愈导致阴阳两伤，症见少腹与肛门下坠，腰胯部、脊背大腿酸痛，这是脏腑亏虚累及奇经八脉，可以用参茸汤治疗。少腹下坠是冲脉虚损，肛门下坠是下焦阴亏。腰为肾之府，环跳穴位于胯部属于胆经，是太阳经夹行督脉的部位，是阳明经循行的部位，这些地方呢，都感到酸痛，说明久痢由阴络损伤到奇经。人参可以补阳明，鹿茸可以补督脉，当归、小茴香补冲脉，菟丝子、附子升补少阴经之阳气，杜仲补肝肾而主治腰痛，通过这样的调补使奇经八脉的功能恢复，肝肾的精气充实，则疼痛可止，下坠之气可以升提。环跳穴属胆经，也是太阳经与少阳经的交汇之处，这个从经络上讲的。

我们看一下辛甘温法的参茸汤。

人参、鹿茸、附子、当归、小茴香、菟丝子、杜仲，原方没有给剂量。本方虽是阴阳双补但偏于补阳，若病人只觉得下坠感，而没有腰膝疼痛多属于阴伤，可用本方去附子加补骨脂，而这又是一种治法，也是临证灵活加减应用的一种方法。

◎七十二、久痢伤及厥阴，上犯阳明，气上撞心，饥不欲食，干呕腹痛，乌梅丸主之。

肝为刚脏，内寄相火，非纯刚所能折；阳明腑，非刚药不复其体。仲景厥阴篇中，列乌梅丸治木犯阳明之吐蛔，自注曰：又主久痢方。然久痢之症不一，亦非可一概用之者也。叶氏于木犯阳明之疟痢，必用其法而化裁之，大抵柔则加白芍、木瓜之类，刚则加吴萸、香附之类，多不用桂枝、细辛、黄柏，其与久痢纯然厥阴见证，而无犯阳明之呕而不食撞心者，则又纯乎用柔，是治厥阴久痢之又一法也。按泻心寒热并用，而乌梅丸则又寒热刚柔并用矣。盖泻心治胸膈间病，犹非纯在厥阴也，不过肝脉络胸耳。若乌梅丸则治厥阴，防少阳，护阳明之全剂。

乌梅丸方

（酸甘辛苦复法。酸甘化阴，辛苦通降，又辛甘为阳，酸苦为阴）

乌梅　细辛　干姜　黄连　当归　附子　蜀椒（炒焦去汗）桂枝　人参　黄柏

此乌梅丸本方也。独无论者，以前贤名注林立，兹不再赘。分量制法，悉载伤寒论中。

久痢不愈，伤及足厥阴肝经，肝气横逆克犯阳明。病人自觉气从小腹上冲心胸，有饥饿感但又不想进食，干呕腹痛的，可用乌梅丸治疗。肝为刚脏，内寄相火，相火不同于壮火，因此不能单纯用苦寒药治疗。阳明胃腑属阳土，又必须要用刚燥药物才能恢复其功能。张仲景在《伤寒论·厥阴篇》中用乌梅丸治疗肝木犯胃的呕吐、蛔厥证，张仲景自注说，又主久痢证，但久痢表现的症状多种多样，所以本方也不是都适用一切久痢。叶天士治疗肝木犯阳明的痢疾、疟疾，都是用本治法来加减化裁的。也就是说都是用张仲景的这个方法来进行加减化裁。一般柔肝多加白芍、木瓜等，疏肝加入吴茱萸、香附等刚药，很少用到桂枝、细辛、黄柏，对久痢单纯表现为厥阴证的，而没有呕吐、不思饮食、气机上逆等脾胃症状的，则只用柔药，这是治疗厥阴久痢的又一种治法。泻心汤，寒热并用，而乌梅丸则是寒热刚柔并用，这是因为肝脉络胸，泻心汤治疗胸间疾病并非完全针对厥阴病，乌梅丸则是治疗厥阴、预防少阳、固护阳明的方剂。

好，我们看一下酸甘辛苦复法，酸甘化阴辛苦通降，辛甘亦可化阳，酸苦亦可化阴的乌梅丸。

乌梅、细辛、干姜、黄连、当归、附子、蜀椒、桂枝、人参、黄柏。这是乌梅丸的原方，之所以没有方论，是因为浅显的注解太多，所以，不再注释。剂量制作方法都已经记载在《伤寒论》当中，所以这里的乌梅丸用的就是张仲景《伤寒论》里面的乌梅丸。

◎七十三、休息痢经年不愈，下焦阴阳皆短，不能收摄，少腹气结，有似瘕，参芍汤主之。

休息痢者，或作或止，止而复作，故名休息，古称难治。所以然者，正气尚旺之人，即受暑、湿、水、谷、血、食之邪太重，必日数十行，而为胀、为痛、为里急后重等证，必不或作或辍也。其成休息证者，大抵有二，皆以正虚之故。一则正虚留邪在络，至其年月日时复发，而见积滞腹痛之实证者，可遵仲景凡病至其年月日时复发者当下之例，而用少少温下法，兼通络脉，以去其隐伏之邪；或丸药缓攻，俟积尽而即补之；或攻补兼施，中下并治，此虚中之实证也。一则纯然虚证，以痢久滑泄太过，下焦阴阳两伤，气结似乎瘕，而实非瘕，舍温补其何从！故以参、苓、炙草守补中焦，参、附固下焦之阳，白芍、五味收三阴之阴，而以少阴为主，盖肾司二便也。汤名参芍者，取阴阳兼固之义也。

参芍汤方

（辛甘为阳酸甘化阴复法）

人参　白芍　附子　茯苓　炙甘草　五味子

时发时止的休息痢，迁延数年未愈，以致下焦真阴真阳均很虚弱，少阴肾失去固摄功能，出现少腹气结成块，好像癥瘕一样，可用参苓汤治疗。休息痢时发时止，停止一段时间后又发作，所以称之为休息痢。古时候认为这种病很难治愈，之所以这么认为，是正气旺盛之人感受暑、湿、水、谷、血、食等邪气均很重，一定每天泻下几十次，且腹部胀痛，里急后重明显，不会时多时止，之所以形成休息痢，大概有两种情况，但都是因为正气虚，一是正气虚，邪气停留于络脉，到了第二年发病的季节又出现腹痛下痢，有积滞的实证，治疗可以遵循张仲景《金匮要略》中的治法，原文是这样的："凡病至其年月日时发作当下之例，而用少少温下法"。用轻剂温下法以通络祛邪，或者用丸剂缓下的方法来治疗，等到积滞去尽时，再用补法，或攻补兼施，中下焦并治，这是虚中夹实的治疗方法；另外一种是纯粹属虚证，因久痢滑泄太过，下焦阴阳两亏，气结成块，类似癥瘕必须用温补法治疗。

　　所以本方以人参、茯苓、炙甘草补中气守中焦，用人参、附子固护下焦的阳气，白芍、五味子收敛三阴经的阴液，而以滋肾阴为主，这是因为肾司二便的缘故，本方叫作参苓汤是取阴阳兼顾的意思。

　　好，我们看一下辛甘化阳、酸甘化阴复法的参苓汤。

　　人参、白芍、附子、茯苓、炙甘草、五味子。

　　《温病条辨》原文中，吴鞠通没有给剂量，这个剂量还是要医生临证，自己来把握这个剂量根据情况加减。

◎七十四、噤口痢，热气上冲，肠中逆阻似闭，腹痛在下尤甚者，白头翁汤主之。

　　此噤口痢之实证，而偏于热重之方也。

白头翁汤

（方注见前）

　　下痢而不能进食称为噤口痢，肠道气机闭阻热气上冲，腹痛尤为剧烈的可以用白头翁汤治法，这是噤口痢，属实热证的治疗方法，白头翁汤之前也有讲过，我们这里就不讲方论了。

◎七十五、噤口痢，左脉细数，右手脉弦，干呕腹痛，里急后重，积下不爽，加减泻心汤主之。

  此亦噤口痢之实证，而偏于湿热太重者也。脉细数，温热着里之象；右手弦者，木入土中之象也。

  故以泻心去守中之品，而补以运之，辛以开之，苦以降之；加银花之败热毒，楂炭之克血积，木香之通气积，白芍以收阴气，更能于土中拔木也。

加减泻心汤方

（苦辛寒法）

川连　黄芩　干姜　银花　楂炭　白芍　木香汁

噤口痢左手脉细数，右手脉弦，干呕腹痛，里急后重，大便不爽的可以用加减泻心汤治疗。本条也是讨论偏于湿热实证的噤口痢，脉细数是热邪入里之象，右脉弦是肝木克脾之象，因此用泻心汤去守中的药物，以辛开苦降及健脾之品恢复脾的运化功能，加金银花以清热解毒，山楂炭祛瘀血，木香行气，白芍敛阴，并能抑制肝木不克脾土。

好，看一下苦辛寒法的加减泻心汤方。

黄连、黄芩、干姜、金银花、山楂炭、白芍、木香。

原方没有给剂量，需要医生临证加减。

◎七十六、噤口痢，呕恶不饥，积少痛缓，形衰脉弦，舌白不渴，加味参苓白术散主之。

  此噤口痢邪少虚多，治中焦之法也。积少痛缓，则知邪少；舌白者无热；形衰不渴，不饥不食，则知胃关欲闭矣；脉弦者，《金匮》谓：弦则为减，盖谓阴精阳气俱不足也。《灵枢》谓：诸小脉者，阴阳形气俱不足，勿取以针，调以甘药也。仲景实本于此而作建中汤，治诸虚不足为一切虚劳之祖方。李东垣又从此化出补中益气、升阳益气，清暑益气等汤，皆甘温除大热法，究不若建中之纯，盖建中以德胜，而补中以才胜者也。调以甘药者，十二经皆秉气于胃，胃复则十二经之诸虚不足，皆可复也。叶氏治虚多脉弦之噤口痢，仿古之参苓白术散而加之者，亦同诸虚不足调以甘药之义，又从仲景、东垣两法化出，而以急复胃气为要者也。

加味参苓白术散方

（本方甘淡微苦法，加则辛甘化阳，芳香悦脾，微辛以通，微苦以降也）

人参（二钱）　白术（炒焦，一钱五分）　茯苓（一钱五分）扁豆（炒，二钱）　薏仁（一钱五分）　桔梗（一钱）　砂仁（炒，七分）　炮姜（一钱）　肉豆蔻（一钱）　炙甘草（五分）

共为极细末，每服一钱五分，香粳米汤调服，日二次。

〔方论〕参苓白术散原方，兼治脾胃，而以胃为主者也，其功但止土虚无邪之泄泻而已。此方则通宣三焦，提上焦，涩下焦，而以醒中焦为要者也。参、苓、白术加炙草，则成四君矣。按四君以参、苓为胃中通药，胃者腑也，腑以通为补也；白术、炙草，为脾经守药，脾者脏也，脏以守为补也。茯苓淡渗，下达膀胱，为通中之通；人参甘苦，益肺胃之气，为通中之守；白术苦能渗湿，为守中之通；甘草纯甘，不兼他味，又为守中之守也，合四君为脾胃为两补之方。加扁豆、薏仁以补肺胃之体，炮姜以补脾肾之用；桔梗从上焦开提清气，砂仁、肉蔻从下焦固涩浊气，二物皆芳香能涩滑脱，而又能通下焦之郁滞，兼醒脾阳也。为末，取其留中也；引以香粳米，亦以其芳香悦土，以胃所喜为补也，上下斡旋，无非冀胃气渐醒，可以转危为安也。

噤口痢，恶心欲吐不知饥饿，肠中积滞较轻，腹痛隐隐，身体虚弱，脉弦，舌苔白，口不渴，用加减参苓白术散治疗。但是噤口痢，属于血少虚弱的证候类型，治疗以调理中焦为主，积滞较少，腹痛缓和可知血已衰，苔白说明无热血，形体衰弱，口不渴，不知饥饿，不思饮食，说明胃气大虚，运化无权。《金匮要略》中说弦则为减，说明脉弦是阴精与阳气皆不足的征象。

《黄帝内经·灵枢》中也说"诸小脉者，阴阳形气俱不足，勿取以针，调以甘药也"。张仲景根据这一原则创立了小建中汤治疗各种虚损的病例，因而作为治疗一切虚劳证的祖方。祖啊，祖宗的祖，就是始方的意思，祖始方。李东垣又根据此来化裁出补中益气汤、升阳益气汤、清暑益气汤等方剂，都是甘温除大热的方法，但究竟不如小青龙汤纯正。小青龙汤以组方严谨取胜，而补中益气汤以药物洪多取胜。之所以用甘药调理是因为，十二经均禀气于胃，中焦胃气恢复，这十二经气血可以得到补养，叶天士治疗血少虚多，脉弦的噤口痢，效法古方用参苓白术散加减治疗，也是遵循诸虚不足，调以甘药的原则，并从张仲景、李东垣的方剂中化裁出来，是以恢复胃气为主的一种方法。

好，我们看一下甘淡微苦法，加味后，具有辛甘化阳，芳香醒脾，微辛以通，微苦以降治法的加味参苓白术散方。

人参二钱、炒白术一钱五分、茯苓一钱五分、炒扁豆二钱、薏苡仁一钱五分、桔梗一钱、砂仁七分、炮姜一钱、肉豆蔻一钱、炙甘草五分。

以上共研细末每次服一钱五分，用香粳米煎煮调服，每日两次。

参苓白术散这个方子，载于《太平惠民和剂局方》，但是呢，被后世医家广泛采用，基本上作为一个合格的中医，都用过参苓白术散这个方子。这里呢，吴鞠通把它变了一下，变成了加味参苓白术散，用来治疗噤口痢。说白了，还是针对脾，参苓白术散原方的本来是以治胃和脾的，它的功效是治疗脾胃虚弱，而无邪气存在的泄泻。加味参苓白术散则可宣泄三焦，升提上焦，固摄下焦，而健运中焦为主。方中人参、茯苓、白术、加甘草为四君子汤。四君子汤中人参、茯苓为胃中通药，胃属腑，腑以通为补，白术、甘草为脾经的首药，脾属脏，脏以守为补。脏以守，腑以通。茯苓淡渗，下达膀胱，为通中之通。人参甘苦，补益肺胃之气为通中之守。白术苦能胜湿，为守中之通。甘草醇甘而不兼其他味道，为守中之守。因此四君子汤为脾胃双补的方剂，加扁豆、薏苡仁可以抑肺胃之气，炮姜用来温脾胃，以振奋阳气，合用桔梗，则以上焦升提清气，蔻仁、砂仁走下焦，固摄肠胃，因此，此两药都有芳香气味，既能涩肠防止滑脱，又能温通下焦瘀滞兼以醒脾。之所以用散剂，意在留守中焦，以香粳米为引药，也是取其芳香醒脾，补胃气。这样脾胃升降功能得以恢复，病情自然转危为安。

◎七十七、噤口痢，胃关不开，由于肾关不开者，肉苁蓉汤主之。

此噤口痢邪少虚多，治下焦之法也。盖噤口日久，有责在胃者，上条是也；亦有由于肾关不开，而胃关愈闭者，则当以下焦为主。方之重用苁蓉者，以苁蓉感马精而生，精血所生之草而有肉者也。马为火畜，精为水阴，禀少阴水火之气而归于太阴坤土之药，其性温润平和，有从容之意，故得从容之名，补下焦阳中之阴有殊功。《本经》称其强阴益精，消癥，强阴者，火气也，益精者，水气也，癥乃气血积聚有形之邪，水火既济，中土气盛，而积聚自消。兹以噤口痢阴阳俱损，水土两伤，而又滞下之积聚未清，苁蓉乃确当之品也；佐以附子补阴中之阳，人参、干姜补土，当归、白芍补肝肾，芍用桂制者，恐其呆滞，且束入少阴血分也。

肉苁蓉汤

（辛甘法）

肉苁蓉（泡淡，一两）　附子（二钱）　人参（二钱）　干姜炭（二钱）　当归（二钱）　白芍（肉桂汤浸炒，三钱）

水八杯，煮取三杯，分三次缓缓服，胃稍开，再作服。

噤口痢，因肾阳虚衰不能温煦脾胃之阳而导致胃关不开，可以用肉苁蓉汤治疗，这是噤口痢，属血少虚多证，从下焦论治的方法。因为噤口痢，日久不愈，有病在胃的如上条所述的那种情况，也有因为肾阳不能温煦，而胃关不开的，则宜治以下焦为主。本方之所以重用肉苁蓉，是因为肉苁蓉是感受马精而生，由精血所生的草木，并具有肉质的外形，马是火畜，金属阴水，所以该药禀受了少阴水火之气，又归于太阴坤土，其性平和温润，有从容和缓的内涵，因此被称为苁蓉，对滋补下焦阳中之阴有很好的功效，《神农本草经》称肉苁蓉强阴益精，消癥瘕。强阴是指壮阳气，益精是指补益阴精，癥瘕是气血集聚而成，是有形之邪，水与火互济，则中焦脾胃之气旺盛而积聚自然消散。噤口痢，阴阳两虚，脾肾两伤，并且积滞未消，使用肉苁蓉较为合适。并佐以附子，补阴中之阳；人参、干姜补脾胃；当归、白芍养肝肾，白芍用肉桂炮制，既是考虑白芍偏于阴，显得呆腻，又经肉桂之性，可以入少阴血分。

好，我们看一下辛甘法的肉苁蓉汤。

肉苁蓉一两、附子二钱、人参二钱、干姜炭二钱、当归二钱、白芍（用肉桂汤清炒）三钱。

上药加水八杯，煎煮成三杯，分两次缓缓服下，稍能进食后再服，就是能吃东西之后再服。

这个肉苁蓉也叫淡大芸，也被称为沙漠人参，是一味名贵的中草药。它为什么叫肉苁蓉呢？刚才吴鞠通已经讲过了，但是你可以这样理解，因为肉苁蓉能够补益肾精之精血，而且是缓缓地在补。它不像鹿茸那样补精血比较峻猛，可以使人上火甚至肥胖，因为鹿茸为血肉有情之品，是动物类的药，肉苁蓉属于植物类的，它长在沙漠当中吸取了天地之精华，它能缓缓地补，它补了之后不会上火，就是说不会像鹿茸那样容易上火，它属于补肾精，当然由于肾精亏损所引起的一切病证，都可以用它来加减到其他的方药当中。比方说由于肾精亏损，引起的阳痿早泄可以用肉苁蓉；由于肾精亏损，引起的男子不育、女子不孕也可以用肉苁蓉。而且肉苁蓉呢，它既然从容，它还具有通便的作用，因为它能益精血，特别是肾经、阴经。有的人呢，误以为肉苁蓉大补，跟鹿茸一样是属于这个大热类的药物。其实呢，不是这样，《本草经疏》这本书里面记载了，肉苁蓉是微温。就是说，它比平性的要稍微温一点而已，根据寒热温凉来分的话，它叫微温，它没有达到温的地步，哪里谈得上热呢？更谈不上大热！所以说它是一个补益精血的要药，所以肉苁蓉、熟地、黄精、枸杞都能够补益精血，鹿茸也能补益精血，鹿角胶也可以。肉苁蓉，它是在植物药里面补精血当中，既不上火、效果又好又持久的一味药。

张胜兵中医公开课——张胜兵解读温病条辨

好，我们看一下下焦篇的最后一个篇目"秋燥"，"秋燥"讲完之后整个下焦篇就讲完了。

◎七十八、燥久伤及肝肾之阴，上盛下虚，昼凉夜热，或干咳，或不咳，甚则痉厥者，三甲复脉汤主之，定风珠亦主之，专翁大生膏亦主之。

肾主五液而恶燥，或由外感邪气久羁而伤及肾阴，或不由外感而内伤致燥，均以培养津液为主。肝木全赖肾水滋养，肾水枯竭，肝断不能独治。所谓乙癸同源，故肝肾并称也。三方由浅入深，定风浓于复脉，皆用汤，从急治。专翁取乾坤之静，多用血肉之品，熬膏为丸，从缓治。盖下焦深远，草木无情，故用有情缓治。再暴虚易复者，则用二汤；久虚难复者，则用专翁。专翁之妙，以下焦丧失皆腥臭脂膏，即以腥臭脂膏补之，较之丹溪之知柏地黄，云治雷龙之火而安肾燥，明眼自能辨之。盖凡甘能补，凡苦能泻，独不知苦先入心，其化以燥乎！再雷龙不能以刚药直折也，肾水足则静，自能安其专翁之性；肾水亏则动而燥，因燥而燥也。善安雷龙者，莫如专翁，观者察之。

三甲复脉汤、定风珠

（并见前）

专翁大生膏

（酸甘咸法）

人参（二斤，无力者以制洋参代之）　茯苓（二斤）　龟板（另熬胶，一斤） 乌骨鸡（一对） 鳖甲（一斤，另熬胶） 牡蛎（一斤） 鲍鱼（二斤） 海参（二斤） 白芍（二斤） 五味子（半斤） 麦冬（二斤，不去心） 羊腰子（八对） 猪脊髓（一斤） 鸡子黄（二十丸） 阿胶（二斤） 莲子（二斤） 芡实（三斤） 熟地黄（三斤） 沙苑蒺藜（一斤） 白蜜（一斤） 枸杞子（炒黑，一斤） 上药分四铜锅（忌铁器，搅用铜勺），以有情归有情者二，无情归无情者二，文火细炼三昼夜，去渣；再熬六昼夜；陆续合为一锅，煎炼成膏，末下三胶，合蜜和匀，以方中有粉无汁之茯苓、白芍、莲子、芡实为细末，合膏为丸。每服二钱，渐加至三钱，日三服，约一日一两，期年为度。每殒胎必三月，肝虚而热者，加天冬一斤，桑寄生一斤，同熬膏，再加鹿茸二十四两为末（本方以阴生于八，成于七，故用三七二十一之奇方，守阴也。加方用阳生于七，成于八，三八二十四之偶方，以生胎之阳也。古法通方多用偶，守法多用奇，阴阳互也）。

秋燥病迁延日久，耗伤肝肾阴液，以致燥热亢盛于上，肝肾阴亏于下，出现夜间发热，白昼身凉，或干咳无痰，或不咳嗽，甚至出现抽搐痉挛，手足厥冷等，用三甲复脉汤治疗，也可以用大、小定风珠，或专翕大生膏治疗。

肾主五液而厌恶燥，临床有因外邪久留而伤及肾阴，有因内伤而致燥病，治疗都以滋养阴液为主。肝木依赖肾水的滋养，若肾阴枯竭，肝脏肯定不能发挥正常功能，这就是"乙癸同源"即肝肾同源的道理。以上三方，我们用到了三甲复脉汤、大小定风珠、专翕大生膏，以上三方由浅入深，定风珠比复脉汤效力大一些，两方都用汤剂，因汤剂收效比较迅速，专翕膏呢，则用于静养，方中多用血肉有情之品，熬膏之后制成的丸子，取其治疗平缓便于长期服用，因为下焦病变多为末期，而草木药无情，所以采用有情药物缓治。另外突然出现虚损容易恢复的病证，就用复脉汤和大小定风珠之类的，患病日久所致的虚损且恢复较慢的病证就要用专翕膏。专翕膏的神妙之处在于，以腥臭膏脂类药物滋补人体下焦亏虚的腥臭膏脂，此用法与朱丹溪所说的用知柏地黄丸治疗雷龙之火以安肾燥证相比较的话，高明的人一眼就看出了两者的区别。一般来说甘药都可以补益，苦味药都能泻火，却不知苦最先入心容易化燥，另外肾的虚火不能用刚药直折。肾水充足则雷龙之火安静，肾水不足则相火妄动而燥扰不安，因此专翕膏擅于治疗相火旺盛之证，学医之人可仔细从本方立法中揣摩分辨。

专翕大生膏

人参两斤、茯苓两斤、龟板一斤、乌骨鸡一对、鳖甲一斤、牡蛎一斤、鲍鱼二斤、海参二斤、白芍二斤、五味子半斤、麦冬二斤、羊腰子八对、猪脊髓一斤、鸡子黄二十个、阿胶两斤、莲子两斤、芡实三斤、熟地黄三斤、沙苑子一斤、白蜜一斤、枸杞子一斤。

以上药分四个铜锅煎煮，忌用铁器，要用铜勺搅拌，具体说就是血肉有情类分为两锅，草木无情类分为两锅。文火煎煮三昼夜去渣，再熬六昼夜，陆续地合为一锅，煎炼成膏，然后再放入三种胶，和蜜调匀，将方中有粉无汁的茯苓、白芍、莲子、芡实，研为细末，合入膏中为丸，每次服两钱，渐加至三钱，每天三次，约一天服一两，服用一年。如果是妇女，怀孕三个月即流产，属于肝虚有热，可予本方加天冬一斤、桑寄生一斤一起膏熬，再加鹿茸二十四两，研为细末加入膏中制成就可以了。

专翕大生膏中"翕"上面一个合，下面一个羽，"合"在一起的合下面一个羽毛的"羽"。合在一起的羽毛是啥意思呢？就是聚拢收集到一起，这个字读 xī，专翕大生膏，哎，这个名字起的。因为他把这些药分成了四个铜锅来煎煮，煎煮之后就把它们合拢收集在一起，所以叫专翕，翕就是收拢的意思嘛，专翕大生膏方。先是熬三昼夜，又再熬六昼夜，做这个药都要做上十天。所以古人呀，在这个膏丹丸散方面哪，这个炮制非常有讲究，很浪费时间，这些药要平时就备好，要用的时候就马上拿出来用，否则你要有病人来了，你不可能跟病人说十天以后再来取药吧，十天以后病人的证型都不一样了。（所以这个方是针对证型短时间内比较稳定的慢性病患者）我们尚且不说这个药的加工费有多高，里面的名贵药就不少，又有鲍鱼，又有海参，又有人参、羊腰子、猪脊髓、龟板、鳖甲、乌骨鸡。这东西现在如果想凑齐的话还有点难度，而且有些药还很名贵，海参二斤，鲍鱼二斤，就这两味药可能就不便宜。

这个专翁大生膏，应该是平时就熬好了之后备用。遇到了这样的病人之后呢，就直接给他，可以类似于现在的中成药一样，因为熬制实在是太花时间了。

好，关于"下焦篇"我们就讲完了，《温病条辩》讲到这节课，已经将上焦、中焦、下焦全部讲完。好，那么这节课我们就讲到这里，谢谢大家！

1 斤 = 590 克　　　　　1 两 = 36.9 克

1 钱 = 3.69 克　　　　　1 分 = 0.7 克

1 斗 = 2000 毫升　　　　1 升 = 200 毫升

1 合 = 20 毫升

方剂索引

张胜兵中医公开课——张胜兵解读温病条辨

图书在版编目（ＣＩＰ）数据

　　张胜兵中医公开课 ：张胜兵解读温病条辨 / 张胜兵著. -- 长沙 ：湖南科学技术出版社，2020.5

　　ISBN 978-7-5710-0543-6

　　Ⅰ．①张… Ⅱ．①张… Ⅲ．①《温病条辨》—研究Ⅳ．①R254.2

　　中国版本图书馆 CIP 数据核字(2020)第 051234 号

张胜兵中医公开课　——张胜兵解读温病条辨

著　　者：张胜兵
责任编辑：王跃军
出版发行：湖南科学技术出版社
社　　址：长沙市湘雅路 276 号
　　　　　http://www.hnstp.com
印　　刷：长沙超峰印刷有限公司
　　　　　（印装质量问题请直接与本厂联系）
厂　　址：长沙市金州新区泉洲北路 100 号
邮　　编：410007
版　　次：2020 年 5 月第 1 版
印　　次：2020 年 5 月第 1 次印刷
开　　本：710mm×1000mm　1/16
印　　张：22.25
字　　数：350000
书　　号：ISBN 978-7-5710-0543-6
定　　价：69.00 元